养老照护技术与考评指导

主　编　于　梅　秦柳花　张永杰

科学出版社

北　京

内 容 简 介

　　本书系统介绍了养老照护技术的相关知识，内容包括设施与设置、照护者职业基础知识、基础生活照护、基础专业照护、急救安全防护、康复照护、中医养生照护，以及消毒隔离与监测制度、长期照护制度及资格、长期护理保险信息系统与管理、常见疾病照护服务包与质量控制。其题材新颖，内容翔实，科学实用，体现了时代的需求，为医养结合健康服务模式提供了技术知识指导。

　　本书是老年人照护专业人员培训机构的教学指导用书，可供养老机构临床照护者和管理者使用。

图书在版编目（CIP）数据

养老照护技术与考评指导 / 于梅，秦柳花，张永杰主编. —北京：科学出版社，2019.3
ISBN　978-7-03-060882-6

Ⅰ.①养⋯　Ⅱ.①于⋯ ②秦⋯ ③张⋯　Ⅲ.①老年人－护理学
Ⅳ.①R473.59

中国版本图书馆CIP数据核字（2019）第050392号

　　　　责任编辑：张利峰　郝文娜 / 责任校对：郑金红
　　　　责任印制：赵　博 / 封面设计：龙　岩

科 学 出 版 社 出版
北京东黄城根北街 16 号
邮政编码：100717
http://www.sciencep.com

天津市新科印刷有限公司 印刷
科学出版社发行　各地新华书店经销

*

2019 年 3 月第　一　版　　开本：787×1092　1/16
2019 年 12 月第二次印刷　　印张：19 1/4
字数：389 900
定价：85.00 元
（如有印装质量问题，我社负责调换）

编著者名单

主　　编　于　梅　秦柳花　张永杰
副 主 编　谭美青　申　林　曹艳霞　杜惠珍
主编助理　霍丽涛
编　　者　(以姓氏笔画为序)

丁丽萍	于　梅	马慧珍	王　方	王　斌	王会轻
王秀均	王胜花	王美凤	王静云	孔晋锁	石明兰
卢　欣	申　林	巩向丽	仲光威娜	庄　燕	刘　伟
刘　冰	刘建琴	刘雪晶	闫　虹	闫卫兰	孙立贤
杜惠珍	李　欣	李　爽	李　静	李　慧	李玉华
李菁菁	余兴艳	杨小莹	杨晓红	杨海英	吴　雯
吴　琼	何　珂	辛　苹	宋丽娜	张　艳	张　娟
张　敏	张　鲁	张小丽	张艺莹	张永杰	张丽君
张晓霞	陆　宏	陈秀云	陈嘉一	林　洁	季英霞
孟凡伟	孟丽巍	赵　敏	赵凤娜	赵艳君	侯君子
娄湘红	贺建华	秦柳花	夏会会	高晓佩	郭晓菊
唐　勤	唐绿春	曹艳霞	麻　巍	彭　星	彭晶秋
葛　林	韩　云	韩继江	程玉霞	谢瑞花	蔡　娟
谭美青	潘文霞	霍丽涛			

前 言

目前，我国已经进入老龄化社会，养老照护需求问题日显突出，《"健康中国 2030"规划纲要》已经明确指出要提升老龄化健康服务水平。2018 年 7 月国家卫生健康委员会等 11 个部门联合印发《关于促进护理服务业改革与发展的指导意见》，其中强调了健康养老服务体系化、网络化建设。

为落实纲要与通知精神，探索行业方向，我们进行了精心的准备和策划，由养老一线、各级医疗机构的护理管理与实践者共同完成本书的编写，针对养老照护难点、热点问题，从实践出发，规范服务流程、标准及考核。全书分为 11 章，包括设施与设置、照护者职业基础知识、基础生活照护、基础专业照护、急救安全防护、康复照护、中医养生照护、消毒隔离与监测制度、长期照护制度及资格、长期护理保险信息系统与管理、常见疾病照护服务包与质量控制。

本书的创新性在于首次介绍了我国长期护理保险制度的建立、运行情况，以及利用互联网技术，应用云平台、移动终端设备等客户端与物联网相结合，提高精准医疗、费用控制、科学决策及质量控制水平，这将成为我国医养行业服务模式的新探索。

中国生命关怀协会智慧护理与健康养生专业委员会

2018 年 12 月 31 日

目 录

第1章 设施与设置

一、养老机构

目前，人口老龄化已经成为我国一个严峻的社会问题，据有关部门统计，至 2017 年年底，我国总人口 139 008 万人（未包括香港、澳门特别行政区，台湾地区），比上年末增加 737 万人。从年龄构成看，16～59 周岁的劳动年龄人口为 90 199 万人，占总人口的比重为 64.9%；60 周岁及以上人口 24 090 万人，占总人口的 17.3%，其中 65 周岁及以上人口 15 831 万人，占总人口的 11.4%。

老年人口绝对数量增大，发展态势迅猛，尤其是高龄化趋势加剧，独居和空巢老年人比重增高，在我国当前仍不具备足够的经济基础和社会条件下，给社会发展带来了巨大的压力。相关学者预测，我国在未来 40 年内会达到人口老龄化高峰，其也是经济压力的高峰期，老龄化问题将会严重影响社会经济发展。

为解决老龄化问题，我国"十二五"规划纲要指出："建立以居家为基础、社区为依托、机构为支撑的养老服务体系"。"十三五"规划纲要又指出："建立以居家为基础、社区为依托、机构为补充的养老服务体系"。2018 年 7 月 6 日，国家卫生健康委员会、国家发展和改革委员会等 11 个部门联合印发《关于促进护理服务业改革与发展的指导意见》，推动建立以"机构为支撑、社区为平台、居家为基础"的护理服务体系。这个体系的建立将会加快形成覆盖急性期诊疗、慢性期康复、稳定期照护、终末期关怀的老年护理服务格局，也将会更快更好地推动我国养老照护事业的发展。目前我国养老设施、设置的发展，严重滞后于老龄化进程，同时养老的设施与设置也将引起社会的高度重视。

（一）养老机构概述

养老机构是社会养老专有名词，是指为老年人提供饮食起居、清洁卫生、生活护理、健康管理和文体娱乐活动等综合性服务的机构。它可以是独立的法人机构，也可以是附属于医疗机构、企事业单位、社会团体或组织、综合性社会福利机构的一个部门或者分支机构。其服务的主要对象是老年人，但某些养老机构，如农村敬老院也接收辖区内的孤残儿童或残疾人。

（二）养老机构类型

1. **敬老院**　是在城市街道、农村乡镇、村组设置的，供养"三无""五保"老年人和残疾人员及接待社会寄养老年人安度晚年的养老服务机构，设有生活起居、文化娱乐、康复训练、医疗保健等多项服务设施。

2. **福利院**　是国家、社会及团体为救助社会困难人士、疾病患者而创建的用于为他们提供衣食住宿或医疗条件的爱心场所。

3. **养老院**　是为老年人提供集体居住，并具有相对完整的配套服务设施，专为接待自理老年人或综合接待自理老年人、半自理老年人、失能老年人安度晚年而设置的社会养老服务机构，设有生活起居、文化娱乐、康复训练、医疗保健等多项服务设施。

4. **老年公寓**　是专供老年人集中居住，符合老年体能心态特征的公寓式老年住宅，具备餐饮、清洁卫生、文化娱乐、医疗保健服务体系，是综合管理的住宅类型。老年公寓是指既体现老年人居家养老，又能享受到社会提供的各种服务的老年住宅，属于机构养老的范畴。

5. **护老院**　专为接待失能、半失能老年人安度晚年而设置的社会养老服务机构，设有生活起居、文化娱乐、康复训练、医疗保健等多项服务设施。

6. **护养院**　又称"护理养老机构"或"护理院"，专为接收生活完全不能自理的失能老年人安度晚年的社会养老服务机构，设有起居生活、文化娱乐、康复训练、医疗保健等多项服务设施。

7. **护理院**　是指由医护人员组成的，在一定范围内，为长期卧床、残疾、临终、晚期姑息治疗和其他需要医疗护理的老年患者提供基础护理、专科护理，如根据医嘱进行支持治疗、姑息治疗、安宁护理、消毒隔离技术指导、社区老年保健、营养指导、心理咨询、卫生宣教和其他老年医疗护理服务的医疗机构。根据中国老龄事业发展基金会的爱心护理工程，全国各地均有专业爱心护理院以服务各类老年人群。爱心护理院专门为失能老年人提供专业护理、生活照料服务。

（三）养老院需求

1. **满足社会养老需求**　随着老年人的增多，"四二一"或"四二二"家庭结构的变化，传统的养老方式已不能满足人们日益增长的物质与精神文化的需求，近年来，养老院养老因其自身的优点，被越来越多的人逐渐接受并推广。过去受传统观念的束缚，很多人认为将老年人送入养老院是不孝的表现，其实从老年人健康、安全和舒适的角度考虑，在家庭养老不能满足老年人各种需求和子女无力全方位照护的情况下，将老年人送到养老院使其得到更好的专业照护，是很好的选择。

2. **满足老年人养老需求**　养老院养老的主要对象是半自理和不能自理的老年人，他们需要的是全人、全员、全程、全方位的服务。所谓"全人"服务，是指养老机构不仅要满足老年人的衣、食、住、行等基本生活照料需求，还要满足老年人的康复护理、心理护理和医疗保健、疾病治疗、临终关怀等服务需求。所谓"全员"服务，是为了满足入住老年人的上述需求，需要养老院全体工作人员共同努力为老年人提供舒心的服务。所谓"全程"服务，是从老年人入住养老院开始，全体工作人员就要做好陪伴老年人走完生命最后一程的准备，让绝大多数住院老年患者把养老院作为人生最后的归宿。所谓"全方位"服务，因为入住养老院的老年人大多属于衰老和疾病并存的高龄老年人，也是意外事件和突发死亡的高危人群，他们的需求是多方面的，所以，养老院硬件设备要齐全，要依据老年人自身的特点和可能会出现的不便而建造住所，购置生活、医疗等设施、设备。其设施、设备既能够兼顾老年人的生理、心理和医疗的照护需求，还能提供兴趣爱好平台，让老年人的生活丰富多彩，使他们不再寂寞和孤独。

二、养老院环境设置与设置原则

养老服务业是一个投资大、回报周期长、市场竞争激烈的高风险行业。经营养老院必须具备市场意识、经营意识和严格的管理机制，同时为了发挥机构养老的支撑作用，养老院在建设伊始，就要按照相关规范，本着立足实际应用，实现可持续发展的原则，进行设计和建设。

立足实际应用，是指养老院建设必须立足实际，量力而行，不超越自身和社会经济发展水平。在建设重点上，要优先发展供养型和养护型养老院；在建设区位上，要推行方便老年人参与社会生活，防止因选址不合理造成床位闲置；在建设规模上，不单纯追求超大、超全，避免大而不当，造成入住率低，影响正常运营。

实现可持续发展是指避免盲目发展、重复建设和资源浪费。养老院的建设应尽量充分利用和整合现有资产，鼓励通过置换或用途转变等方式，将闲置的医院、企业、学校、农村集体房屋及各类办公用房、疗养院、旅馆、招待所、活动中心、培训中心等场所改造后，用于养老服务设施。

（一）根据老年人需求进行环境设置

根据老年人需求进行环境设置，其最主要的环境设置是安全问题，常见引起安全问题的因素包括以下方面。

1. 视力因素引起的安全问题　老年人由于年龄和眼部疾病，出现视力下降，视觉变黄，所看到的色彩与年轻人不一样，对亮度变化的顺应性变差，导致不易看清细小的东西，对突然的强光刺激不适应，在照明不好和转弯的地方，在空间、标高、材质发生变化时，在亮度和对比度不明显时，可能撞到眼前的物体，发生危险。

2. 感觉因素引起的安全问题　人到老年，会出现耳聋眼花，对外界变化不敏感，对语言和语句的理解力下降，在昏暗处难以识别颜色等现象。在使用扇形、镂空、无防滑条、防滑条太厚、界线标志不明显的踏步楼梯时，极易发生安全问题。在噪声背景下，老年人对元音和声调的感知显著降低，所受噪声的负面影响也远大于年轻人。

3. 行动因素引起的安全问题　老年人由于疾病或下半身肌肉力量减弱，导致关节可动范围变窄，步幅变小，出现抬腿困难，形成拉拽式走姿，使日常活动和生活空间变小，行动缓慢，反应迟钝。环境建设中地面铺设无防滑的地板、粗糙凹凸的墙体装修材料、呈直角的阳角等，都容易造成老年人撞伤、跌伤、擦伤、碰伤等安全问题。

4. 体温维持因素引起的安全问题　老年人微循环差，老年人体温调节功能降低，不易感觉到气温冷热的变化。自主神经向汗腺发出的指令不迅速，无法及时通过排汗达到身体散热，因此夏天非常容易中暑。因为新陈代谢降低，产生的体热也减少，冬季又很容易发生低体温症，出现手足发凉、颈项强直、血压下降、心动过缓或心律失常等。所以在居室设置时，安装的空调不要直接吹向老年人的床铺、餐桌、沙发，避免温度骤冷、骤热影响老年人健康。采用陶瓷材料装修地面，也不利于冬季保暖。

5. 卫生间因素引起安全问题　由于卫生间水多地滑，老年人有滑倒跌伤的隐患；平开门并安装内单向开启的门锁设置，老年人进入后很容易把自己反锁在内，如果发生意外，别人很难发现。老年人下肢力量不足，蹲便会使下蹲和站都困难。坐便器太矮也会让老年人因使用不方便而发生意外。

6.浴室因素引起的安全问题　如果浴室光线昏暗，热水龙头无色彩鲜艳的明显标识，当老年人视物模糊，操作不当时，很容易发生烫伤。浴室空间太小，无自然通风口，如果洗澡时间过长，会导致老年人因缺氧而发生意外。

7.厨房因素引起的安全问题　为了方便能自理老年人的饮食生活，有些养老院为老年人设置了厨房，并且安装了燃气灶。老年人记忆力下降，在厨房使用燃气灶时，如忘记了灶台上烧的开水或饭菜，则导致燃气泄漏引发中毒或火灾等意外。

8.照明因素引起的安全问题　老年人视力不好，起夜较勤，室内光源暗淡，容易发生意外。老年人判断和思维能力都下降，难以进行复杂的操作，电源开关安装过高或过低也会影响他们使用。

9.观察因素引起安全问题　老年人生理、心理功能下降，患有各种反复发作的慢性病，如果其卧室门无可随时观察的窗口，可能因为没有及时发现病情变化而出现意外。

10.通道因素引起的安全问题　老年人发病急且快，如果其环境中的房门、转弯处、电梯口太过狭窄，难以保证轮椅、担架、护理床顺利通过，会在需要转院就诊或急救时，耽误时间，延误病情而发生意外。

（二）养老院环境设置基本原则

1.材料选择原则

(1)建筑采用环保材料：养老院建筑材料要采用防燃、防碎、防毒、防噪声的环保材料。室内避免使用反光性强的材料，以减少眩光对老年人眼睛的刺激。同时选择材料还要注意易清洁性，避免过多装饰造成室内灰尘堆积。

(2)地面采用防滑材料：养老院室内装修地面以采用防滑的木质或塑胶材料为好。避免使用强烈凹凸花纹的材料，以防止老年人因为产生视觉错觉而引起不安定感。避免铺用地毯，以防止边缘翘起给老年人行走和使用轮椅带来不便。交界处地面材质尽量统一，色彩要在同一高度，以防止认知和判断能力严重退化的认知症老年人误认为地面有高差，从而小心试探，影响正常行走。

(3)墙面采用平整材料：养老院装修墙面以平整为佳。避免选择坚硬粗糙的材料，墙面阳角要处理成圆角或用弹性材料做护角，距离地面20～30cm高度内的墙面及拐角，要做好防碰撞处理，以防止摩擦老年人身体和便于使用轮椅。

(4)色彩采用暖色调：老人视觉退化，患白内障的较多，对黄色和蓝绿色不敏感，容易将青色与黑色、黄色与白色混淆，所以老年人居室色彩宜用温暖明亮的色调。建议地面与墙面采用反差较大和比较稳重的色彩，使界面交接处色差明显，利于老年人识别。

(5)照明采用高能效的：老年人对照度的要求比年轻人要高2～3倍，因此，室内照明设置，除了一般还应注意局部。例如，厨房操作台和水池上方、卫生间化妆镜和盥洗池上方要加强照明。建议采用暖色调灯具。灯具的布置应注意使用方便和安全，在转弯、高差变化、易于滑倒处要保证一定的光照。采用位置明显的大面板电源开关，在较长走廊及卧室床头处，应安装双控电源开关，避免老年人在黑暗中行走过长和方便老年人在床头控制室内灯具。为了保证老年人起夜时安全，卧室可设低照度长明灯，但是要避免光线直射躺下后的老年人的眼睛。

（6）把手、扶手选择受力方便的：为老年人选择门窗、家具把手及水龙头开关等五金部件时，避免使用光滑的球形，应选择受力方便的"棒状式"。走廊和卫生间的扶手，以木质为佳，直径 4cm，高度为 85 ～ 90cm。扶手应注意连续设置，端部设计为下弯形状，除了防止勾住袖口，还有示意扶手结束的作用。

2. 居室设计基本原则

（1）整体全面安全的原则：入住养老院的老年人，在居室的时间更长，所以在整体设置方面要考虑朝向、通风、隔音、照明、温度、安全等问题。要合理布置每一件家具的空间，以方便老年人使用；门扇应安装可观察窗以方便护理人员观察；窗扇宜镶用无色透明玻璃；开启窗口应设防蚊、蝇纱窗；夜间照明要柔和、均匀、全面、不留死角；要注意隔音，使老年人在房间内不会受到外界喧哗影响。

（2）方便无障碍原则：为了降低老年人行动上的耗能量，老年人的居室应以实用为主，应最大限度地减小房间的面积，但是活动通道要相对宽敞。尽量减少家具的数量，既要考虑方便老年人使用，同时也要给护理人员或家人留有护理空间；为了方便老年人使用轮椅转向操作，室内通道必须预留直径 1500mm 或以上的空间；睡床的一侧至少预留 800mm或以上的宽度，以方便护理行动不便的老年人；房门开启后，在房门合页方向至少预留500mm 或以上的空间，以方便轮椅、担架和护理床进出。

（3）通达、私密结合的原则：害怕孤单是老年人的普遍现象，但是，不希望别人介入个人生活和交往也是老年人的特点。既要创造不被疏远的氛围，便于其与护理人员和其他人交流，同时又要保护隐私，保留相对私密的空间。在老年人居室设计方面，要注意既要有视线的通达性又要有一定的私密性。

鉴于老年人的衰老变化是渐进性的过程，所以居室内部设计除了考虑入口、通道、床铺和必要的储藏柜等，在使用上的通达、便捷、流畅、实用、安全外，还应做合理的隐蔽设计，便于随着年龄增长而添加必要的设备和设施，以及时提供相应护理，保障老年人生活品质。

（4）光照和温湿度原则：卧室最好要有良好的日照，充足的阳光照射可以对室内进行消毒，保证室内环境卫生，还可以缓解老年人骨质疏松和关节疼痛等疾病症状。卧室要保持适宜的温湿度，夏天适宜的温度为 24 ～ 26℃，冬天为 16 ～ 18℃，一般冬季湿度为30% ～ 40%，夏季以 40% ～ 70% 为宜。天气比较冷的地区，老年人居室应该提供暖气和热水，炎热地区老年人居住环境应该提供空调等降温设备。

3. 家具设置基本原则　老年人身体灵活性下降，在设计老年人家具时，要充分考虑舒适、简单、自由、方便的原则。

（1）选材：老年人家具在材料的选择上，还应遵循轻便性和环保性相结合的原则。轻便性主要是针对家具的重量，尤其是座具，轻便才方便老年人挪动。

（2）床：在众多家具中，对老年人最重要的是床，而床的舒适性主要取决于其尺寸的合理性。由于年龄增长，老年人肌肉力量和关节承受能力下降，床的高度的设计要考虑能够方便老年人起卧和穿衣等日常活动，经过研究和实际调研，老年人床的高度为 420mm左右比较合适，这个床面的高度，加上褥垫的高度，刚好和轮椅的高度一致，以方便老年人进行从床到椅或从椅到床的转移。床的长度除了考虑人体的身高外，还要考虑给头和足两端留有一定余地。老年人因椎间盘萎缩，脊椎弯曲度增大，身高会降低，根据公式计算和研究，床的长度约为 2000mm 比较合适。床宽设计一般为人肩宽的 2.5 ～ 3 倍，所以老年人单人床的宽度取 1000mm 比较适宜。

（3）沙发：老年人使用的沙发也不宜过于松软。过于松软的沙发不利于老年人起坐，还可能给老年人带来突然的心理恐慌，因此，应选择能够提供助力，帮助老年人起、坐、放松身体的功能沙发。沙发的高度应以老人坐着舒适、足能平放在地面上为宜。

（4）座椅：老年人座椅的座面要宽一些，背倾角和坐倾角也应偏大一些，便于他们活动更加自由和舒适，要设有扶手，扶手的存在可以方便老年人起坐时抓握，增加身体的平衡，这样起坐时更加容易和方便。

4. 织物选择基本原则

（1）床上用品：为老年人选择的床上用品，应与房间的整体色调协调一致。床垫软硬要适度。被褥保暖性要良好。枕头要舒适，符合老年人应用习惯。床单、被罩、枕套最好选择棉织品。

（2）窗帘：图案以简洁为好，在材质上应选用既能保温、防尘、隔音，又能美化居室的材料。

（3）注意事项：很多人认为老年人如秋叶飘零，已经丧失了生活的情趣，其实不然，尽管风烛残年，他们依然向往青春和阳光。所以为老年人选择居室织物时，最好避免选用可能会引起老年人压抑或烦躁的黑、灰、蓝、大绿、大紫、大红等色调。床品和窗帘的选用，其质地和图案既要适合老年人成熟稳重的特性，也要迎合老年人未泯的童心和爱美的需要。

5. 卫生间设置基本原则

（1）独立的原则：因为老年人特有的生理特点，他们对卫生间的需求比较多，所以应尽量为老年人设置独立的卫生间，并且选择符合无障碍设计的白色洁具。洁具的布置应考虑留出轮椅进出和转弯的空间。

（2）安全的原则：卫生间水多地滑，要有防滑设施，所经过的卧室、通道要通畅，如无门槛、无阶梯、无高差等，以保证老年人安全使用。

（3）明亮的原则：老年人夜尿增多，起夜较勤，卫生间进出口处要安装长明夜灯，以方便老年人夜间如厕。

（4）坐便器选择原则：卫生间坐便器要符合老年人的特点，应比正常高出 2 ～ 3cm，以方便老年人起坐；坐便器旁边要安装水平和竖直的扶手，便于老年人起坐时撑扶。

（5）房门选择原则：卫生间的门最好是推拉式，尽量不用平开门，不要设内单开关门锁或插销，以防止老年人将自己锁在门内发生意外。

6. 浴室设计基本原则

（1）便捷与安全的原则：设计老年人浴室时，首先要保证洗浴时便捷与安全。浴室的空间至少能容纳两个人；要有扶手、浴凳、洗澡床、防滑垫等设施；浴室进出口处应注意地面无障碍，可设置软质挡水条，以方便轮椅进出；为了方便老年人洗浴时保持坐姿和便于他人协助，要准备坚固、防滑、高矮适度的沐浴椅。浴室的隔断不宜做到顶，以便于补充新鲜空气，使老年人不至于在洗澡时发生缺氧。

（2）沐浴方式选择原则：老年人最好使用淋浴，相对于浴缸，淋浴更安全些。淋浴喷

头边侧应设置 "L" 形扶手，供老年人抓扶；淋浴开关应便于老年人施力；如果是冷热水混合式开关，冷热水应有明显、清晰的标识，并做到高温限制，以确保避免老年人烫伤。盆浴不适合老年人，尽管有些老年人很喜欢盆浴，但是在使用上有很多隐患。我国使用的浴缸，在空间、水温、防滑等问题上有很多不适合老年人洗浴的问题。如果一定要选择盆浴，不推荐使用内腔长度大于 1500mm，高度超过 450mm 的浴缸，以防止老年人下滑溺水。为了便于老年人进出，浴缸壁要有合适倾角，便于老年人盆浴时倚靠。浴缸边应设置坐台或坐凳，高度要与轮椅坐面等高，宽度应达到 400mm 以上。浴缸内侧墙面上要有安全扶手，供老年人出入浴缸或转换坐姿、站姿时使用。浴缸内底部应设防滑垫，以避免老年人滑倒发生意外。

（3）洗手台设置原则：洗手台尽量宽大。考虑到老年人需要使用轮椅，洗手台距离地面 650 ~ 700mm；应使用贴墙式的落水管，代替传统的下落水管，以空出台面下方空间，方便轮椅进出和开关台面水龙头及取物；洗手台两侧要安装扶手，以保证老年人安全。

（4）更衣区设置原则：老年人洗澡间应设有更衣区。更衣区宜设在靠近洗浴区域的干湿区转接处；面积大小可灵活掌握；常与如厕区、盥洗区结合，以方便老年人就近洗浴和更衣；更衣区要有保证衣物免受水汽浸湿和洁污衣物分开存放的设施。

（5）照明与报警原则：浴室的光线要明亮，为了加强光线投射强度，最好选择白色 LED 灯照明。为了在老年人万一摔倒或发生意外时得到及时救援，可在浴室内安装报警检测系统紧急按钮，以备急用。

7. 公共活动区设置原则

（1）室外公共活动场所设置原则：室外活动场所是老年人休闲、健身、娱乐、交往的地方，注意场地要具有良好的日照和通风，要有适当的绿化，可根据养老院级别、能力和需要，设置休息座椅、喷泉、长廊、雕塑、凉亭等，以使老年人心情愉悦。还要注意其易达性和保持视线的通透性，以让老年人感到关注和安全。为了满足不同性格老年人需要，动态活动区与静态活动区要有适当的距离。

（2）室内公共活动场所设置原则：室内活动场所应根据养老院老年人活动能力进行设置，主要有阅览室、康复室、作业室、娱乐室等，各活动室要进行无障碍设计。地面力求平坦，注重出入口、通道、楼梯、家具等具有方便老年人活动的设计细节。注意建筑入口处的宽度和通道的面积要适当增加。出入口内外应留有不少于 1.5m×1.5m 轮椅回旋面积。入口台阶处设置轮椅坡道及扶手，扶手最好设置两层，以便于不同生理特征的老年人使用。通过式走道净宽不宜小于 1.80m，以便于轮椅、担架、护理床通过。走廊两侧墙面 0.90m 和 0.65m 高度设 40 ~ 50mm 的圆杆横向扶手。扶手离墙表面间距为 40mm，最好内面设置凹槽，便于老年人走路不稳进行自我调节时抓扶。老年人使用的楼梯不得采用扇形、没有踢面的楼梯。应采用有休息平台的直线形梯段和台阶。如果层高允许，中间设置的休息平台可适当增多。梯段净宽不得小于 1.20m，踏步面宽不得低于 240mm，阶梯落差不得超过 170mm。踏面选择防滑材料或在外沿设置防滑槽或防滑带。防滑槽或防滑带不得高出踏面。踏面和踢面材质的颜色要有区分，形成反差，避免视力不佳的老年人发生意外。楼梯扶手不得间断，在楼梯入口设置延长扶手。露台要设置平行护栏，护栏高度不得低于 1100mm，以防止老年人坠落。楼房尽量设置电梯，电梯空间大小要便于轮椅和担架进出。

8. 养老院餐饮设置原则　　入住养老院的老年人关注的重点往往集中在"医、食、住、行"几个基本方面。餐饮是老年人在养老院生活最关注的话题,可以说老年人生活的客观需求,决定了养老机构的工作内容,特别在"饮食"方面。养老院餐饮不但要遵循餐饮服务本身的"即时性、多样性、难以储存性"等特点,还得契合老年饮食"营养、温度、饱度、软硬度、进食速度"等要求。

据统计,餐饮工作甚至占养老院运营工作量的 40% ~ 50%,餐饮工作开展顺利,不但使整个机构运行会更有节奏,还会对其他工作起到互相促进、互相补充的作用。所以适老化餐饮设置非常重要。

(1) 遵循确保配套餐饮需求的原则:如房产的性质、房屋的结构、餐饮能源的匹配、政策法规的制约、周边环境是否符合餐饮卫生要求等。

(2) 遵循专业人从事专业事的原则:餐饮设置整体规划时,一定要邀请专业餐饮人员参与制订餐饮规划,并对餐饮设计提出准确需求,对经营模式进行确定,如是选择自主经营,还是外包经营;确定是餐厅堂食,还是送餐服务。

(3) 遵循养老院老年人需求的原则:首先确定入住老年人的照护等级,如果入住老年人包括自理、半自理失能在内,那么,所配套的餐饮会依次包括普食、软食、半流质食物、流质食物、治疗饮食;还要确定餐次形式是采用适合老年人的"三餐两点制",还是传统三餐制等。并且根据餐饮性质和餐次形式配备相应的餐饮设置。

(4) 遵循养老院成本合理计算的原则:由于老年人生理和心理的变化,难以适应正常餐饮,而适老化餐饮又存在膳食形态多,制作口味难以把握,难以有整体方向性思路,营养要求高而菜谱需要不断调整的现实问题,使养老院存在成本难以计算和控制等缺陷,导致绝大多数养老院在提供餐饮服务时显得困难重重。为了保证服务又合理控制成本,建议首先确定床位数,根据床位数计算主餐厅座位数和餐厅面积。主餐厅餐位不宜超过总床位数的 50%,一般设计 30% ~ 40% 即可,如养老院床位总数 300 张 ×30% = 90 餐位,90 餐位 $\times 3m^2$ = $270m^2$ 就是餐厅面积。当然也可以考虑设计分区域就近用餐,或与老年人活动区域综合利用就餐,达到既节约空间,也便于提高就餐效率的目的。关于厨房设置,可参考医院和餐厅进行厨房面积计算,方式如下:一般餐厅的计算 0.4 ~ $0.6m^2$/ 人,如果 300 人就餐所需厨房面积在 120 ~ $180m^2$。餐厅和厨房面积确定后,再由专业厨房人员设计所匹配的设施设备的类型、数量和尺寸,由设备厂家提供。因为适老化配餐的要求,厨房内需要设立专门的餐食分装区域和专门的特殊饮食制作区域,所以,厨房需要的空间和面积的大小要严格按消防、环保、食品药品监督部门规范要求进行深化设计。

三、家庭病房环境设置

中国文明有着五千年悠久历史,自古以来,中国文化都是世界文明光辉灿烂的重要篇章,而"孝道"则是中华民族传统文化的精髓。"孝"是儒家伦理思想的核心,是千百年来中国社会维系家庭关系的道德准则,是中华民族的传统美德。

养老不仅仅是解决老年人衣食住行问题,更重要的还有精神和亲情的存在。中国目前养老制度体系的构建,以居家为基本,也充分显示重视孝文化的精神内涵和导向作用。

我国社会现阶段,在"未富先老"的形势面前,完全依靠政府代行养老之责,较短时间内不可能实现。因此，在政府不断强化养老院养老的同时，弘扬和发展以"孝"为核心的家庭养老文化，仍然是当前最基本和最现实的选择。提倡子女赡养父母，也是应对"银发浪潮"，实现老年人生存和生活价值的重要道德保障。老有所养必须老有所居，安全舒适的居住环境是老年人安度晚年最重要的物质基础。

（一）建立家庭病房的优点

1. 把病房设置在家里，有熟悉的环境，有家庭成员的陪伴、关爱、体贴和照顾，能让老年人感到家的温暖和天伦之乐，利于保持良好的心理状态。

2. 有医师护士定期上门服务，按照医师、护士的指导，进行康复锻炼并按时服药，可以建立战胜疾病的信心，尽可能快地恢复健康。

（二）家庭病房环境设置注意事项

1. **注意居室采光要和煦**　家庭病房内老年人的居室最好向阳，采光和煦。当天气晴朗时，打开窗户，让阳光进入房间，阳光中的紫外线能使皮肤产生维生素 D，防治骨质疏松和牙齿松动，对老年人有益。同时其也能让老年人享受到阳光的温暖和起到保健作用。

2. **注意居室空气要新鲜**　空气中二氧化碳含量达到 2% 时人会头痛、胸闷、血压升高，二氧化碳含量超过 5% 会让人窒息。为了让家庭病房老年人的居室保持空气新鲜，房间要设置保持良好的通风。通风时门窗避免空气对流，做到既要保持室内空气新鲜，又要注意保暖以不至于使老年人受凉感冒。

3. **注意房间配色要温馨**　家庭病房墙面粉刷的配色以柔和淡雅的同色系过渡配置为佳。注意不要应用过于沉闷、冷静的色彩，也不可采用过于明艳活泼的色彩，以防止老年人产生压抑感或躁动不安等。中性柔和的米色或含蓄安静的浅绿色、浅咖色，都比较适合老年人房间。

4. **注意居室环境要安静**　家庭病房要避免噪声以保持安静，除了注意保持周边环境安静以外，老年人居室的门、窗、桌、椅、床应该经常检修，如有松动要及时修理。必要时在桌、椅、床脚上钉薄橡胶或其他避免发出声响的垫片，以避免影响老年人休息。

5. **注意居室照明要均匀**　老年人视力减弱，夜间如厕的次数增加，照明问题不容忽视。夜间照明要避免强光刺激，以柔和的间接照明为主。整体照明应均匀全面，不留死角。为了避免老年人弯腰时发生意外，可使连接所有照明灯的插座由床边墙壁开关控制，必要时在床边墙壁安装红外线感应地灯。当老年人晚上起身时，双足落地即可激活地灯，配合过道、卫生间的感应灯，在柔和的光线下行动，既保证安全又不会干扰家人的睡眠。

6. **注意选择家具要实用，布局要合理**

（1）注意家具造型要实用：家庭病房家具造型不宜复杂，以简洁实用为主，浅色家具显得轻巧明快，深色家具显得平稳庄重，家具色彩要根据老年人特点做出选择。选择家具时，最好选择边角圆滑的家具，如果家具方正见棱，则要加装软材料护角。

（2）注意家具布局要合理：老年人反应力、判断力降低，骨质老化程度高，为了尽量避免老年人直接与坚硬物体的表面频繁接触，居室家具应该是陈列式的，尽量靠墙边放置，以方便老年人在室内通行。安置家具要注意稳固，避免老年人取物时翻倒导致砸伤等意外。常用的生活物品，要摆放在一个固定的家具上，以利于老年人随手拿到，方便随时使用。

（3）注意床边布置要方便：家庭病房老年人使用的床铺高低软硬要适当，最好选用单人床。高度应在膝盖下与小腿长度相等，床垫以不下陷为好，便于老年人上下和睡卧，以及卧床时自取床边的日常用品。床头附近设置插座，方便使用医疗设备。床周围设置呼叫器，方便老年人求助。躁动不安的老年人要加装床档，防止老年人坠床发生意外。枕芯、被褥以松软材料为宜。卧床不起、不能自理的患者应备软枕数个，以利于翻身支托身体。并要准备便盆等用品，以方便老年人排泄使用。

（4）注意餐桌大小要合适：老年人餐桌太大，不利于夹菜，太小放不下太多餐具。最好选择可放可收的折叠桌。平时将桌面收小，方便一位或两位老年人使用，人多时，拉伸桌面，添加备用椅，即可与子女一起用餐。

（5）注意沙发高度要适宜：老年人使用的沙发要注意高度，最好选择坐下后，大腿与小腿间的夹角在90°左右，以利于下肢血液循环。靠背高度最好方便枕靠，这样老年人坐位时间过长时，颈部不会感觉太累。沙发不宜过软，避免身体下陷，导致久坐腰痛，起立困难。

（6）注意茶几取物要方便：老年人使用的茶几高度要便于腿脚舒展，避免过度低头到台面取物，以预防因为头晕而发生意外。

（7）注意活动空间要通畅：老年人活动不灵活，在老年人行动要经过的门口、过道要留有无障碍通道，以减少老年人在活动时的磕磕碰碰，保证老年人安全。

（8）注意居室温湿度要合适：设置家庭病房的老年人都是衰老和疾病并存，患有多种疾病，免疫力低下的。如果室温过低，容易着凉，室温过高，易使患有慢性呼吸系统疾病的老年人感到闷热，呼吸不畅，加重病情。如果居室湿度过大，使人感到不适，心功能不全的老年人会感到憋气；而空气过于干燥，人体会蒸发大量水分，引起皮肤干燥、口干、咽痛等不适症状。患有呼吸系统疾病的老年人会因呼吸道黏膜干燥，使痰液不易咳出，增加肺部感染的概率。一般情况下，家庭病房冬天温度以 18 ～ 22℃为宜，夏天以 22 ～ 28℃为宜。居室最佳湿度应该是 50% ～ 60%。房间温湿度可以通过空调和暖气等设施进行调节。

（9）注意居室装饰要恰当：家庭病房的居室布置，应呈整体清洁和谐的色彩，能给老年人增添生活情趣，带来生命活力。适当种植一些绿色植物，既能净化空气，也令人赏心悦目。墙面挂些书画和老照片，能唤起老年人对生活的热爱。但是，对老年人居室进行装饰要恰当，不要过于繁杂。居室养花注意数量要少并选择无害品种，以保证环保。

（10）注意常用设施要稳定：家庭病房常用的设备、设施，如轮椅、拐杖、步行器等最好集中在一个区域摆放，以保证老年人使用方便。卫生间、洗澡间应适当安装扶手和浴凳，以保证使用安全。常用的设备、设施应避免带有轮滑，以保证稳定。

（11）注意物品保管要安全：家庭病房为了方便老年人治疗，还要常备检查、治疗、消毒等物品，如体温计、血压计、注射器、消毒液等。这些物品要设置专用小药箱进行保管，避免老年人误用、误服。对于精神状态欠佳的老年患者，除加强心理疏导和精心护理外，室内要避免存放剪刀、刀具、绳子等物品，如果住高层楼房，窗户要加护栏或加锁，以防止自杀或坠落。各种镇痛、镇静药品应由医师、护士对家属进行教授后再由家人妥善保管，必要时按时、按量让老年人服用，防止老年人自服过量引起中毒等意外。

第 2 章 照护者职业基础知识

一、职业道德

（一）道德本质和特征

道德是由一定的社会经济关系决定，以善恶为评价标准，依靠社会舆论、传统习俗和人们内心信念来维系的行为规范和原则的总和。

（二）职业道德特点

1. 职业道德　是从事一定职业的人，在工作或劳动过程中，所应遵循的与其职业劳动紧密联系的道德规范总和。

2. 职业道德的特点　职业性、从属性和强制性、稳定性和继承性、实践性和适用性、多样性和具体性。

（三）职业道德基本原则

热爱职业、忠于职守。

（四）养老护理员（照护者）职业道德要求

1. 尊老敬老，以人为本　老年人是我们幸福生活的开拓者，今天所有一切离不开老年人曾经的辛勤劳动。当我们在享受发展和改革的成果时，不能忘记老年人曾经的付出和牺牲，他们理应受到全社会的尊重和爱戴。

照护者直接承担着照顾老年人的工作，其工作不仅仅是照料老年人，更担负着国际、社会对老年人的关怀，所以照护者的工作应以一切为老年人服务为宗旨。照护者应尊重老年人，让老年人有舒适感、安全感，使他们心情愉悦，延缓衰老，想老年人之所想，想老年人之所需，让老年人能够对照护者产生信任感，使照护者成为其可依靠的对象。照护者要以人为本，坦率、真诚、高效、贴身地服务老年人，使老年人从照护者细致的照料中感受到全社会的关爱。

2. 爱心至上，服务第一　老年人在生理、心理等方面都发生着退化现象，且大多数的老年人患有各种类型的慢性病，导致个别的老年人性情怪癖，如任性、固执、好强，但又力不从心，这就要求我们要有足够的爱心、耐心、细心、责任心来对待每位老年人，了解老年人的身体状况、情绪变化及日常生活中的需要，知道他们在想什么，他们需要什么，更好地服务老年人，满足其合理需求。

服务第一就是要把老年人服务放在第一位。养老照护者的工作与众多服务性行业工作一样，是以为他人服务为第一位。老年人的需要就是对养老照护者的要求，时时处处为老年人着想，急老年人之所急，想老年人之所想，全心全意为老年人服务是养老照护者职业素质的基本要求。

3. **恪守法纪，无私奉献**   要做到恪守法纪，首先，要树立严格的法制观念，认真学习和遵守国家的法律、法规,学习和遵守有关尊老、敬老和维护老年人权益的法律、法规。其次，不以老年人的职业、地位、文化水平、性格、态度、容貌及性别不同而区别对待，不利用医护职业的特性，收受老年人的贿赂，践踏护理道德基本原则，同时要保护老年人的隐私。

无私奉献是一种崇高的职业精神。要严格要求自己，为老年人着想，把为老年人服务作为行为准则，热爱本职工作，把自己的才能无私地奉献到照顾老年人的事业中去。

二、照护者职业素质基本要求

（一）养老照护者素质六个具备

照护者的工作内容经历了从对老年人比较简单的生活、身体方面的护理逐步发展扩大的过程，这就需要照护者重新认识养老护理的专业性、特殊性，为此需要做到六个具备。

1. 具备基本技能：包括养老护理知识和养老护理技能。

2. 具备团队精神：要求照护者与各方合作，不断交换信心，互相学习，取长补短，使各科达到共同的目标，各尽其责。

3. 具备对突发事件的应急处理能力：通过仔细观察每一位老年人的细微变化，及时发现问题并能做出相应处理。

4. 具备风险评估能力：有评估老年人可能发生意外的预知能力，并能做出相应处理。

5. 具备观察能力：了解老年人在生理和心理方面的需求，了解每一位老年人的过去经历，照顾他们不能用整齐划一的形式，也不能脱离实际和自身的生活习惯。

6. 具备良好的组织能力和协调能力。

（二）养老照护者职业素质基本体现

为了维护老年人的晚年尊严，保持老年人的最佳生活状态，照护者应做到"六送""六是"。

1. "六送"   即送满意、送安全、送温暖、送幸福、送快乐、送健康。

2. "六是"

（1）一是老年人的好朋友，多关心、多体贴。

（2）二是老年人的倾诉对象，与老年人多沟通。

（3）三是老年人的帮助者，更加详细地了解和掌握老年人的生活习惯和身体状况。

（4）四是老年人的晚辈，多予以尊重和理解。

（5）五是老年人的子女，代替子女照顾老年人，做好尽孝工作。

（6）六是老年人沟通的桥梁，努力起到老年人与亲友、同事、上下级、社会相关部门的桥梁作用。

三、照护者服务礼仪规范

（一）礼仪的定义

礼仪是指人们在社会交往活动中共同遵循的、最简单的、最起码的道德行为规范。礼与仪相辅相成，仪是礼的表现形式。讲究礼仪并非是个人生活的小节或小事，而是一个国家社会风气的现实反映，是一个民族精神文明和进步的重要标志。

（二）照护者的礼仪

个人形象六要素如下。

1. 仪容　个人形体的基本外观表现。

2. 表情　个人的面部表情。

3. 举止　个人的肢体动作。

4. 服饰　对服装和配饰的统称。

5. 谈吐　人的言谈话语。

6. 待人接物　与人相处时的表现，即为人处世的态度。

（三）礼仪对社会的作用

1. 改善人们的道德观念。

2. 净化社会风气。

3. 提高社会文化素质。

4. 建立自尊，增强自重、自信和自爱。

5. 为社会的人际交往铺平道路，处理好各种关系。

（四）与老年人交往时应遵循的原则

1. 尊重原则　尊重老年人是一种美德。在与老年人的相处中，要做到互谦互让、互尊互敬、友好相待，保持和谐的人际关系。在尊重老年人的同时，我们也会拥有更加成熟健康的人格。自尊是人的一种非常重要的需求。人们需要尊重，包括接受、承认、关心、赏识等，同时也应自我重视、自尊、自爱。

2. 道德原则　依靠社会舆论和"良心"支持、维护的行为准则，称为道德。礼仪是道德的一种外在表现形式。具备良好的道德素质，才会使一个人自然地展示出优雅、得体的举止及文明的谈吐。

3. 宽容原则　要有一颗充满"大爱"的心包容老年人。在与老年人的交往中，要学会多容忍、体谅，严于律己、宽以待人，不应求全责备、斤斤计较、过分苛求、咄咄逼人。

4. 自律原则　自律需要具有良好的出发点和基础知识。在面对老年人时，需要重视并加强自我要求、自我约束、自我控制、自我检点、自我对照和自我反思。

5. 平等原则　平等待人是建立良好人际关系的必要条件。礼仪面前人人平等。不论职务高低，不论家境贫富，对待不同的老年人，都应当一视同仁，平等交往。

6. 真诚守信原则　真诚守信是建立良好人际关系的基本条件。在向老年人做出承诺之前必须先斟酌自己是否力所能及。一旦答应，便应当保证兑现。万一出现特殊情况不能履约时，就应当及早通知对方，说明情况，表示歉意，取得对方的谅解。

7. 从俗原则　在人际交往中，由于国情、区域、民俗、习惯、文化背景等存在着很大的差异，应忌"以我为主"的思想。应尊重老年人的文化习惯等，不可妄自尊大。简单否定老年人与己不同的想法和做法是不妥的。

8. 适度原则　适度能保证礼仪沟通的实效。与老年人交往需要注意技巧、合乎规范、把握分寸和适度得体。

（五）与老年人交往时应使用的正确礼仪

1. 自然优美的站姿　优美的姿势是以正确的站姿为基础的，适当的站姿能够使人减轻疲劳，并给人以轻松愉悦的感觉，站立时以挺、直、高、稳为要领。

（1）挺：头要端正，双目平视，颈直背挺，表情自然，面带微笑，下颌微收，双肩外展放松，双臂自然下垂，掌心向内，双手自然垂于身体两侧，或以右手轻握左手四指，双手拇指自然弯曲，向内交叉相握于小腹前。

（2）直：脊柱要尽量与地面垂直，挺胸、立腰，收腹，夹腿。

（3）高：站立时身体的重心要尽量提高，昂首提气，亭亭玉立、挺拔俊秀。向老年人微欠身躯，则表示谦虚恭敬。

（4）稳：足跟并拢，足尖分开，成60°，重心落在两足间，也可采用"丁"字形站姿。站立较长时间时，可以一足支撑，另一足稍放松，保持自然。

2. 轻盈机敏的步态　照护者优雅、敏捷、稳健的行走姿态会给人以动态的美感，充满朝气的精神状态也会对周围的人产生感染力。行走时精神饱满，头直肩平、双目平视、挺胸收腹、足尖向前、步伐平稳。行走轨迹应成直线，不拖脚，避免发出响声，步幅在30cm左右，步态柔美匀称。

3. 禁忌站姿　忌驼背耸肩、凹胸凸腹、撅臀屈膝、东倒西歪、两腿交叉，其给人以敷衍、轻蔑、漫不经心、懒散懈怠的感觉。忌双手抱肘或手插兜及懒散、随便地倚在老年人床旁、墙角或电梯旁。双手背于身后或插兜为无视对方之意，侧转身体则表示厌恶和轻蔑，背朝对方则可理解为"不屑一顾"。

4. 搬椅子的技巧　照护者取右侧前位，面向椅背，以右手握住椅背下缘中段，左手扶住椅背上缘，拇指在内侧，向上提气，搬拿。挪动椅子时动作要轻，避免发出响声，态度应保持优雅。

5. 开关门技巧　开门时不可用脚踢，可用肩部或肘部将门轻轻推开。关门时用手扶住门锁或拉手，轻轻关上门，不可用力过猛，发出刺耳的响声。

6. 与老年人交往时应使用的文明用语

（1）赞美语："您做得很好""太棒了""您真了不起""您手真巧"……

（2）应答语："行，请您稍等""好，马上过来""您不必客气，这是我应该做的"……

（3）提醒别人语："请您小心""请您注意""请您别着急""请您注意安全"……

（4）道歉语："真对不起，让您久等了""对不起，打扰了"……

四、照护者个人防护知识

（一）照护者职业损伤危险因素

1. 物理性危险因素

（1）电器意外伤害：照护者在工作中经常接触电器设备，由于设备老化或操作不慎，可能出现漏电或短路现象，有潜在的触电危险。

（2）电离辐射：照护者有可能会协助老年人做各种辅助检查，因此照护者会因多次少量接触各种放射线而存在电离辐射的危害。机体的蓄积作用可造成不同程度的致癌、致畸，对血液系统也会造成慢性损伤。

2. 化学性危害因素　老年人易患各种疾病，为预防感染，对环境的消毒、生活物品的消毒保养及垃圾的清理等，需要照护者经常使用各种化学消毒剂。化学消毒剂的挥发，对人体的皮肤、黏膜、呼吸道、神经系统均产生不良影响。其亦可引起变态反应性疾病，如哮喘，甚至导致流产。紫外线等消毒设施，因使用不当可引起紫外线眼炎或皮炎；臭氧吸入过多可引起胸闷、气短、肺水肿等。

3. **生物性危害因素**　照护者服务于老年人，与老年人接触密切，不可避免地经常接触老年人的血液、体液、分泌物和排泄物等，增加了感染各种传染性疾病的机会，多种经血液传播的疾病也会因此操作造成感染，如乙型肝炎、丙型肝炎、梅毒、艾滋病、冠状病毒等，都是照护者常见的职业伤害。

4. **心理社会性危害因素**　护理工作突发事件多，照护者长期处于应激状态，容易出现精神紧张，情绪压抑，极易导致身心疲劳，抵抗力下降，出现各种症状，如头痛、全身乏力、胃肠道不适、睡眠障碍、抑郁、血压升高、心悸等。当老年人病情急重时，其本人或家属情绪不稳定，容易对护理人员的言行产生误解，护理人员工作繁忙没有过多的解释时间，易引起争端，遭到辱骂，甚至受到殴打，使护理人员的人身安全受到威胁，导致严重的心理创伤，产生恐惧、焦虑等心理损伤。

（二）防护措施

1. **制定防护法**　将照护者的职业防护问题上升到法律高度，卫生行政主管部门和疾病预防控制部门制定职业防护法，改善工作环境，更新防护设备、用品，加强防护教育，提高自我防护意识，学习职业安全防护知识。美国疾病控制和预防中心（CDC）规定，医务人员操作时，常规实行适当保护，避免皮肤、黏膜与老年人血液及体液接触，操作应戴手套。当手或其他部位皮肤、黏膜表面被血液及体液污染时，应立即彻底冲洗，严格遵守操作规程，养成良好的操作行为。

2. **物理性危害的防护**　照护者在护理老年人过程中，严格遵守操作规程，专心致志，小心谨慎。对于患有经血液、体液传播疾病的老年人，照护者在为此类老年人服务的同时，也应保护自己，以便保持持久的工作能力，戴手套可以起到屏障作用。有研究表明，如果一个被血液污染的钢针刺破一层乳胶手套或聚乙烯手套，医务人员接触的血量比未戴手套时可能减少50%以上，可见操作时戴手套的重要性。对废弃物不能乱丢乱放，应严格按要求销毁处理，一旦伤口被老年人血液污染，应立即对伤口进行处理，必要时注射乙型肝炎、丙型肝炎疫苗，并随诊3～6个月。

3. **化学性危害的防护**　为加强空气流通，定时开窗通风、换气。在配制和使用消毒液时可使用手套、口罩、防目镜等防护用品，以尽量避免消毒液对眼睛、皮肤、黏膜的直接刺激，对于挥发性消毒液，要加盖密封保存。

4. **生物性危害的防护**　照护者要了解各种传染病的传播途径，对有潜在接触血液、体液的操作，必须戴手套等。同时，洗手是预防细菌感染最简单、最基本的方法，洗手时严格按照七步洗手法。

5. **心理社会危害的防护**　照护者应具备专业修养和职业道德，还应加强心理调控力的锻炼，具有较强的判断、应急、沟通和解决问题的能力，不断学习专业知识，熟练掌握各种疾病的护理及急救技术，还必须有良好的服务态度，为老年人提供全身心的照护服务，而且，同时还要学会自我心理疏导，放松情绪，把自己的心理调适到最佳状态，积极投身于照护工作中，减少职业损伤的发生。

五、照护基本术语

1. 照护   读音为zhào hù，是汉语词语，解释为照料护理。

2. 起居   指日常生活作息。

3. 进餐   即协助老年人进食、吃饭。

4. 剃须   即刮胡子，剃除胡须的过程。

5. 休息   是指在一定时间内相对地减少活动，使人从生理上和心理上得到放松，消除或减轻疲劳，恢复精力的过程。

6. 沟通   是人与人之间、人与群体之间思想与感情的传递和反馈的过程，以求思想达成一致和感情的通畅。

7. 防护   采取有效措施，保护照护者免受职业伤害。

8. 清洁   是指无尘垢的、干净的、未被污染的。

9. 消毒   是利用化学品或其他方法消灭大部分微生物，使常见的致病细菌数目减少到安全水平。

10. 正常体温   不是一个具体的温度，而是一个温度范围。正常值：口腔舌下温度为37℃（36.3～37.2℃），直肠温度37.5℃（比口腔温度高0.3～0.5℃），腋下温度为36.0℃（35.8～36.3℃）。

11. 血压   是血液在血管内流动时，作用于血管壁的压力，它是推动血液在血管内流动的动力。心室收缩，血液从心室流入动脉，此时血液对动脉的压力最高，称为收缩压。心室舒张，动脉血管弹性回缩，血液仍慢慢继续向前流动，但血压下降，此时的压力称为舒张压。也就是说，心脏泵出血液的时候形成的血压就是收缩压，也称高压。在血液流回心脏的过程中产生舒张压，也称低压。

12. 血糖   血液中的糖分称为血糖，绝大多数情况下都是葡萄糖。体内各组织细胞活动所需的能量大部分来自葡萄糖，所以血糖必须保持一定的水平才能维持体内各器官和组织的需要。正常人空腹血糖浓度为3.9～6.0mmol/L。

13. 呼吸功能   包括通气和换气两个基本部分。呼吸系统和心血管系统协同组成气体代谢（能量代谢）的运输系统。

14. 平衡能力   身体素质的一种，是指抵抗破坏平衡的外力，以保持全身处于稳定状态的能力。

15. 关节活动度   关节活动范围，是指关节活动时可达到的最大运动弧度。关节活动有主动与被动之分，关节活动范围分为主动活动和被动活动范围。

16. 约束带   是一种保护老年人安全的装置，用于躁动、有自伤或坠床危险的老年人，治疗需要固定身体某一部位时，限制其身体及肢体的活动。

17. 颈托   用来限制颈部活动的一种护具。

18. 腰围   用来限制腰部活动的一种护具。

19. 心肺复苏   是针对呼吸心搏停止的急症危重老年人所采取的抢救关键措施，即胸外按压形成暂时的人工循环并恢复自主搏动，采用人工呼吸代替自主呼吸，快速电除颤转复心室颤动，以及尽早使用血管活性药物重新恢复自主循环的急救技术。

20. **热敷**　用湿热毛巾（有时加上药剂）外敷以刺激局部血液循环。

21. **冷敷**　用冰袋或冷湿毛巾敷于头额、颈后或病变部位，以达降温、改善不适感和消肿镇痛的功效。

22. **轴线翻身**　就是翻身或转身时头部、颈部、肩部、腰部直至足保持一条直线，不扭曲身体，像轴转动一样。

23. **口腔护理**　保持口腔清洁、去除口腔异味，避免口腔感染及并发症的发生。

24. **鼻饲**　即鼻饲法，就是把胃管通过鼻腔送入老年人胃中，通过胃管向老年人胃中注入食物，通常用于昏迷或不能自己进食的老年人。

25. **吸氧**　即吸入氧气。吸氧用于纠正缺氧，提高动脉血氧分压和氧饱和度的水平，促进代谢，是辅助治疗多种疾病的重要方法之一。

26. **吸痰**　指经口腔、鼻腔、人工气道（气管切开术）将呼吸道的分泌物吸出，以保持呼吸道通畅，预防吸入性肺炎、肺不张、窒息等并发症的一种方法。

27. **雾化吸入**　是利用高速氧气气流，使药液形成雾状，再由呼吸道吸入，达到治疗的目的。

28. **跌倒**　是指突发、不自主的、非故意的体位改变，倒在地上或更低的平面上。

29. **压疮**　过去称"褥疮"，是因活动不便或卧床等所导致老年人皮肤局部受压，使局部血液循环障碍而引起局部不同程度的皮肤及皮下组织缺血性损伤。

30. **会阴清洁**　对老年人会阴部的清洗。

31. **尿失禁**　是一种不自主地经尿道漏出尿液的现象，因此而造成了老年人生活上的麻烦。尿失禁不是一个独立的疾病，尿失禁是一组综合征，是由各种原因引起的不自主漏尿，是排尿障碍疾病的常见症状。

32. **留取小便标本**　留取第 1 次晨尿，最好是中间段的尿液。

33. **留取大便标本**　取标本时应从粪便内部挑取，存放于清洁的便盒内，一般取 1 个花生米大小的便量即可，不得混入尿液和水；应挑取异常部分，如痢疾老年人应挑取脓血黏液部分；其他特殊检查时，应遵照医嘱执行。

34. **医疗垃圾**　是指接触过患者血液、身体等，而由医院产生的污染性垃圾，如使用过的棉球、纱布、胶布、废水、一次性医疗器具、术后的废弃品、过期的药品等。

35. **生活垃圾**　是指在日常生活中或为日常生活提供服务的活动中产生的固体废物及法律、行政法规规定视为生活垃圾的固体废物。

六、照护者日常工作流程

6：00 ～ 7：30 起床

协助老年人穿衣、如厕、洗脸、刷牙、整理床铺、清洁便器、打扫室内卫生。

7：30 ～ 9：00 早餐

负责给老年人打饭、喂饭、喂药、洗碗，整理夜间记录，参加晨会交接班。

9：00 ～ 9：30 医护查房

配合医师、护士对老年人进行例行检查身体，特殊情况及时告知。

9：30 ～ 10：30 锻炼娱乐

执行文化娱乐计划（见附录1），阴雨天气取消户外活动，晴天晾晒老年人床褥、内衣。

10：30～11：00 上午茶

负责给每一位老年人送开水或养生茶等。

11：30～12：30 午餐

负责给老年人打饭、喂饭、喂药、洗碗；做到先老年人后护理员，先失能后自理。

12：30～14：30 午休

对有午休习惯的老年人协助上床午休，盖好被子、拉上窗帘，轻闭房门；对不午休老年人安排其在活动室看电视、娱乐，不影响午休老年人；午休时不得远离老年人房间，午休后负责整理床铺。

15：00～15：30 医护查房

配合医师、护士对老年人进行例行检查身体，特殊情况及时告知。

15：30～17：00 集体活动及配送加餐

按照日期执行文化娱乐计划；负责给每一位老年人送时令水果或糕点。

17：30～18：30 晚餐

负责给老年人打饭、喂饭、喂药、洗碗。

18：30～20：00 晚间活动

组织老年人收看新闻联播、戏剧等节目，可以适当辅助能自理的老年人进行室内健身活动，对有早睡习惯老年人可以提前安排泡脚；整理日间记录，做好夜班交接班。

20：00～22：00 准备入睡

安排每一位老年人轮流洗脸、泡脚、如厕、入睡，检查水电门窗，拉窗帘，关灯。

22：00至次日6：00 夜间入睡

护理员每2小时巡视老年人房间1次，对失眠、夜起老年人进行协助服务。

第 3 章 / 基础生活照护

一、面部清洁

1. **用物准备**　准备大毛巾、小毛巾各 1 条，脸盆 1 个、温度计 1 支、水壶、洁面用品、护肤油。

2. **面部清洁技术操作流程图**

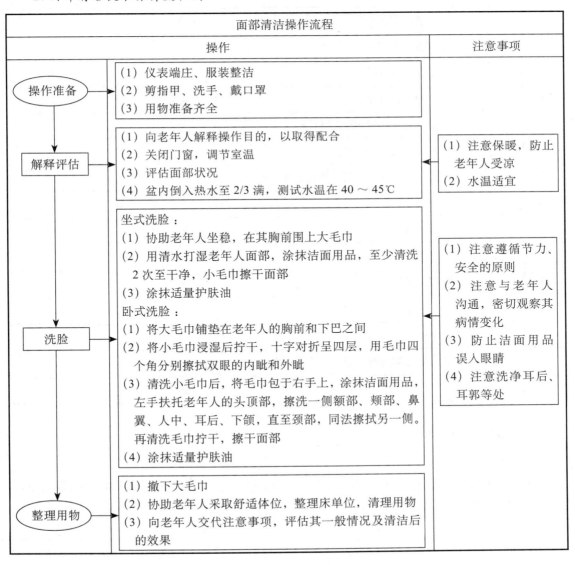

面部清洁操作流程		
操作		注意事项
操作准备	(1) 仪表端庄、服装整洁 (2) 剪指甲、洗手、戴口罩 (3) 用物准备齐全	
解释评估	(1) 向老年人解释操作目的，以取得配合 (2) 关闭门窗，调节室温 (3) 评估面部状况 (4) 盆内倒入热水至 2/3 满，测试水温在 40～45℃	(1) 注意保暖，防止老年人受凉 (2) 水温适宜
洗脸	坐式洗脸： (1) 协助老年人坐稳，在其胸前围上大毛巾 (2) 用清水打湿老年人面部，涂抹洁面用品，至少清洗 2 次至干净，小毛巾擦干面部 (3) 涂抹适量护肤油 卧式洗脸： (1) 将大毛巾铺垫在老年人的胸前和下巴之间 (2) 将小毛巾浸湿后拧干，十字对折呈四层，用毛巾四个角分别擦拭双眼的内眦和外眦 (3) 清洗小毛巾后，将毛巾包于右手上，涂抹洁面用品，左手扶托老年人的头顶部，擦洗一侧额部、颊部、鼻翼、人中、耳后、下颌，直至颈部，同法擦拭另一侧。再清洗毛巾拧干，擦干面部 (4) 涂抹适量护肤油	(1) 注意遵循节力、安全的原则 (2) 注意与老年人沟通，密切观察其病情变化 (3) 防止洁面用品误入眼睛 (4) 注意洗净耳后、耳郭等处
整理用物	(1) 撤下大毛巾 (2) 协助老年人采取舒适体位，整理床单位，清理用物 (3) 向老年人交代注意事项，评估其一般情况及清洁后的效果	

3.面部清洁操作考核评分标准

序号	检查项目	标　准	标准分值	得分	备注（要点及扣分说明）
1	准备（10分）	着装符合要求，剪指甲、洗手、戴口罩	3		
2		物品准备齐全	3		
3		环境整洁、温度适宜	4		
4	解释评估（10分）	了解老年人的病情变化、生活习惯、自理能力及心理状态	4		
5		认真倾听老年人的需求和观察反应	3		
6		与老年人沟通时语言规范、态度和蔼	3		
7	操作（65分）	面部清洁方法得当	10		
8		面部清洁力度得当	5		
9		老年人体位舒适	10		
10		毛巾铺垫在老年人胸前	5		
11		水温适宜（一般40～45℃）	10		
12		注意观察老年人病情变化	10		
13		面部清洁彻底，耳后、耳郭处无污迹残留	10		
14		护肤油涂抹均匀	5		
15	整理（10分）	妥善清理用物，洗手	3		
16		协助老年人恢复舒适体位	4		
17		整理床单位	3		
18	整体印象（5分）	动作轻柔，节力	2		
19		床单位整洁	1		
20		老年人面部清洁、舒适，无不适主诉	2		
总分			100		

二、刷牙、漱口

1.用物准备

（1）刷牙用物：准备牙膏、牙刷、水杯、水、水盆、毛巾、防水垫、润唇油等物品。

（2）漱口用物：准备水杯2个、漱口水、吸管、毛巾、润唇油等物品。

2. 刷牙、漱口技术操作流程图

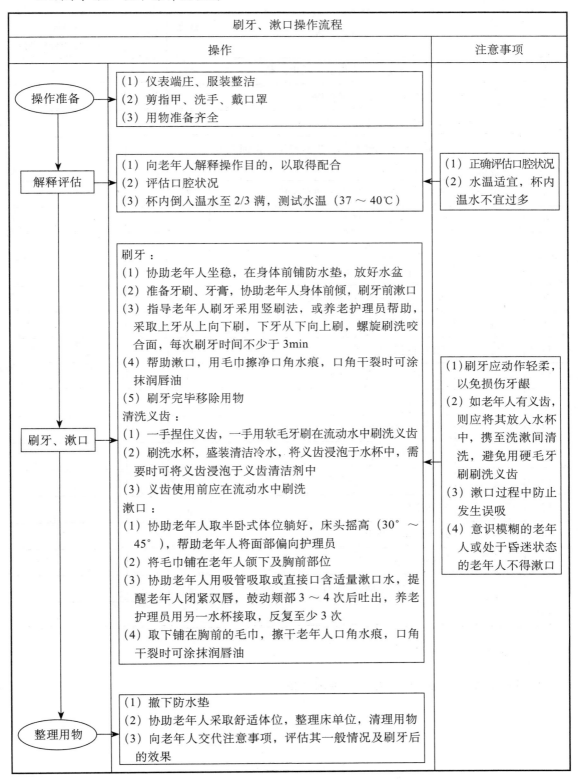

刷牙、漱口操作流程	
操作	注意事项
操作准备 (1) 仪表端庄、服装整洁 (2) 剪指甲、洗手、戴口罩 (3) 用物准备齐全	
解释评估 (1) 向老年人解释操作目的，以取得配合 (2) 评估口腔状况 (3) 杯内倒入温水至 2/3 满，测试水温（37 ~ 40℃）	(1) 正确评估口腔状况 (2) 水温适宜，杯内温水不宜过多
刷牙、漱口 刷牙： (1) 协助老年人坐稳，在身体前铺防水垫，放好水盆 (2) 准备牙刷、牙膏，协助老年人身体前倾，刷牙前漱口 (3) 指导老年人刷牙采用竖刷法，或养老护理员帮助，采取上牙从上向下刷，下牙从下向上刷，螺旋刷洗咬合面，每次刷牙时间不少于 3min (4) 帮助漱口，用毛巾擦净口角水痕，口角干裂时可涂抹润唇油 (5) 刷牙完毕移除用物 清洗义齿： (1) 一手捏住义齿，一手用软毛牙刷在流动水中刷洗义齿 (2) 刷洗水杯，盛装清洁冷水，将义齿浸泡于水杯中，需要时可将义齿浸泡于义齿清洁剂中 (3) 义齿使用前应在流动水中刷洗 漱口： (1) 协助老年人取半卧式体位躺好，床头摇高（30° ~ 45°），帮助老年人将面部偏向护理员 (2) 将毛巾铺在老年人颌下及胸前部位 (3) 协助老年人用吸管吸取或直接口含适量漱口水，提醒老年人闭紧双唇，鼓动颊部 3 ~ 4 次后吐出，养老护理员用另一水杯接取，反复至少 3 次 (4) 取下铺在胸前的毛巾，擦干老年人口角水痕，口角干裂时可涂抹润唇油	(1) 刷牙应动作轻柔，以免损伤牙龈 (2) 如老年人有义齿，则应将其放入水杯中，携至洗漱间清洗，避免用硬毛牙刷刷洗义齿 (3) 漱口过程中防止发生误吸 (4) 意识模糊的老年人或处于昏迷状态的老年人不得漱口
整理用物 (1) 撤下防水垫 (2) 协助老年人采取舒适体位，整理床单位，清理用物 (3) 向老年人交代注意事项，评估其一般情况及刷牙后的效果	

3. 刷牙、漱口操作考核评分标准

序号	检查项目	标 准	标准分值	得分	备注（要点及扣分说明）
1	准备（10分）	着装符合要求，剪指甲、洗手、戴口罩	3		
2		物品准备齐全，放置合理	3		
3		环境整洁、安全	4		
4	解释评估（10分）	了解老年人病情变化、生活习惯、自理能力及心理状态	4		
5		认真倾听老年人的需求和观察反应	3		
6		评估老年人口腔情况	3		
7	操作（65分）	老年人体位舒适	5		
8		毛巾、防水垫铺垫位置合理	10		
9		水温适宜（一般 37～40℃）	5		
10		刷牙力度得当	10		
11		漱口过程防止误吸	10		
12		注意观察老年人病情变化	10		
13		口腔清洁彻底	10		
14		润唇油涂抹均匀	5		
15	整理（10分）	妥善清理用物，洗手	3		
16		协助老年人恢复舒适体位	4		
17		整理床单位	3		
18	整体印象（5分）	动作轻柔，节力	2		
19		床单位整洁	1		
20		老年人口腔清洁、舒适，无不适主诉	2		
总分			100		

三、梳头

1. 用物准备　准备毛巾、梳子、纸巾等物品。

2. 梳头技术操作流程图

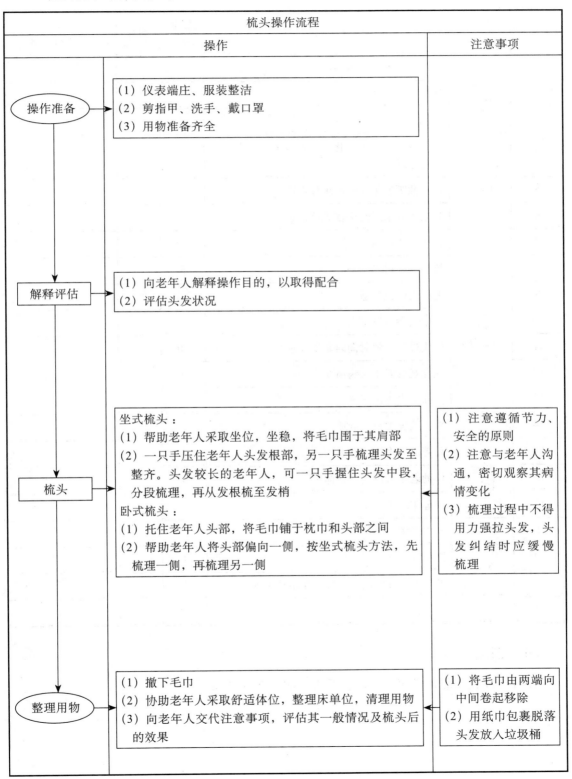

梳头操作流程		
操作		注意事项
操作准备	(1) 仪表端庄、服装整洁 (2) 剪指甲、洗手、戴口罩 (3) 用物准备齐全	
解释评估	(1) 向老年人解释操作目的，以取得配合 (2) 评估头发状况	
梳头	坐式梳头： (1) 帮助老年人采取坐位，坐稳，将毛巾围于其肩部 (2) 一只手压住老年人头发根部，另一只手梳理头发至整齐。头发较长的老年人，可一只手握住头发中段，分段梳理，再从发根梳至发梢 卧式梳头： (1) 托住老年人头部，将毛巾铺于枕巾和头部之间 (2) 帮助老年人将头部偏向一侧，按坐式梳头方法，先梳理一侧，再梳理另一侧	(1) 注意遵循节力、安全的原则 (2) 注意与老年人沟通，密切观察其病情变化 (3) 梳理过程中不得用力强拉头发，头发纠结时应缓慢梳理
整理用物	(1) 撤下毛巾 (2) 协助老年人采取舒适体位，整理床单位，清理用物 (3) 向老年人交代注意事项，评估其一般情况及梳头后的效果	(1) 将毛巾由两端向中间卷起移除 (2) 用纸巾包裹脱落头发放入垃圾桶

3.梳头操作考核评分标准

序号	检查项目	标　准	标准分值	得分	备注（要点及扣分说明）
1	准备（10分）	着装符合要求，剪指甲、洗手、戴口罩	3		
2		物品准备齐全	3		
3		环境整洁、温度适宜	4		
4	解释评估（10分）	了解老年人病情变化、生活习惯、自理能力及心理状态	4		
5		认真倾听老年人的需求和观察反应	3		
6		与老年人沟通时语言规范、态度和蔼	3		
7	操作（65分）	梳头方法得当	10		
8		梳头力度得当	5		
9		老年人体位舒适	10		
10		毛巾铺垫位置适当	5		
11		梳头过程中随时问老年人感受	10		
12		注意观察老年人病情变化	10		
13		撤除毛巾方法正确	10		
14		头发整理美观、舒适	5		
15	整理（10分）	妥善清理用物，洗手	3		
16		协助老年人恢复舒适体位	4		
17		整理床单位	3		
18	整体印象（5分）	动作轻柔	2		
19		床单位整洁	1		
20		老年人头部清洁、舒适，无不适主诉	2		
总分			100		

四、剃须

1.用物准备　准备电动剃须刀、毛巾、润肤油等物品。

2. 剃须技术操作流程图

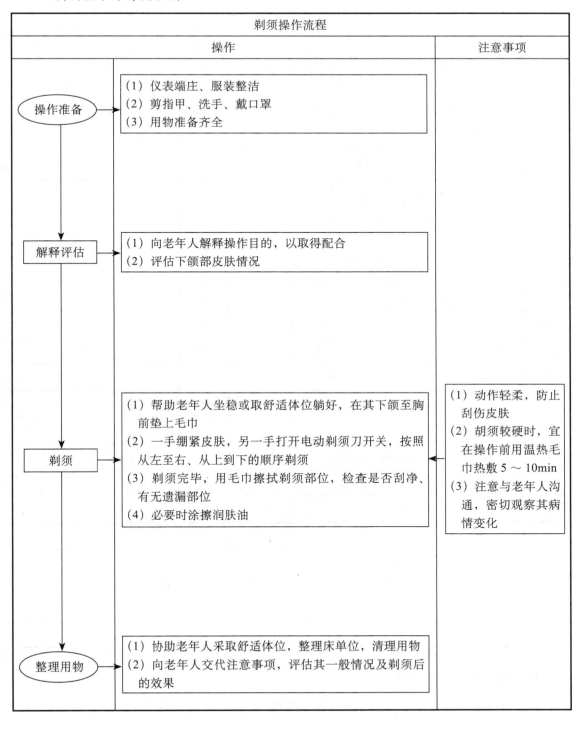

剃须操作流程		
操作		注意事项
操作准备	(1) 仪表端庄、服装整洁 (2) 剪指甲、洗手、戴口罩 (3) 用物准备齐全	
解释评估	(1) 向老年人解释操作目的，以取得配合 (2) 评估下颌部皮肤情况	
剃须	(1) 帮助老年人坐稳或取舒适体位躺好，在其下颌至胸前垫上毛巾 (2) 一手绷紧皮肤，另一手打开电动剃须刀开关，按照从左至右、从上到下的顺序剃须 (3) 剃须完毕，用毛巾擦拭剃须部位，检查是否刮净、有无遗漏部位 (4) 必要时涂擦润肤油	(1) 动作轻柔，防止刮伤皮肤 (2) 胡须较硬时，宜在操作前用温热毛巾热敷 5 ~ 10min (3) 注意与老年人沟通，密切观察其病情变化
整理用物	(1) 协助老年人采取舒适体位，整理床单位，清理用物 (2) 向老年人交代注意事项，评估其一般情况及剃须后的效果	

3. 剃须操作考核评分标准

序号	检查项目	标准	标准分值	得分	备注（要点及扣分说明）
1	准备（10分）	着装符合要求，剪指甲、洗手、戴口罩	3		
2		物品准备齐全	3		
3		环境整洁、温度适宜	4		
4	解释评估（10分）	了解老年人病情变化、生活习惯、自理能力及心理状态	4		
5		认真倾听老年人的需求和观察反应	3		
6		与老年人沟通时语言规范、态度和蔼	3		
7	操作（65分）	剃须方法得当	10		
8		剃须力度得当	5		
9		老年人体位舒适	10		
10		剃须过程中随时询问老年人感受	10		
11		注意观察老年人病情变化	10		
12		胡须剃除彻底，无残留	5		
13		下颌皮肤无破损	10		
14		润肤油涂抹均匀	5		
15	整理（10分）	妥善清理用物，洗手	3		
16		协助老年人恢复舒适体位	4		
17		整理床单位	3		
18	整体印象（5分）	动作轻柔，节力	2		
19		床单位整洁	1		
20		老年人剃须部位清洁、舒适，无不适主诉	2		
总分			100		

五、修剪指（趾）甲

1. 用物准备　准备纸巾、指甲刀、指甲锉等物品。

2. 修剪指（趾）甲技术操作流程图

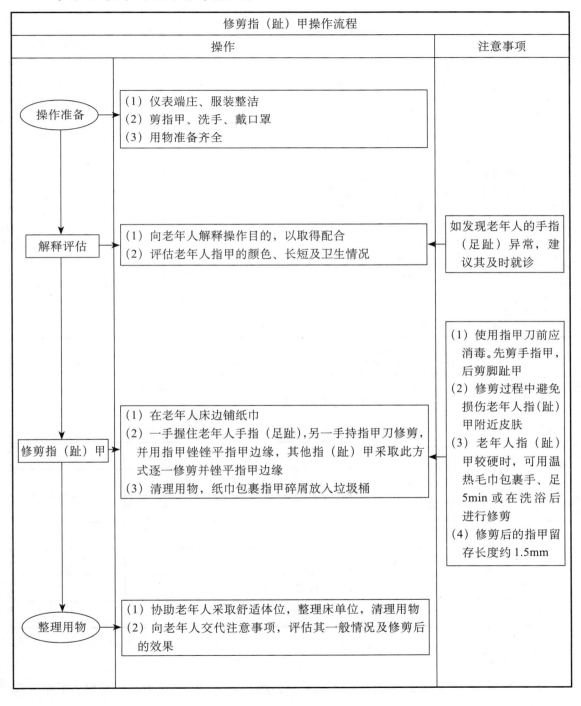

修剪指（趾）甲操作流程	
操作	注意事项
操作准备 (1) 仪表端庄、服装整洁 (2) 剪指甲、洗手、戴口罩 (3) 用物准备齐全	
解释评估 (1) 向老年人解释操作目的，以取得配合 (2) 评估老年人指甲的颜色、长短及卫生情况	如发现老年人的手指（足趾）异常，建议其及时就诊
修剪指（趾）甲 (1) 在老年人床边铺纸巾 (2) 一手握住老年人手指（足趾），另一手持指甲刀修剪，并用指甲锉锉平指甲边缘，其他指（趾）甲采取此方式逐一修剪并锉平指甲边缘 (3) 清理用物，纸巾包裹指甲碎屑放入垃圾桶	(1) 使用指甲刀前应消毒。先剪手指甲，后剪脚趾甲 (2) 修剪过程中避免损伤老年人指（趾）甲附近皮肤 (3) 老年人指（趾）甲较硬时，可用温热毛巾包裹手、足5min 或在洗浴后进行修剪 (4) 修剪后的指甲留存长度约 1.5mm
整理用物 (1) 协助老年人采取舒适体位，整理床单位，清理用物 (2) 向老年人交代注意事项，评估其一般情况及修剪后的效果	

3. 修剪指（趾）甲操作考核评分标准

序号	检查项目	标 准	标准分值	得分	备注（要点及扣分说明）
1	准备（10分）	着装符合要求，剪指甲、洗手、戴口罩	3		
2		物品准备齐全	3		
3		环境整洁	4		
4	解释评估（10分）	了解老年人病情变化、生活习惯、自理能力及心理状态	4		
5		认真倾听老年人的需求和观察反应	3		
6		与老年人沟通时语言规范、态度和蔼	3		
7	操作（65分）	修剪方法得当	10		
8		修剪力度得当	5		
9		老年人体位舒适	10		
10		纸巾铺垫位置合理	5		
11		修剪过程中随时询问老年人感受	10		
12		注意观察老年人病情变化	10		
13		老年人指（趾）甲长短适宜，无棱角	10		
14		老年人指（趾）甲附近皮肤无损伤	5		
15	整理（10分）	妥善清理用物，洗手	3		
16		协助老年人恢复舒适体位	4		
17		整理床单位	3		
18	整体印象（5分）	动作轻柔，节力	2		
19		床单位整洁	1		
20		老年人手、足局部清洁、舒适，无不适主诉	2		
总分			100		

六、足部清洁

1. 用物准备　准备足盆、温水、水温计、枕垫、防水布、洁足用品、浴巾、毛巾、润肤乳等物品。

2.足部清洁技术操作流程图

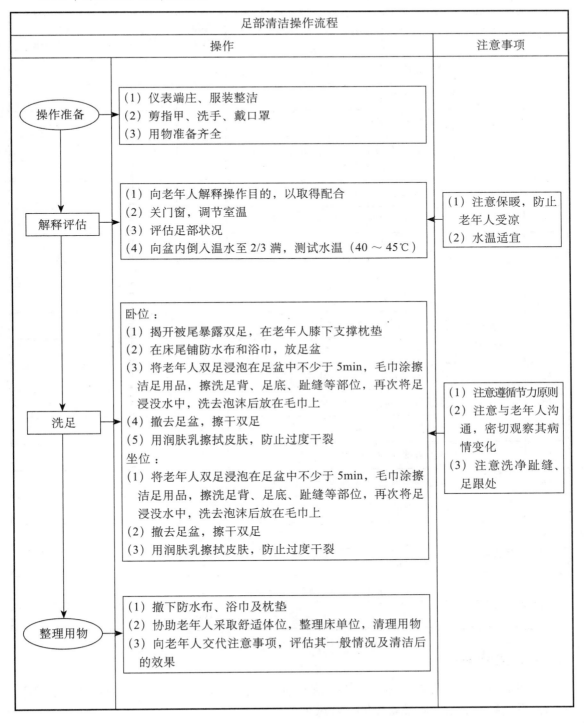

足部清洁操作流程	
操作	注意事项
操作准备　→　(1) 仪表端庄、服装整洁 (2) 剪指甲、洗手、戴口罩 (3) 用物准备齐全	
解释评估　→　(1) 向老年人解释操作目的，以取得配合 (2) 关门窗，调节室温 (3) 评估足部状况 (4) 向盆内倒入温水至 2/3 满，测试水温（40～45℃）	(1) 注意保暖，防止老年人受凉 (2) 水温适宜
洗足　→　卧位： (1) 揭开被尾暴露双足，在老年人膝下支撑枕垫 (2) 在床尾铺防水布和浴巾，放足盆 (3) 将老年人双足浸泡在足盆中不少于 5min，毛巾涂擦洁足用品，擦洗足背、足底、趾缝等部位，再次将足浸没水中，洗去泡沫后放在毛巾上 (4) 撤去足盆，擦干双足 (5) 用润肤乳擦拭皮肤，防止过度干裂 坐位： (1) 将老年人双足浸泡在足盆中不少于 5min，毛巾涂擦洁足用品，擦洗足背、足底、趾缝等部位，再次将足浸没水中，洗去泡沫后放在毛巾上 (2) 撤去足盆，擦干双足 (3) 用润肤乳擦拭皮肤，防止过度干裂	(1) 注意遵循节力原则 (2) 注意与老年人沟通，密切观察其病情变化 (3) 注意洗净趾缝、足跟处
整理用物　→　(1) 撤下防水布、浴巾及枕垫 (2) 协助老年人采取舒适体位，整理床单位，清理用物 (3) 向老年人交代注意事项，评估其一般情况及清洁后的效果	

3. 足部清洁操作考核评分标准

序号	检查项目	标　准	标准分值	得分	备注（要点及扣分说明）
1	准备（10分）	着装符合要求，剪指甲、洗手、戴口罩	3		
2		物品准备齐全	3		
3		环境整洁、温度适宜	4		
4	解释评估（10分）	了解老年人病情、足部状况及个人习惯，选择适宜的清洁方法	4		
5		认真倾听老年人的需求和观察反应	3		
6		与老年人沟通时语言规范、态度和蔼	3		
7	操作（65分）	清洗方法得当	10		
8		清洗力度得当	5		
9		老年人体位舒适	10		
10		防水布、浴巾、枕垫放置位置合理	5		
11		水温适宜（一般40～45℃）	10		
12		注意观察老年人病情变化	10		
13		足部清洁彻底、趾缝、足跟处无污物残留	10		
14		必要时涂抹润肤乳	5		
15	整理（10分）	妥善清理用物，洗手	3		
16		协助老年人恢复舒适体位	4		
17		整理床单位	3		
18	整体印象（5分）	动作轻柔，节力	2		
19		床单位整洁	1		
20		老年人足部清洁、舒适、无不适主诉	2		
总分			100		

七、协助淋浴

1. 用物准备　准备防滑垫、梳子、洁发洁身用品、浴巾、毛巾、干净衣裤、洗澡椅、防滑拖鞋等物品，必要时准备轮椅、吹风机。

2. 协助淋浴技术操作流程图

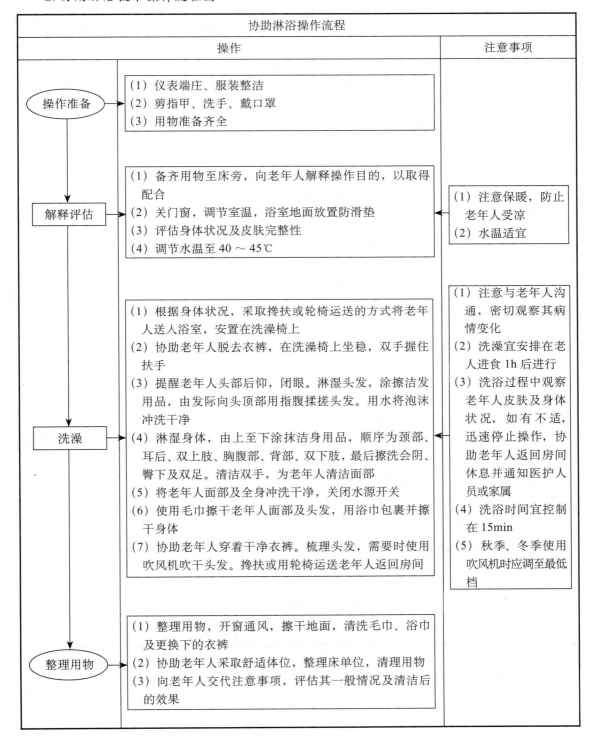

协助淋浴操作流程		
操作		注意事项
操作准备	(1) 仪表端庄、服装整洁 (2) 剪指甲、洗手、戴口罩 (3) 用物准备齐全	
解释评估	(1) 备齐用物至床旁，向老年人解释操作目的，以取得配合 (2) 关门窗，调节室温，浴室地面放置防滑垫 (3) 评估身体状况及皮肤完整性 (4) 调节水温至 40～45℃	(1) 注意保暖，防止老年人受凉 (2) 水温适宜
洗澡	(1) 根据身体状况，采取搀扶或轮椅运送的方式将老年人送入浴室，安置在洗澡椅上 (2) 协助老年人脱去衣裤，在洗澡椅上坐稳，双手握住扶手 (3) 提醒老年人头部后仰，闭眼。淋湿头发，涂擦洁发用品，由发际向头顶部用指腹揉搓头发。用水将泡沫冲洗干净 (4) 淋湿身体，由上至下涂抹洁身用品，顺序为颈部、耳后、双上肢、胸腹部、背部、双下肢，最后擦洗会阴、臀下及双足。清洁双手，为老年人清洁面部 (5) 将老年人面部及全身冲洗干净，关闭水源开关 (6) 使用毛巾擦干老年人面部及头发，用浴巾包裹并擦干身体 (7) 协助老年人穿着干净衣裤。梳理头发，需要时使用吹风机吹干头发。搀扶或用轮椅运送老年人返回房间	(1) 注意与老年人沟通，密切观察其病情变化 (2) 洗澡宜安排在老人进食 1h 后进行 (3) 洗浴过程中观察老年人皮肤及身体状况，如有不适，迅速停止操作，协助老年人返回房间休息并通知医护人员或家属 (4) 洗浴时间宜控制在 15min (5) 秋季、冬季使用吹风机时应调至最低档
整理用物	(1) 整理用物，开窗通风，擦干地面，清洗毛巾、浴巾及更换下的衣裤 (2) 协助老年人采取舒适体位，整理床单位，清理用物 (3) 向老年人交代注意事项，评估其一般情况及清洁后的效果	

3. 协助淋浴操作考核评分标准

序号	检查项目	标 准	标准分值	得分	备注（要点及扣分说明）
1	准备（10分）	着装符合要求，剪指甲、洗手、戴口罩	3		
2		物品准备齐全	3		
3		环境整洁、温度适宜	4		
4	解释评估（10分）	了解老年人病情、生活习惯、自理能力及心理状态	4		
5		认真倾听老年人的需求和观察反应	3		
6		与老年人沟通时语言规范、态度和蔼	3		
7	操作（65分）	清洗方法、顺序得当	10		
8		清洗力度得当	5		
9		老年人体位舒适	10		
10		水温适宜（一般 40～45℃）	5		
11		注意观察老年人病情变化	10		
12		清洗彻底，颈部、耳后、腋窝、腹股沟处无污物残留	10		
13		穿脱衣服方法得当	10		
14		时间控制得当（一般 15min）	5		
15	整理（10分）	妥善清理用物，洗手	3		
16		协助老年人恢复舒适体位	4		
17		整理床单位	3		
18	整体印象（5分）	动作轻柔，节力	2		
19		床单位整洁	1		
20		老年人身体清洁、舒适，无不适主诉	2		
总分			100		

八、协助穿（脱）衣

1. 用物准备　准备清洁衣物、手套。

2. 协助穿（脱）衣技术操作流程图

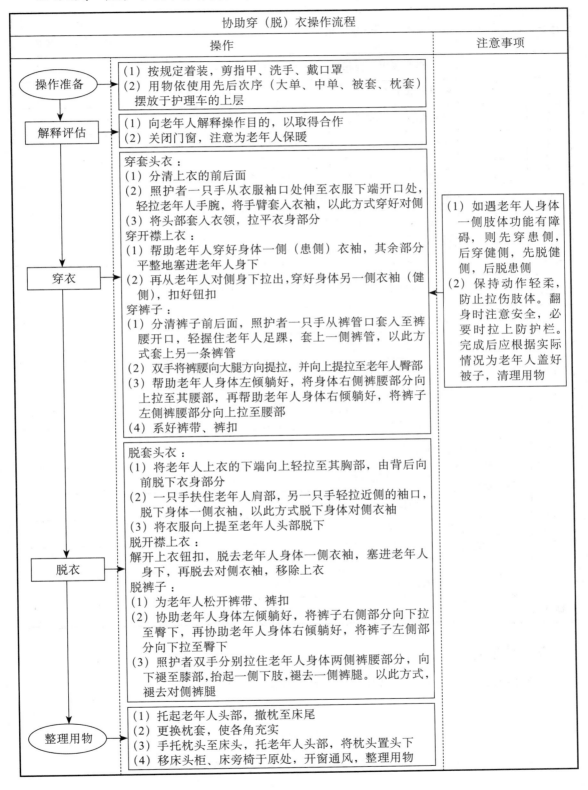

协助穿（脱）衣操作流程	
操作	注意事项

操作准备
(1) 按规定着装，剪指甲、洗手、戴口罩
(2) 用物依使用先后次序（大单、中单、被套、枕套）摆放于护理车的上层

解释评估
(1) 向老年人解释操作目的，以取得合作
(2) 关闭门窗，注意为老年人保暖

穿衣
穿套头衣：
(1) 分清上衣的前后面
(2) 照护者一只手从衣服袖口处伸至衣服下端开口处，轻拉老年人手腕，将手臂套入衣袖，以此方式穿好对侧
(3) 将头部套入衣领，拉平衣身部分
穿开襟上衣：
(1) 帮助老年人穿好身体一侧（患侧）衣袖，其余部分平整地塞进老年人身下
(2) 再从老年人对侧身下拉出，穿好身体另一侧衣袖（健侧），扣好钮扣
穿裤子：
(1) 分清裤子前后面，照护者一只手从裤管口套入至裤腰开口，轻握住老年人足踝，套上一侧裤管，以此方式套上另一条裤管
(2) 双手将裤腰向大腿方向提拉，并向上提拉至老年人臀部
(3) 帮助老年人身体左侧躺好，将身体右侧裤腰部分向上拉至其腰部，再帮助老年人身体右倾躺好，将裤子左侧裤腰部分向上拉至腰部
(4) 系好裤带、裤扣

脱衣
脱套头衣：
(1) 将老年人上衣的下端向上轻拉至其胸部，由背后向前脱下衣身部分
(2) 一只手扶住老年人肩部，另一只手轻拉近侧的袖口，脱下身体一侧衣袖，以此方式脱下身体对侧衣袖
(3) 将衣服向上提至老年人头部脱下
脱开襟上衣：
解开上衣钮扣，脱去老年人身体一侧衣袖，塞进老年人身下，再脱去对侧衣袖，移除上衣
脱裤子：
(1) 为老年人松开裤带、裤扣
(2) 协助老年人身体左倾躺好，将裤子右侧部分向下拉至臀下，再协助老年人身体右倾躺好，将裤子左侧部分向下拉至臀下
(3) 照护者双手分别拉住老年人身体两侧裤腰部分，向下褪至膝部，抬起一侧下肢，褪去一侧裤腿。以此方式，褪去对侧裤腿

整理用物
(1) 托起老年人头部，撤枕至床尾
(2) 更换枕套，使各角充实
(3) 手托枕头至床头，托老年人头部，将枕头置头下
(4) 移床头柜、床旁椅于原处，开窗通风，整理用物

注意事项
(1) 如遇老年人身体一侧肢体功能有障碍，则先穿患侧，后穿健侧，先脱健侧，后脱患侧
(2) 保持动作轻柔，防止拉伤肢体。翻身时注意安全，必要时拉上防护栏。完成后应根据实际情况为老年人盖好被子，清理用物

3. 协助穿（脱）衣操作考核评分标准

序号	检查项目	标　准	标准分值	得分	备注（要点及扣分说明）
1	准备（10分）	着装符合要求，剪指甲、洗手、戴口罩	3		
2		物品准备齐全	3		
3		环境整洁、温度适宜	4		
4	解释评估（10分）	了解老年人病情、自理能力及心理状态	4		
5		与老年人交流时要语言规范、态度和蔼	3		
6		解释操作方法并倾听患者需要	3		
7	操作（65分）	解释沟通得当，环境准备适宜	10		
8		对老年人身上的治疗措施处理正确	5		
9		动作轻柔，操作过程中询问老年人感受及心理反应	10		
10		体位正确	5		
11		动作轻柔，穿脱符合原则	10		
12		注意到老年人伤口及疼痛	10		
13		观察老年人病情变化，衣服平整美观	10		
14		整理老年人床单位，为老年人盖好被子	5		
15	整理（10分）	妥善清理用物，洗手	3		
16		协助老年人恢复舒适体位	4		
17		整理床单位	3		
18	整体印象（5分）	动作轻柔，节力	2		
19		床单位整洁	1		
20		老年人舒适，无不适主诉	2		
总分			100		

九、协助进水

1. 用物准备　准备水杯、温开水、吸管、汤匙、毛巾等物品。

2. 协助进水技术操作流程图

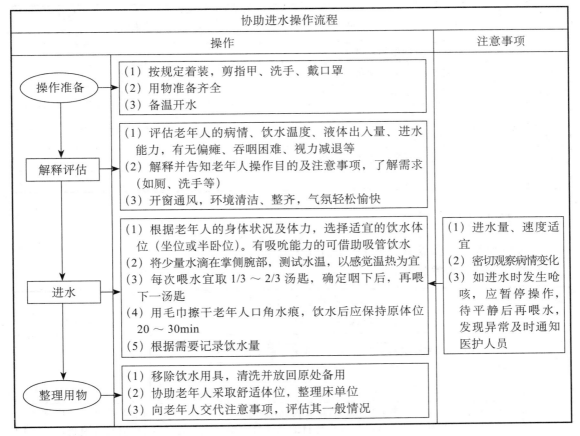

协助进水操作流程		
操作		注意事项
操作准备	(1) 按规定着装，剪指甲、洗手、戴口罩 (2) 用物准备齐全 (3) 备温开水	
解释评估	(1) 评估老年人的病情、饮水温度、液体出入量、进水能力，有无偏瘫、吞咽困难、视力减退等 (2) 解释并告知老年人操作目的及注意事项，了解需求（如厕、洗手等） (3) 开窗通风，环境清洁、整齐，气氛轻松愉快	
进水	(1) 根据老年人的身体状况及体力，选择适宜的饮水体位（坐位或半卧位）。有吸吮能力的可借助吸管饮水 (2) 将少量水滴在掌侧腕部，测试水温，以感觉温热为宜 (3) 每次喂水宜取 1/3 ~ 2/3 汤匙，确定咽下后，再喂下一汤匙 (4) 用毛巾擦干老年人口角水痕，饮水后应保持原体位 20 ~ 30min (5) 根据需要记录饮水量	(1) 进水量、速度适宜 (2) 密切观察病情变化 (3) 如进水时发生呛咳，应暂停操作，待平静后再喂水，发现异常及时通知医护人员
整理用物	(1) 移除饮水用具，清洗并放回原处备用 (2) 协助老年人采取舒适体位，整理床单位 (3) 向老年人交代注意事项，评估其一般情况	

3. 协助进水操作考核评分标准

序号	检查项目	标准	标准分值	得分	备注（要点及扣分说明）
1	准备（10 分）	着装符合要求，剪指甲、洗手、戴口罩	3		
2		物品准备齐全且放置合理	3		
3		环境整洁、温度适宜	4		
4	解释评估（10 分）	正确评估老年人病情及进水能力	4		
5		进餐环境清洁、整齐，氛围轻松、愉快	3		
6		解释得当，与老年人沟通语言文明、态度好	3		
7	操作（65 分）	进水方法得当	5		
8		进水量及速度适宜	10		
9		水温适宜	10		
10		老年人体位舒适、正确	10		
11		老年人口内有水时不与其交流	10		
12		注意观察老年人病情变化	10		
13		口角无水渍残留	10		

续表

序号	检查 项目	标　准	标准 分值	得分	备注 (要点及扣分说明)
14	整理 (10分)	妥善清理用物，洗手	3		
15		协助老年人恢复舒适体位	4		
16		整理床单位	3		
17	整体印象 (5分)	动作轻柔	2		
18		床单位整洁	1		
19		老年人舒适，无不适主诉	2		
总分			100		

十、协助进餐

1. 用物准备　准备餐具、毛巾、杯子等物品。

2. 协助进餐技术操作流程图

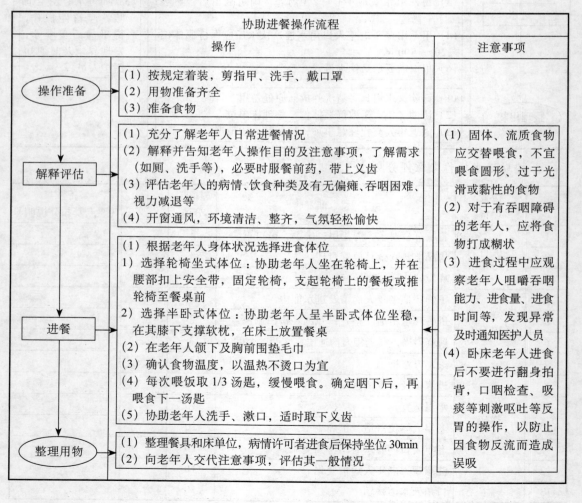

协助进餐操作流程	
操作	注意事项
操作准备　→　(1) 按规定着装，剪指甲、洗手、戴口罩 (2) 用物准备齐全 (3) 准备食物	
解释评估　→　(1) 充分了解老年人日常进餐情况 (2) 解释并告知老年人操作目的及注意事项，了解需求（如厕、洗手等），必要时服餐前药，带上义齿 (3) 评估老年人的病情、饮食种类及有无偏瘫、吞咽困难、视力减退等 (4) 开窗通风，环境清洁、整齐，气氛轻松愉快	(1) 固体、流质食物应交替喂食，不宜喂食圆形、过于光滑或黏性的食物 (2) 对于有吞咽障碍的老年人，应将食物打成糊状
进餐　→　(1) 根据老年人身体状况选择进食体位 1) 选择轮椅坐式体位：协助老年人坐在轮椅上，并在腰部扣上安全带，固定轮椅，支起轮椅上的餐板或推轮椅至餐桌前 2) 选择半卧式体位：协助老年人呈半卧式体位坐稳，在其膝下支撑软枕，在床上放置餐桌 (2) 在老年人颌下及胸前围垫毛巾 (3) 确认食物温度，以温热不烫口为宜 (4) 每次喂饭取1/3汤匙，缓慢喂食。确定咽下后，再喂食下一汤匙 (5) 协助老年人洗手、漱口，适时取下义齿	(3) 进食过程中应观察老年人咀嚼吞咽能力、进食量、进食时间等，发现异常及时通知医护人员 (4) 卧床老年人进食后不要进行翻身拍背、口咽检查、吸痰等刺激呕吐等反胃的操作，以防止因食物反流而造成误吸
整理用物　→　(1) 整理餐具和床单位，病情许可者进食后保持坐位30min (2) 向老年人交代注意事项，评估其一般情况	

3. 协助进餐操作考核评分标准

序号	检查项目	标　准	标准分值	得分	备注（要点及扣分说明）
1	准备（10分）	着装符合要求，剪指甲、洗手、戴口罩	3		
2		物品准备齐全且放置合理	3		
3		环境整洁、温度适宜	4		
4	解释评估（10分）	正确评估老年人病情及进食能力	4		
5		进餐环境清洁、整齐，氛围轻松、愉快	3		
6		解释得当，与老年人沟通语言文明、态度要好	3		
7	操作（65分）	进食方法得当	5		
8		食物温度适宜	10		
9		进食速度适宜，每次进食量适宜	10		
10		老年人体位舒适、正确	10		
11		老年人口内有食物时不与其交流	10		
12		注意观察老年人病情变化	10		
13		口角无食物残留	10		
14	整理（10分）	妥善清理用物，洗手	3		
15		协助老年人恢复舒适体位	4		
16		整理床单位	3		
17	整体印象（5分）	动作轻柔	2		
18		床单位整洁	1		
19		老年人舒适，无不适主诉	2		
总分			100		

十一、协助服药

1. 用物准备　准备药物、水、水杯、汤匙、纸巾等。

2. 协助服药技术操作流程图

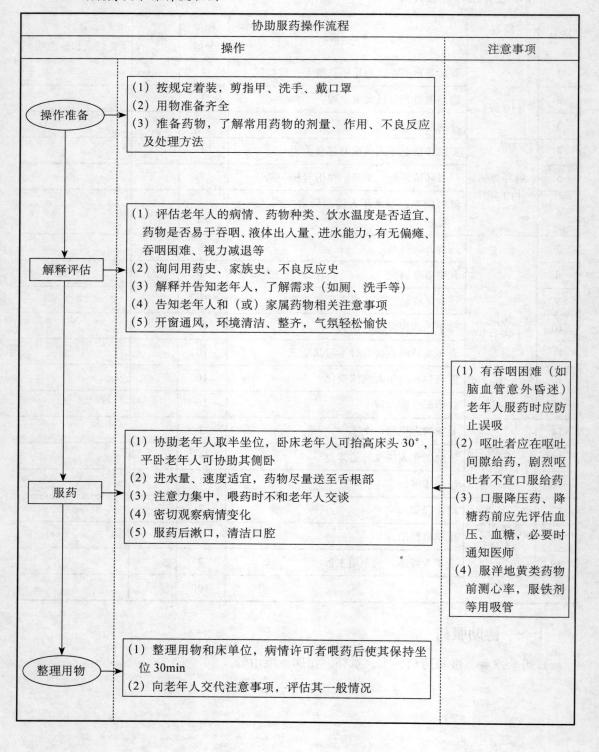

协助服药操作流程	
操作	注意事项

操作准备 → (1) 按规定着装，剪指甲、洗手、戴口罩
(2) 用物准备齐全
(3) 准备药物，了解常用药物的剂量、作用、不良反应及处理方法

解释评估 → (1) 评估老年人的病情、药物种类、饮水温度是否适宜、药物是否易于吞咽、液体出入量、进水能力、有无偏瘫、吞咽困难、视力减退等
(2) 询问用药史、家族史、不良反应史
(3) 解释并告知老年人，了解需求（如厕、洗手等）
(4) 告知老年人和（或）家属药物相关注意事项
(5) 开窗通风，环境清洁、整齐，气氛轻松愉快

服药 → (1) 协助老年人取半坐位，卧床老年人可抬高床头30°，平卧老年人可协助其侧卧
(2) 进水量、速度适宜，药物尽量送至舌根部
(3) 注意力集中，喂药时不和老年人交谈
(4) 密切观察病情变化
(5) 服药后漱口，清洁口腔

注意事项：
(1) 有吞咽困难（如脑血管意外昏迷）老年人服药时应防止误吸
(2) 呕吐者应在呕吐间隙给药，剧烈呕吐者不宜口服给药
(3) 口服降压药、降糖药前应先评估血压、血糖，必要时通知医师
(4) 服洋地黄类药物前测心率，服铁剂等用吸管

整理用物 → (1) 整理用物和床单位，病情许可者喂药后使其保持坐位30min
(2) 向老年人交代注意事项，评估其一般情况

3. 协助服药操作考核评分标准

序号	检查项目	标　准	标准分值	得分	备注（要点及扣分说明）
1	准备（10分）	着装符合要求，剪指甲、洗手、戴口罩	3		
2		物品准备齐全且放置合理	3		
3		环境整洁、温度适宜	4		
4	解释评估（10分）	正确评估老年人病情及吞咽能力	4		
5		了解常用药物的剂量、作用、不良反应及处理方法	3		
6		解释得当，与老年人沟通语言文明、态度要好	3		
7	操作（65分）	服药方法得当	5		
8		老年人体位舒适、正确	10		
9		水温适宜	15		
10		进药速度适宜，每次进药量适宜	5		
11		注意力集中，老年人口内有药物时不与老年人交流	10		
12		注意观察老年人病情变化	10		
13		服药结束要漱口、清洁口腔	10		
14	整理（10分）	妥善清理用物，洗手	3		
15		协助老年人恢复舒适体位	4		
16		整理床单位	3		
17	整体印象（5分）	动作轻柔	2		
18		床单位整洁	1		
19		老年人舒适，无不适主诉	2		
总分			100		

十二、协助大便

1. 用物准备　准备便盆、一次性护理垫、卫生纸、温水、水盆、毛巾、尿垫（尿布）、护臀膏等物品。

2. 协助大便技术操作流程图

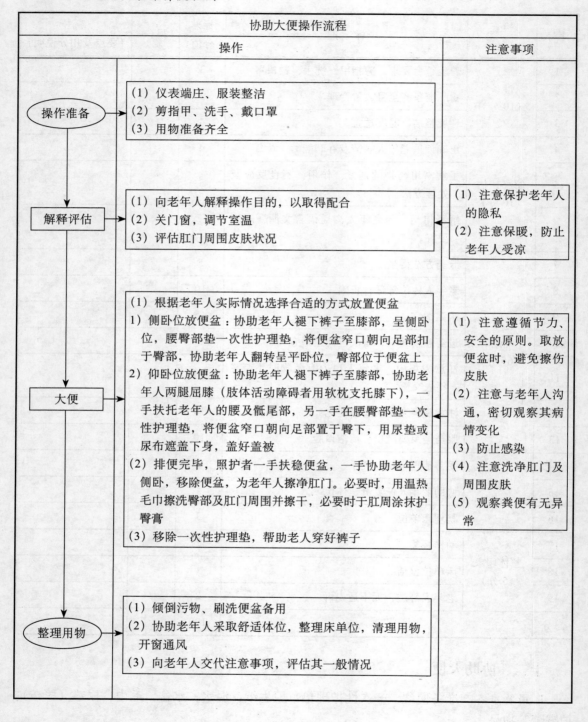

协助大便操作流程	
操作	注意事项

操作准备
(1) 仪表端庄、服装整洁
(2) 剪指甲、洗手、戴口罩
(3) 用物准备齐全

解释评估
(1) 向老年人解释操作目的，以取得配合
(2) 关门窗，调节室温
(3) 评估肛门周围皮肤状况

注意事项：
(1) 注意保护老年人的隐私
(2) 注意保暖，防止老年人受凉

大便
(1) 根据老年人实际情况选择合适的方式放置便盆
1) 侧卧位放便盆：协助老年人褪下裤子至膝部，呈侧卧位，腰臀部垫一次性护理垫，将便盆窄口朝向足部扣于臀部，协助老年人翻转呈平卧位，臀部位于便盆上
2) 仰卧位放便盆：协助老年人褪下裤子至膝部，协助老年人两腿屈膝（肢体活动障碍者用软枕支托膝下），一手扶托老年人的腰及骶尾部，另一手在腰臀部垫一次性护理垫，将便盆窄口朝向足部置于臀下，用尿垫或尿布遮盖下身，盖好盖被
(2) 排便完毕，照护者一手扶稳便盆，一手协助老年人侧卧，移除便盆，为老年人擦净肛门。必要时，用温热毛巾擦洗臀部及肛门周围并擦干，必要时于肛周涂抹护臀膏
(3) 移除一次性护理垫，帮助老人穿好裤子

注意事项：
(1) 注意遵循节力、安全的原则。取放便盆时，避免擦伤皮肤
(2) 注意与老年人沟通，密切观察其病情变化
(3) 防止感染
(4) 注意洗净肛门及周围皮肤
(5) 观察粪便有无异常

整理用物
(1) 倾倒污物、刷洗便盆备用
(2) 协助老年人采取舒适体位，整理床单位，清理用物，开窗通风
(3) 向老年人交代注意事项，评估其一般情况

3. 协助大便操作考核评分标准

序号	检查项目	标　准	标准分值	得分	备注（要点及扣分说明）
1	准备（10分）	着装符合要求，剪指甲、洗手、戴口罩	3		
2		物品准备齐全	3		
3		环境整洁、温度适宜	4		
4	解释评估（10分）	了解老年人病情变化、生活习惯、自理能力及心理状态	4		
5		认真倾听老年人的需求和观察反应	3		
6		与老年人沟通时语言规范，态度和蔼	3		
7	操作（65分）	协助大便方法得当	10		
8		协助大便力度得当	5		
9		老年人体位舒适	10		
10		一次性护理垫放置位置合适	5		
11		便盆位置合适	10		
12		注意观察老年人病情变化	10		
13		肛门及周围皮肤无污物残留，清洁干燥	10		
14		护臀膏涂抹均匀	5		
15	整理（10分）	妥善清理用物，洗手	3		
16		协助老年人恢复舒适体位	4		
17		整理床单位	3		
18	整体印象（5分）	动作轻柔，节力	2		
19		床单位整洁	1		
20		老年人清洁、舒适，无不适主诉	2		
总分			100		

十三、协助小便

1. 用物准备　准备尿壶、一次性护理垫、卫生纸等物品。

2. 协助小便技术操作流程图

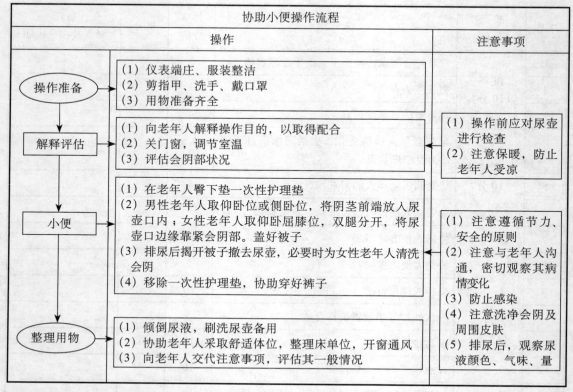

协助小便操作流程		
操作		注意事项
操作准备	(1) 仪表端庄、服装整洁 (2) 剪指甲、洗手、戴口罩 (3) 用物准备齐全	
解释评估	(1) 向老年人解释操作目的，以取得配合 (2) 关门窗，调节室温 (3) 评估会阴部状况	(1) 操作前应对尿壶进行检查 (2) 注意保暖，防止老年人受凉
小便	(1) 在老年人臀下垫一次性护理垫 (2) 男性老年人取仰卧位或侧卧位，将阴茎前端放入尿壶口内；女性老年人取仰卧屈膝位，双腿分开，将尿壶口边缘靠紧会阴部。盖好被子 (3) 排尿后揭开被子撤去尿壶，必要时为女性老年人清洗会阴 (4) 移除一次性护理垫，协助穿好裤子	(1) 注意遵循节力、安全的原则 (2) 注意与老年人沟通，密切观察其病情变化 (3) 防止感染 (4) 注意洗净会阴及周围皮肤 (5) 排尿后，观察尿液颜色、气味、量
整理用物	(1) 倾倒尿液，刷洗尿壶备用 (2) 协助老年人采取舒适体位，整理床单位，开窗通风 (3) 向老年人交代注意事项，评估其一般情况	

3. 协助小便操作考核评分标准

序号	检查项目	标　准	标准分值	得分	备注 （要点及扣分说明）
1	准备 （10分）	着装符合要求，剪指甲、洗手、戴口罩	3		
2		物品准备齐全	3		
3		环境整洁、温度适宜	4		
4	解释评估 （10分）	了解老年人病情变化、生活习惯、自理能力及心理状态	4		
5		认真倾听老年人的需求和观察反应	3		
6		与老年人沟通时语言规范，态度和蔼	3		
7	操作 （65分）	协助小便方法得当	10		
8		协助小便力度得当	5		
9		老年人体位舒适	10		
10		一次性护理垫放置位置合适	5		
11		尿壶位置合适	10		
12		注意观察老年人病情变化	10		
13		会阴处及周围皮肤无尿渍残留，清洁干燥	10		
14		观察尿液颜色、量	5		

续表

序号	检查项目	标　准	标准分值	得分	备注（要点及扣分说明）
15	整理（10 分）	妥善清理用物，洗手	3		
16		协助老年人恢复舒适体位	4		
17		整理床单位	3		
18	整体印象（5 分）	动作轻柔，节力	2		
19		床单位整洁	1		
20		老年人清洁、舒适，无不适主诉	2		
总分			100		

十四、更换一次性纸尿裤

1. 用物准备　准备毛巾、水盆、温水、清洁纸尿裤、污物桶等物品。

2. 更换一次性纸尿裤技术操作流程图

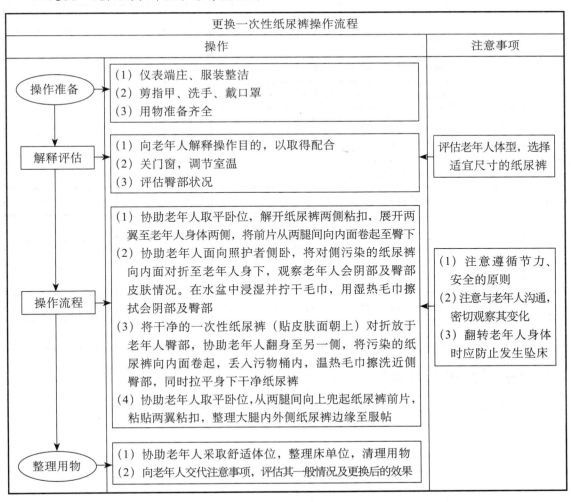

3. 更换一次性纸尿裤技术操作考核评分标准

序号	检查项目	标　准	标准分值	得分	备注（要点及扣分说明）
1	准备（10分）	着装符合要求，剪指甲、洗手、戴口罩	3		
2		物品准备齐全	3		
3		环境整洁、温度适宜	4		
4	解释评估（10分）	了解老年人病情变化、生活习惯、自理能力及心理状态	4		
5		认真倾听老年人的需求和观察反应	3		
6		与老年人沟通时语言规范，态度和蔼	3		
7	操作（65分）	更换纸尿裤方法得当	10		
8		更换纸尿裤力度得当	5		
9		老年人体位舒适	10		
10		一次性纸尿裤型号合适	5		
11		水温适宜（一般 40～45℃）	10		
12		注意观察老年人病情变化	10		
13		会阴部及臀部无污物残留	10		
14		纸尿裤边缘服帖	5		
15	整理（10分）	妥善清理用物，洗手	3		
16		协助老年人恢复舒适体位	4		
17		整理床单位	3		
18	整体印象（5分）	动作轻柔，节力	2		
19		床单位整洁	1		
20		老年人清洁、舒适，无不适主诉	2		
总分			100		

十五、协助更换床单位

1. 用物准备　准备大单、中单、被套、枕套、手套、口罩、医用床刷。

2. 协助更换床单位技术操作流程图

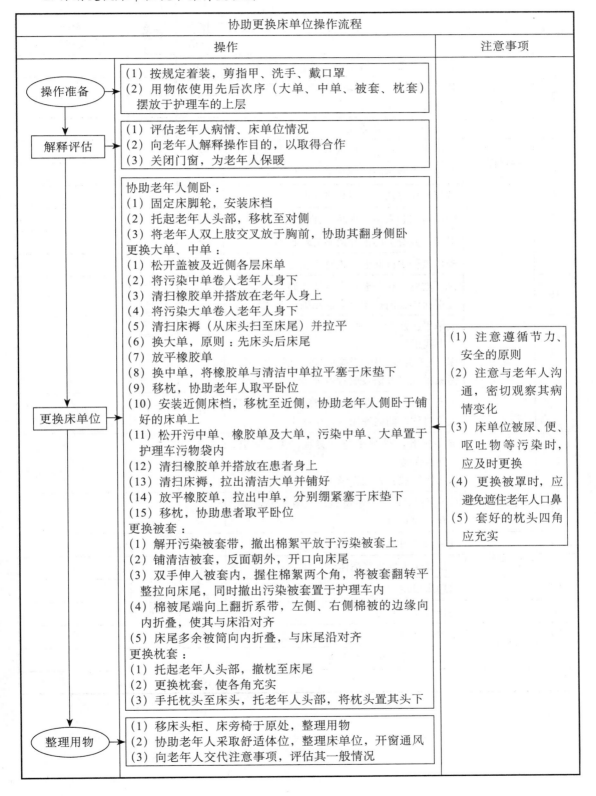

协助更换床单位操作流程	
操作	注意事项
操作准备 → (1) 按规定着装，剪指甲、洗手、戴口罩 (2) 用物依使用先后次序（大单、中单、被套、枕套）摆放于护理车的上层	
解释评估 → (1) 评估老年人病情、床单位情况 (2) 向老年人解释操作目的，以取得合作 (3) 关闭门窗，为老年人保暖	
更换床单位 → 协助老年人侧卧： (1) 固定床脚轮，安装床档 (2) 托起老年人头部，移枕至对侧 (3) 将老年人双上肢交叉放于胸前，协助其翻身侧卧 更换大单、中单： (1) 松开盖被及近侧各层床单 (2) 将污染中单卷入老年人身下 (3) 清扫橡胶单并搭放在老年人身上 (4) 将污染大单卷入老年人身下 (5) 清扫床褥（从床头扫至床尾）并拉平 (6) 换大单，原则：先床头后床尾 (7) 放平橡胶单 (8) 换中单，将橡胶单与清洁中单拉平塞于床垫下 (9) 移枕，协助老年人取平卧位 (10) 安装近侧床档，移枕至近侧，协助老年人侧卧于铺好的床单上 (11) 松开污中单、橡胶单及大单，污染中单、大单置于护理车污物袋内 (12) 清扫橡胶单并搭放在患者身上 (13) 清扫床褥，拉出清洁大单并铺好 (14) 放平橡胶单，拉出中单，分别绷紧塞于床垫下 (15) 移枕，协助患者取平卧位 更换被套： (1) 解开污染被套带，撤出棉絮平放于污染被套上 (2) 铺清洁被套，反面朝外，开口向床尾 (3) 双手伸入被套内，握住棉絮两个角，将被套翻转平整拉向床尾，同时撤出污染被套置于护理车内 (4) 棉被尾端向上翻折系带，左侧、右侧棉被的边缘向内折叠，使其与床沿对齐 (5) 床尾多余被筒向内折叠，与床尾沿对齐 更换枕套： (1) 托起老年人头部，撤枕至床尾 (2) 更换枕套，使各角充实 (3) 手托枕头至床头，托老年人头部，将枕头置其头下	(1) 注意遵循节力、安全的原则 (2) 注意与老年人沟通，密切观察其病情变化 (3) 床单位被尿、便、呕吐物等污染时，应及时更换 (4) 更换被罩时，应避免遮住老年人口鼻 (5) 套好的枕头四角应充实
整理用物 → (1) 移床头柜、床旁椅于原处，整理用物 (2) 协助老年人采取舒适体位，整理床单位，开窗通风 (3) 向老年人交代注意事项，评估其一般情况	

3. 协助更换床单位操作考核评分标准

序号	检查项目	标　准	标准分值	得分	备注（要点及扣分说明）
1	准备（10分）	着装符合要求，剪指甲、洗手、戴口罩	3		
2		物品准备齐全，大单、被套、棉被、棉褥叠法正确	3		
3		环境整洁、温度适宜	4		
4	解释评估（10分）	了解老年人病情、自理能力及心理状态	4		
5		与老年人交流时语言规范，态度和蔼	3		
6		解释操作方法并倾听患者需要	3		
7	操作（65分）	翻身时注意安全、保暖、体位舒适	10		
8		对老年人身上的治疗措施处理正确	5		
9		操作过程中询问老年人感受及心理反应	10		
10		松开被尾、移动老年人方法正确 逐层松单、清扫床褥方法正确（湿式）	5		
11		大单平、整、紧，放置正确（正反面位置），中线正 床角整齐美观，中单及橡胶单平、整、紧 污染单取出方法及放置合理	10		
12		更换方法正确、内外无皱褶，被头端无虚边被筒对称，两侧齐床沿，中线正	10		
13		被尾整齐，外观平整、美观，关心患者，注意保暖 取出污染被套方法正确	10		
14		枕头四角充实、外观美，放置方法正确、开口背向门	5		
15	整理（10分）	妥善清理用物，洗手	3		
16		协助老年人恢复舒适体位	4		
17		整理床单位	3		
18	整体印象（5分）	动作轻柔，节力	2		
19		床单位整洁	1		
20		老年人舒适，无不适主诉	2		
总分			100		

第4章 / 基础专业照护

一、情志疏导

1. 用物准备　准备舒适、轻松的环境。
2. 情志疏导技术操作流程图

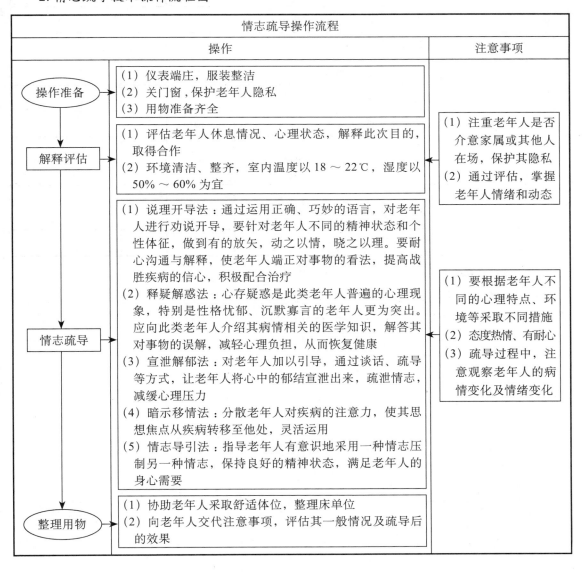

情志疏导操作流程	
操作	注意事项
操作准备 (1) 仪表端庄，服装整洁 (2) 关门窗，保护老年人隐私 (3) 用物准备齐全	
解释评估 (1) 评估老年人休息情况、心理状态，解释此次目的，取得合作 (2) 环境清洁、整齐，室内温度以18～22℃，湿度以50%～60%为宜	(1) 注重老年人是否介意家属或其他人在场，保护其隐私 (2) 通过评估，掌握老年人情绪和动态
情志疏导 (1) 说理开导法：通过运用正确、巧妙的语言，对老年人进行劝说开导，要针对老年人不同的精神状态和个性体征，做到有的放矢，动之以情，晓之以理。要耐心沟通与解释，使老年人端正对事物的看法，提高战胜疾病的信心，积极配合治疗 (2) 释疑解惑法：心存疑惑是此类老年人普遍的心理现象，特别是性格忧郁、沉默寡言的老年人更为突出。应向此类老年人介绍其病情相关的医学知识，解答其对事物的误解，减轻心理负担，从而恢复健康 (3) 宣泄解郁法：对老年人加以引导，通过谈话、疏导等方式，让老年人将心中的郁结宣泄出来，疏泄情志，减缓心理压力 (4) 暗示移情法：分散老年人对疾病的注意力，使其思想焦点从疾病转移至他处，灵活运用 (5) 情志导引法：指导老年人有意识地采用一种情志压制另一种情志，保持良好的精神状态，满足老年人的身心需要	(1) 要根据老年人不同的心理特点、环境等采取不同措施 (2) 态度热情、有耐心 (3) 疏导过程中，注意观察老年人的病情变化及情绪变化
整理用物 (1) 协助老年人采取舒适体位，整理床单位 (2) 向老年人交代注意事项，评估其一般情况及疏导后的效果	

3. 情志疏导操作考核评分标准

序号	检查项目	标准	标准分值	得分	备注 (要点及扣分说明)
1	准备 (15分)	着装符合要求	5		
2		环境整洁、温度适宜	5		
3		保护老年人隐私	5		
4	解释评估 (20分)	了解老年人休息情况、病情状态、生活习惯、自理能力及心理状态	10		
5		认真倾听老年人的需求	5		
6		注意沟通要语言规范、态度和蔼	5		
7	操作过程 (50分)	注意观察老年人病情变化	10		
8		老年人体位合适、舒适	5		
9		注意老年人情绪变化	5		
10		选择疏导方法适宜	30		
11	再次评估 (10分)	老年人心理得到疏导，情绪得到缓解	10		
12	整理 (5分)	协助老年人恢复舒适体位，整理床单位	5		
总分			100		

二、口腔护理

1. 用物准备 准备口腔护理包、垫巾、适宜的口腔护理溶液、漱口水、吸管、压舌板、手电筒、棉签、润唇膏、毛巾，必要时备开口器、牙垫、吸引器具。

2. 口腔护理技术操作流程图

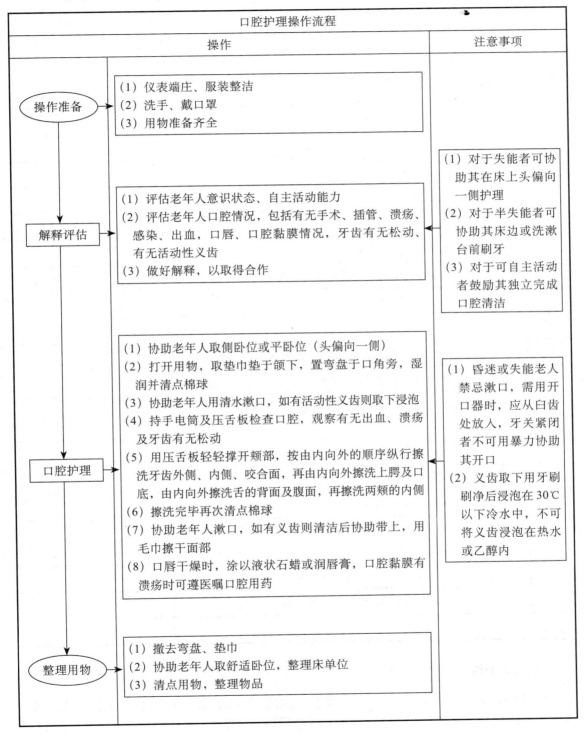

口腔护理操作流程

操作	注意事项
操作准备 (1) 仪表端庄、服装整洁 (2) 洗手、戴口罩 (3) 用物准备齐全	
解释评估 (1) 评估老年人意识状态、自主活动能力 (2) 评估老年人口腔情况，包括有无手术、插管、溃疡、感染、出血，口唇、口腔黏膜情况，牙齿有无松动、有无活动性义齿 (3) 做好解释，以取得合作	(1) 对于失能者可协助其在床上头偏向一侧护理 (2) 对于半失能者可协助其床边或洗漱台前刷牙 (3) 对于可自主活动者鼓励其独立完成口腔清洁
口腔护理 (1) 协助老年人取侧卧位或平卧位（头偏向一侧） (2) 打开用物，取垫巾垫于颌下，置弯盘于口角旁，湿润并清点棉球 (3) 协助老年人用清水漱口，如有活动性义齿则取下浸泡 (4) 持手电筒及压舌板检查口腔，观察有无出血、溃疡及牙齿有无松动 (5) 用压舌板轻轻撑开颊部，按由内向外的顺序纵行擦洗牙齿外侧、内侧、咬合面，再由内向外擦洗上腭及口底，由内向外擦洗舌的背面及腹面，再擦洗两颊的内侧 (6) 擦洗完毕再次清点棉球 (7) 协助老年人漱口，如有义齿则清洁后协助带上，用毛巾擦干面部 (8) 口唇干燥时，涂以液状石蜡或润唇膏，口腔黏膜有溃疡时可遵医嘱口腔用药	(1) 昏迷或失能老人禁忌漱口，需用开口器时，应从臼齿处放入，牙关紧闭者不可用暴力协助其开口 (2) 义齿取下用牙刷刷净后浸泡在 30℃以下冷水中，不可将义齿浸泡在热水或乙醇内
整理用物 (1) 撤去弯盘、垫巾 (2) 协助老年人取舒适卧位，整理床单位 (3) 清点用物，整理物品	

3. 口腔护理操作考核评分标准

序号	检查项目	标　准	标准分值	得分	备注（要点及扣分说明）
1	准备（10分）	着装、仪表、态度、洗手	3		
2		物品准备齐全	3		
3		环境整洁、安静	4		
4	解释评估（10分）	严格查对，解释得当	4		
5		病情了解准确	3		
6		沟通语言方式恰当，态度和蔼	3		
7	操作（65分）	老年人体位合适	10		
8		铺垫巾、置弯盘位置符合要求	5		
9		清点棉球，棉球湿度适宜，协助漱口	10		
10		检查口腔方法正确	5		
11		擦洗顺序、方法正确	15		
12		执行棉球清点程序，数量前后吻合	10		
13		擦洗过程中随时关注老年人情况	5		
14		擦干面部，操作中不污染老年人床单位及衣服	5		
15	整理（10分）	撤去弯盘、垫巾	3		
16		协助老年人恢复舒适体位，整理床单位	4		
17		妥善清理用物，洗手	3		
18	整体印象（5分）	操作方法正确、熟练，与老年人有沟通和交流	2		
19		老年人口腔清洁、无异味	1		
20		体现人文关怀，老年人无不适感	2		
总分			100		

三、床上洗头

1. 用物准备　准备毛巾 2 条、洗头盆 1 个、温度计 1 支、水壶 1 个、棉球 1 包、纱布 1 包、橡胶单、梳子、污物桶、吹风机、洗头液（必要时备护发素）。

2.床上洗头技术操作流程图

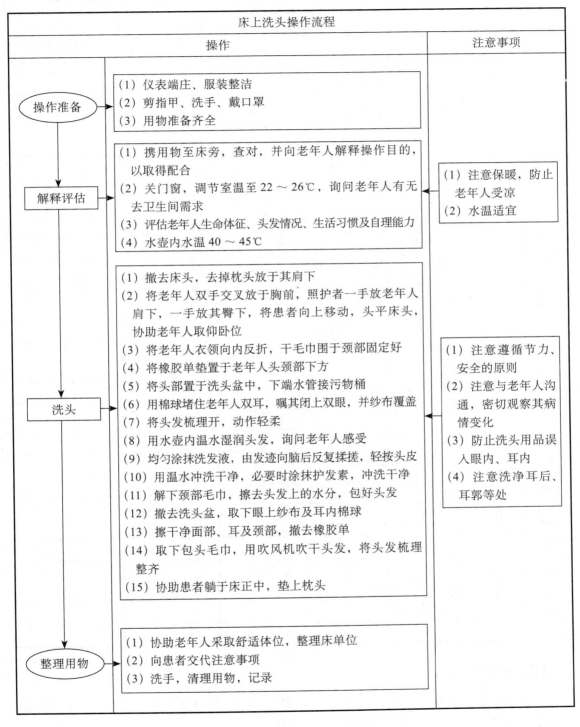

床上洗头操作流程	
操作	注意事项
操作准备 (1) 仪表端庄、服装整洁 (2) 剪指甲、洗手、戴口罩 (3) 用物准备齐全	
解释评估 (1) 携用物至床旁，查对，并向老年人解释操作目的，以取得配合 (2) 关门窗，调节室温至 22 ～ 26℃，询问老年人有无去卫生间需求 (3) 评估老年人生命体征、头发情况、生活习惯及自理能力 (4) 水壶内水温 40 ～ 45℃	(1) 注意保暖，防止老年人受凉 (2) 水温适宜
洗头 (1) 撤去床头，去掉枕头放于其肩下 (2) 将老年人双手交叉放于胸前，照护者一手放老年人肩下，一手放其臀下，将患者向上移动，头平床头，协助老年人取仰卧位 (3) 将老年人衣领向内反折，干毛巾围于颈部固定好 (4) 将橡胶单垫置于老年人头颈部下方 (5) 将头部置于洗头盆中，下端水管接污物桶 (6) 用棉球堵住老年人双耳，嘱其闭上双眼，并纱布覆盖 (7) 将头发梳理开，动作轻柔 (8) 用水壶内温水湿润头发，询问老年人感受 (9) 均匀涂抹洗发液，由发迹向脑后反复揉搓，轻按头皮 (10) 用温水冲洗干净，必要时涂抹护发素，冲洗干净 (11) 解下颈部毛巾，擦去发上的水分，包好头发 (12) 撤去洗头盆，取下眼上纱布及耳内棉球 (13) 擦干净面部、耳及颈部，撤去橡胶单 (14) 取下包头毛巾，用吹风机吹干头发，将头发梳理整齐 (15) 协助患者躺于床正中，垫上枕头	(1) 注意遵循节力、安全的原则 (2) 注意与老年人沟通，密切观察其病情变化 (3) 防止洗头用品误入眼内、耳内 (4) 注意洗净耳后、耳郭等处
整理用物 (1) 协助老年人采取舒适体位，整理床单位 (2) 向患者交代注意事项 (3) 洗手，清理用物，记录	

3.床上洗头操作考核评分标准

序号	检查项目	标　准	标准分值	得分	备注（要点及扣分说明）
1	准备（10分）	着装、指甲符合要求	3		
2		洗手、戴口罩	3		
3		物品准备齐全	4		
4	解释评估（10分）	与老年人沟通时语言规范、态度和蔼，查对，解释到位	3		
5		环境整洁、病房温度适宜	2		
6		了解老年人病情变化、头发情况、自理能力等	3		
7		测试水温适宜（40～45℃）	2		
8	操作（65分）	老年人体位舒适、枕头放置合理	5		
9		毛巾、橡胶单垫放置位置合理	5		
10		头部置于洗头盆的位置合理	5		
11		耳、眼保护方法正确	5		
12		注意观察老年人病情变化	10		
13		洗发液涂抹均匀，由发迹向脑后反复揉搓，轻按头皮	10		
14		头发冲洗干净，用干毛巾包裹头发	5		
15		撤去洗头盆，取下眼上纱布及耳内棉球	10		
16		面部、耳及颈部擦洗干净	5		
17		头发吹干，梳理整齐	5		
18	整理用物（10分）	协助老年人恢复舒适体位，整理床单位	3		
19		向老年人交代注意事项	4		
20		妥善清理用物，洗手	3		
21	整体印象（5分）	动作轻柔，节力，态度和蔼	2		
22		老年人清洁、舒适，无水渍流入眼及耳，无不适主诉	2		
23		床单位整洁	1		
总分			100		

四、床上擦浴

1.用物准备　准备毛巾2条、浴巾1条、脸盆2个、污物桶1个、温度计1支、温水、橡皮单、清洁病号服，必要时备润肤乳、指甲刀。

2. 床上擦浴技术操作流程图

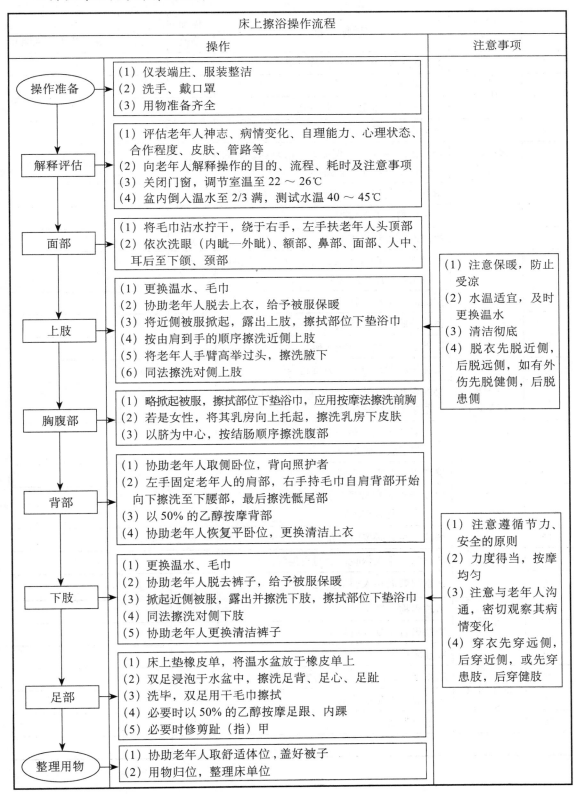

床上擦浴操作流程	
操作	注意事项
操作准备 (1) 仪表端庄、服装整洁 (2) 洗手、戴口罩 (3) 用物准备齐全	
解释评估 (1) 评估老年人神志、病情变化、自理能力、心理状态、合作程度、皮肤、管路等 (2) 向老年人解释操作的目的、流程、耗时及注意事项 (3) 关闭门窗，调节室温至 22～26℃ (4) 盆内倒入温水至 2/3 满，测试水温 40～45℃	
面部 (1) 将毛巾沾水拧干，绕于右手，左手扶老年人头顶部 (2) 依次洗眼（内眦—外眦）、额部、鼻部、面部、人中、耳后至下颌、颈部	(1) 注意保暖，防止受凉 (2) 水温适宜，及时更换温水 (3) 清洁彻底 (4) 脱衣先脱近侧，后脱远侧，如有外伤先脱健侧，后脱患侧
上肢 (1) 更换温水、毛巾 (2) 协助老年人脱去上衣，给予被服保暖 (3) 将近侧被服掀起，露出上肢，擦拭部位下垫浴巾 (4) 按由肩到手的顺序擦洗近侧上肢 (5) 将老年人手臂高举过头，擦洗腋下 (6) 同法擦洗对侧上肢	
胸腹部 (1) 略掀起被服，擦拭部位下垫浴巾，应用按摩法擦洗前胸 (2) 若是女性，将其乳房向上托起，擦洗乳房下皮肤 (3) 以脐为中心，按结肠顺序擦洗腹部	
背部 (1) 协助老年人取侧卧位，背向照护者 (2) 左手固定老年人的肩部，右手持毛巾自肩背部开始向下擦洗至下腰部，最后擦洗骶尾部 (3) 以 50% 的乙醇按摩背部 (4) 协助老年人恢复平卧位，更换清洁上衣	(1) 注意遵循节力、安全的原则 (2) 力度得当，按摩均匀 (3) 注意与老年人沟通，密切观察其病情变化 (4) 穿衣先穿远侧，后穿近侧，或先穿患肢，后穿健肢
下肢 (1) 更换温水、毛巾 (2) 协助老年人脱去裤子，给予被服保暖 (3) 掀起近侧被服，露出并擦洗下肢，擦拭部位下垫浴巾 (4) 同法擦洗对侧下肢 (5) 协助老年人更换清洁裤子	
足部 (1) 床上垫橡皮单，将温水盆放于橡皮单上 (2) 双足浸泡于水盆中，擦洗足背、足心、足趾 (3) 洗毕，双足用干毛巾擦拭 (4) 必要时以 50% 的乙醇按摩足跟、内踝 (5) 必要时修剪趾（指）甲	
整理用物 (1) 协助老年人取舒适体位，盖好被子 (2) 用物归位，整理床单位	

3. 床上擦浴操作考核评分标准

序号	检查项目	标　准	标准分值	得分	备注（要点及扣分说明）
1	准备（10分）	着装符合要求，洗手、戴口罩	3		
2		物品准备齐全	3		
3		环境整洁，水温、室温适宜	4		
4	解释评估（10分）	核对患者信息	2		
5		评估患者神志、自理能力、心理状态、合作程度及皮肤、管路等	4		
6		解释操作的目的、流程、耗时及注意事项	4		
7	操作（65分）	关闭门窗，调节室温、水温	4		
8		擦洗面部方法正确	6		
9		协助老年人脱去上衣，如有外伤、管路等则先脱健肢后脱患肢	3		
10		擦洗双侧上肢方法正确	5		
11		擦洗胸腹部方法正确	6		
12		协助老年人翻身方法正确	5		
13		擦洗按摩背部方法、力度得当	6		
14		协助老年人穿上衣，如有外伤、管路等则先穿患肢后穿健肢	3		
15		协助老年人脱去裤子，如有外伤、管路等先脱健肢后脱患肢	3		
16		擦洗双下肢方法正确	6		
17		协助老年人穿裤子，如有外伤、管路等则先穿患肢后穿健肢	3		
18		擦洗双足，必要时剪趾甲	6		
19		注意为老年人保暖，及时更换温水	4		
20		注意观察老年人病情变化	5		
21	整理（10分）	清理用物，洗手	3		
22		协助患者恢复舒适体位	4		
23		整理床单位	3		
24	整体印象（5分）	动作轻柔，清洁彻底，力度得当	2		
25		患者舒适，无不适主诉	2		
26		床单位整洁	1		
总分			100		

五、男（女）会阴部清洁

1. 用物准备　准备会阴清洗盆（男性）、便盆、水壶（女性）、护理垫、小毛巾 2 条、浴巾、水温计、清洁衣裤 1 套。

2. 男（女）会阴部清洁技术操作流程图

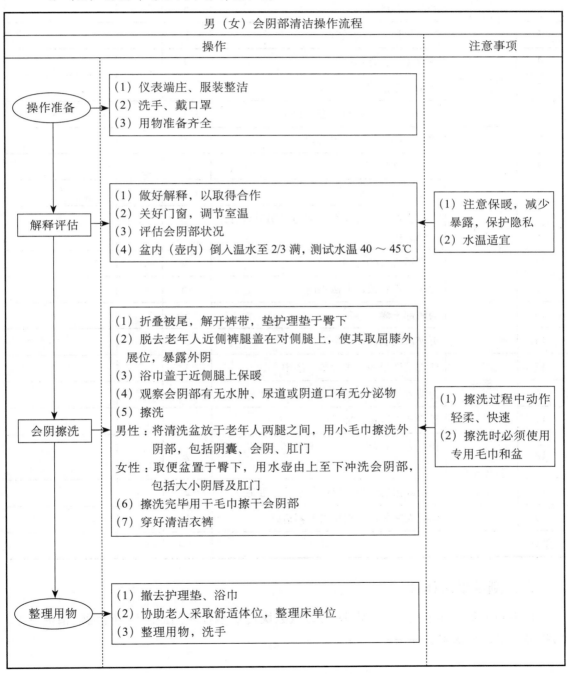

男（女）会阴部清洁操作流程	
操作	注意事项
操作准备 → (1) 仪表端庄、服装整洁 (2) 洗手、戴口罩 (3) 用物准备齐全	
解释评估 → (1) 做好解释，以取得合作 (2) 关好门窗，调节室温 (3) 评估会阴部状况 (4) 盆内（壶内）倒入温水至 2/3 满，测试水温 40～45℃	(1) 注意保暖，减少暴露，保护隐私 (2) 水温适宜
会阴擦洗 → (1) 折叠被尾，解开裤带，垫护理垫于臀下 (2) 脱去老年人近侧裤腿盖在对侧腿上，使其取屈膝外展位，暴露外阴 (3) 浴巾盖于近侧腿上保暖 (4) 观察会阴部有无水肿、尿道或阴道口有无分泌物 (5) 擦洗 男性：将清洗盆放于老年人两腿之间，用小毛巾擦洗外阴部，包括阴囊、会阴、肛门 女性：取便盆置于臀下，用水壶由上至下冲洗会阴部，包括大小阴唇及肛门 (6) 擦洗完毕用干毛巾擦干会阴部 (7) 穿好清洁衣裤	(1) 擦洗过程中动作轻柔、快速 (2) 擦洗时必须使用专用毛巾和盆
整理用物 → (1) 撤去护理垫、浴巾 (2) 协助老人采取舒适体位，整理床单位 (3) 整理用物，洗手	

3. 会阴部清洁操作考核评分标准

序号	检查项目	标准	标准分值	得分	备注（要点及扣分说明）
1	准备（10分）	着装、仪表、态度、洗手	3		
2		物品准备齐全	5		
3		环境整洁、温度适宜	2		
4	解释评估（10分）	解释得当、评估准确	4		
5		病情了解准确	3		
6		沟通语言方式恰当，态度和蔼	3		
7	操作（65分）	护理垫垫于臀下位置合理	10		
8		保暖措施到位	10		
9		老年人体位舒适	5		
10		观察会阴部有无水肿、尿道或阴道口有无分泌物	5		
11		水温适宜（40～45℃）	10		
12		擦洗动作轻柔，方法正确	15		
13		会阴部干燥	5		
14		更换清洁衣裤	5		
15	整理（10分）	撤去清洗用物、护理垫、浴巾	3		
16		协助老年人恢复舒适体位，整理床单位	4		
17		妥善清理用物，洗手	3		
18	整体印象（5分）	操作方法正确、节力，与老年人有沟通和交流	2		
19		会阴部擦洗干净，床单位整洁、舒适	2		
20		体现人文关怀，老年人无不适感	1		
总分			100		

六、测量生命体征

1. 用物准备　准备托盘、体温计、方纱（数块）、有秒针表、血压计、听诊器、清洁弯盘、污物盘、笔、记录单、棉签。

2. 测量生命体征技术操作流程图

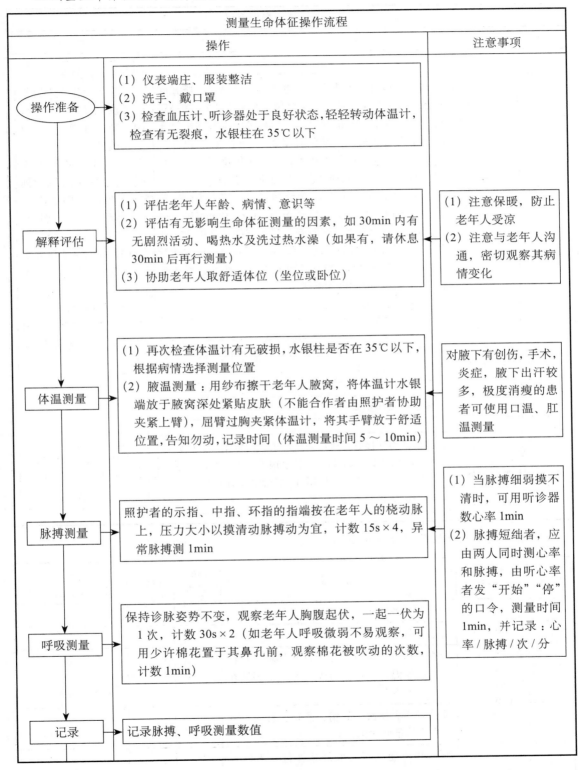

测量生命体征操作流程	
操作	注意事项
操作准备 → (1) 仪表端庄、服装整洁 (2) 洗手、戴口罩 (3) 检查血压计、听诊器处于良好状态,轻轻转动体温计,检查有无裂痕,水银柱在 35℃ 以下	
解释评估 → (1) 评估老年人年龄、病情、意识等 (2) 评估有无影响生命体征测量的因素,如 30min 内有无剧烈活动、喝热水及洗过热水澡（如果有,请休息 30min 后再行测量） (3) 协助老年人取舒适体位（坐位或卧位）	(1) 注意保暖,防止老年人受凉 (2) 注意与老年人沟通,密切观察其病情变化
体温测量 → (1) 再次检查体温计有无破损,水银柱是否在 35℃ 以下,根据病情选择测量位置 (2) 腋温测量:用纱布擦干老年人腋窝,将体温计水银端放于腋窝深处紧贴皮肤（不能合作者由照护者协助夹紧上臂）,屈臂过胸夹紧体温计,将其手臂放于舒适位置,告知勿动,记录时间（体温测量时间 5～10min）	对腋下有创伤,手术,炎症,腋下出汗较多,极度消瘦的患者可使用口温、肛温测量
脉搏测量 → 照护者的示指、中指、环指的指端按在老年人的桡动脉上,压力大小以摸清动脉搏动为宜,计数 15s×4,异常脉搏测 1min	(1) 当脉搏细弱摸不清时,可用听诊器数心率 1min (2) 脉搏短绌者,应由两人同时测心率和脉搏,由听心率者发"开始""停"的口令,测量时间 1min,并记录:心率/脉搏/次/分
呼吸测量 → 保持诊脉姿势不变,观察老年人胸腹起伏,一起一伏为 1 次,计数 30s×2（如老年人呼吸微弱不易观察,可用少许棉花置于其鼻孔前,观察棉花被吹动的次数,计数 1min）	
记录 → 记录脉搏、呼吸测量数值	

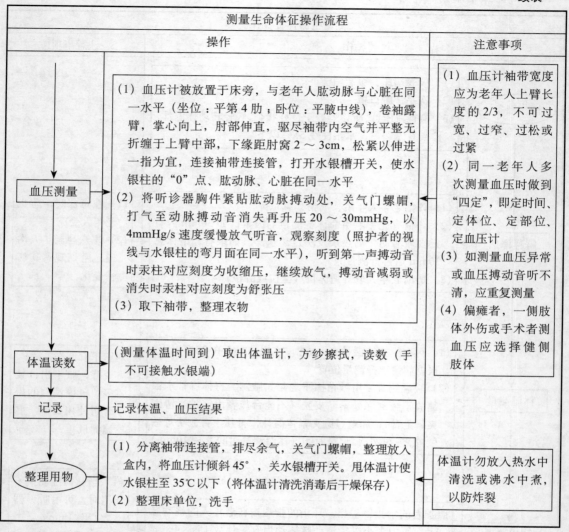

测量生命体征操作流程		
操作		**注意事项**
血压测量	(1) 血压计被放置于床旁，与老年人肱动脉与心脏在同一水平（坐位：平第4肋；卧位：平腋中线），卷袖露臂，掌心向上，肘部伸直，驱尽袖带内空气并平整无折缠于上臂中部，下缘距肘窝2～3cm，松紧以伸进一指为宜，连接袖带连接管，打开水银槽开关，使水银柱的"0"点、肱动脉、心脏在同一水平 (2) 将听诊器胸件紧贴肱动脉搏动处，关气门螺帽，打气至动脉搏动音消失再升压20～30mmHg，以4mmHg/s速度缓慢放气听音，观察刻度（照护者的视线与水银柱的弯月面在同一水平），听到第一声搏动音时汞柱对应刻度为收缩压，继续放气，搏动音减弱或消失时汞柱对应刻度为舒张压 (3) 取下袖带，整理衣物	(1) 血压计袖带宽度应为老年人上臂长度的2/3，不可过宽、过窄、过松或过紧 (2) 同一老年人多次测量血压时做到"四定"，即定时间、定体位、定部位、定血压计 (3) 如测量血压异常或血压搏动音听不清，应重复测量 (4) 偏瘫者，一侧肢体外伤或手术者测血压应选择健侧肢体
体温读数	（测量体温时间到）取出体温计，方纱擦拭，读数（手不可接触水银端）	
记录	记录体温、血压结果	
整理用物	(1) 分离袖带连接管，排尽余气，关气门螺帽，整理放入盒内，将血压计倾斜45°，关水银槽开关。甩体温计使水银柱至35℃以下（将体温计清洗消毒后干燥保存） (2) 整理床单位，洗手	体温计勿放入热水中清洗或沸水中煮，以防炸裂

3. 测量生命体征操作考核评分标准

序号	检查项目	标　准	标准分值	得分	备注（要点及扣分说明）
1	操作前（16分）	物品准备齐全	5		
2		洗手，戴口罩	2		
3		检查血压计、听诊器处于良好状态，轻轻转动体温计，检查有无裂痕，水银柱在35℃以下	2		
4		评估老年人年龄、病情、意识、有无影响生命体征测量的因素	5		
5		解释并协助老年人取舒适体位（坐位或卧位）	2		

续表

序号	检查项目	标准		标准分值	得分	备注（要点及扣分说明）
6	操作中（64分）	腋温测量	腋窝干燥及体温计水银端放于腋窝的位置正确	6		
7			体温测量时间 5～10min	4		
8			读数时手不接触水银端	2		
9		脉搏测量	测量脉搏方法正确及计数时间正确	8		
10			记录测量结果	2		
11			测量结果正确（误差＜4次/分）	5		
12		呼吸测量	测量呼吸方法正确及计数时间正确	8		
13			测量结果正确（误差＜2次/分）	5		
14			记录测量结果	2		
15		血压测量	血压计放置合理，患者卷袖露臂，掌心向上，肘部伸直	2		
16			血压计水银柱的"0"点与肱动脉、心脏在同一水平	3		
17			袖带内无空气，下缘距肘窝2～3cm，松紧以伸进一指为宜	4		
18			听诊器放置位置、使用方法正确	3		
19			放气缓慢，以4mmHg/s速度，观察刻度，注气、放气平稳	3		
20			处理完毕，取下袖带，整理衣物，记录测量结果	2		
21			测量结果正确（误差＜5mmHg）	5		
22	操作后（10分）		分离袖带连接管，排尽余气，关气门螺帽，整理放入盒内，将血压计倾斜45°，关水银槽开关	5		
23			甩体温计使水银柱至35℃以下，放入酒精托盘中消毒	3		
24			整理床单位、洗手	2		
25	整体评价（10分）		仪表端庄、着装整洁，态度和蔼	3		
26			违反操作程序未造成不良后果	3		
27			动作轻巧、稳重、准确	4		
总分				100		

七、测量血糖

1. 用物准备　准备 75% 乙醇 1 瓶、无菌棉签 2 包、污物罐 1 个、锐器盒 1 个、血糖仪 1 台、血糖试纸 1 盒、一次性采血针头 1 个、记录单、医用及生活垃圾袋各 1 个。

2. 测量血糖技术操作流程图

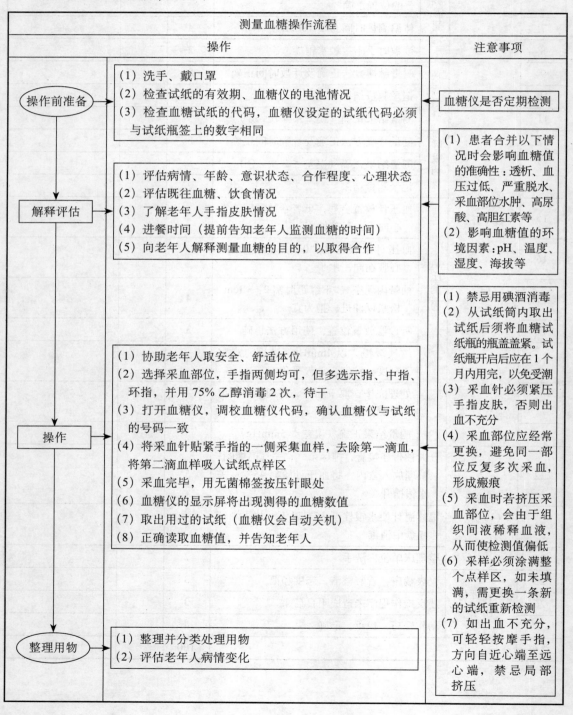

测量血糖操作流程		
	操作	注意事项
操作前准备	(1) 洗手、戴口罩 (2) 检查试纸的有效期、血糖仪的电池情况 (3) 检查血糖试纸的代码，血糖仪设定的试纸代码必须与试纸瓶签上的数字相同	血糖仪是否定期检测
解释评估	(1) 评估病情、年龄、意识状态、合作程度、心理状态 (2) 评估既往血糖、饮食情况 (3) 了解老年人手指皮肤情况 (4) 进餐时间（提前告知老年人监测血糖的时间） (5) 向老年人解释测量血糖的目的，以取得合作	(1) 患者合并以下情况时会影响血糖值的准确性：透析、血压过低、严重脱水、采血部位水肿、高尿酸、高胆红素等 (2) 影响血糖值的环境因素：pH、温度、湿度、海拔等
操作	(1) 协助老年人取安全、舒适体位 (2) 选择采血部位，手指两侧均可，但多选示指、中指、环指，并用 75% 乙醇消毒 2 次，待干 (3) 打开血糖仪，调校血糖仪代码，确认血糖仪与试纸的号码一致 (4) 将采血针贴紧手指的一侧采集血样，去除第一滴血，将第二滴血样吸入试纸点样区 (5) 采血完毕，用无菌棉签按压针眼处 (6) 血糖仪的显示屏将出现测得的血糖数值 (7) 取出用过的试纸（血糖仪会自动关机） (8) 正确读取血糖值，并告知老年人	(1) 禁忌用碘酒消毒 (2) 从试纸筒内取出试纸后须将血糖试纸瓶的瓶盖盖紧。试纸瓶开启后应在 1 个月内用完，以免受潮 (3) 采血针必须紧压手指皮肤，否则出血不充分 (4) 采血部位应经常更换，避免同一部位反复多次采血，形成瘢痕 (5) 采血时若挤压采血部位，会由于组织间液稀释血液，从而使检测值偏低 (6) 采样必须涂满整个点样区，如未填满，需更换一条新的试纸重新检测 (7) 如出血不充分，可轻轻按摩手指，方向自近心端至远心端，禁忌局部挤压
整理用物	(1) 整理并分类处理用物 (2) 评估老年人病情变化	

3.测量血糖技术操作考核评分标准

序号	检查项目	标准	标准分值	得分	备注（要点及扣分说明）
1	准备（17分）	仪表端庄，服装整洁	5		
2		洗手，戴口罩	2		
3		物品准备齐全，检查仪器，放置合理	10		
4	解释评估（13分）	评估老年人正确、全面	10		
5		告知老年人内容正确、全面	3		
6	操作（55分）	观察老年人病情变化	10		
7		老年人体位摆放正确	5		
8		操作程序正确	5		
9		正确选择穿刺部位	5		
10		消毒方法正确	5		
11		采血正确	10		
12		读取结果正确	5		
13		操作过程符合无菌操作	10		
14	整理（10分）	处理用物方法正确	5		
15		洗手、记录	5		
16	整体印象（5分）	动作轻柔	2		
17		床单位整洁	1		
18		老年人无不适主诉	2		
总分			100		

八、注射胰岛素

（一）一次性胰岛素专用注射器注射操作

1.用物准备　准备治疗车、治疗盘、一次性无菌巾，铺无菌盘，遵医嘱准备胰岛素、一次性胰岛素专用注射器、75% 乙醇、无菌棉签、治疗单、笔、锐器盒、医用及生活垃圾袋。

2.一次性胰岛素注射器注射技术操作流程图

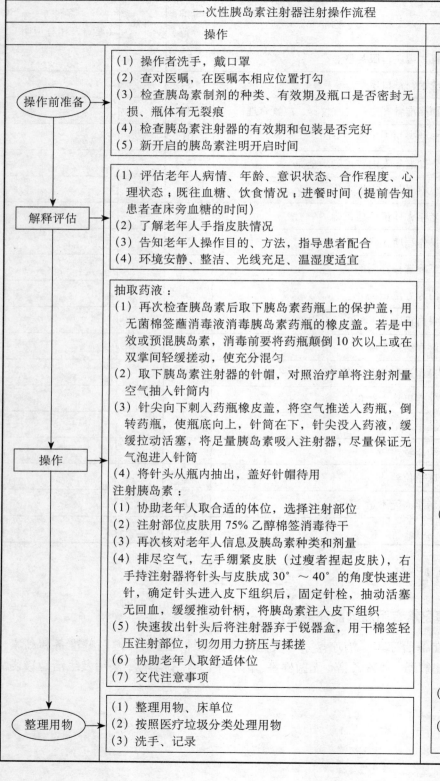

一次性胰岛素注射器注射操作流程

操作		注意事项
操作前准备	(1) 操作者洗手，戴口罩 (2) 查对医嘱，在医嘱本相应位置打勾 (3) 检查胰岛素制剂的种类、有效期及瓶口是否密封无损、瓶体有无裂痕 (4) 检查胰岛素注射器的有效期和包装是否完好 (5) 新开启的胰岛素注明开启时间	(1) 指导老年人胰岛素注射结束后按压注射针眼 1～2min (2) 告知老年人注射胰岛素后进餐前勿运动，要按时进餐 (3) 告知老年人低血糖的临床表现，如何预防和正确处理 (4) 确保胰岛素的种类和剂量及注射时间准确 (5) 需长期注射胰岛素者，要注意注射部位的交替与轮换 (6) 混合使用长(中)、短效胰岛素时，应先抽短效胰岛素，不可反向操作 (7) 如果参加运动锻炼，不宜选在大腿、臀部注射。注射胰岛素后避免过度活动接受注射的肢体。注射胰岛素后避免短时间内洗热水浴、过度搓压注射部位、热敷 (8) 胰岛素应避免日晒或冷冻，避免剧烈晃动；没有开封的胰岛素最好储存在 2～8℃ 的冰箱冷藏室，有效期内使用；已开封的胰岛素在 2～8℃ 冰箱冷藏或在25℃以下室温保存，一般可使用 28d (9) 监测血糖，观察疗效和不良反应 (10) 胰岛素注射器不可重复使用
解释评估	(1) 评估老年人病情、年龄、意识状态、合作程度、心理状态；既往血糖、饮食情况；进餐时间（提前告知患者查床旁血糖的时间） (2) 了解老年人手指皮肤情况 (3) 告知老年人操作目的、方法，指导患者配合 (4) 环境安静、整洁、光线充足、温湿度适宜	
操作	抽取药液： (1) 再次检查胰岛素后取下胰岛素药瓶上的保护盖，用无菌棉签蘸消毒液消毒胰岛素药瓶的橡皮盖。若是中效或预混胰岛素，消毒前要将药瓶颠倒 10 次以上或在双掌间轻缓搓动，使充分混匀 (2) 取下胰岛素注射器的针帽，对照治疗单将注射剂量空气抽入针筒内 (3) 针尖向下刺入药瓶橡皮盖，将空气推送入药瓶，倒转药瓶，使瓶底向上，针筒在下，针尖没入药液，缓缓拉动活塞，将足量胰岛素吸入注射器，尽量保证无气泡进入针筒 (4) 将针头从瓶内抽出，盖好针帽待用 注射胰岛素： (1) 协助老年人取合适的体位，选择注射部位 (2) 注射部位皮肤用 75% 乙醇棉签消毒待干 (3) 再次核对老年人信息及胰岛素种类和剂量 (4) 排尽空气，左手绷紧皮肤（过瘦者捏起皮肤），右手持注射器将针头与皮肤成30°～40°的角度快速进针，确定针头进入皮下组织后，固定针栓，抽动活塞无回血，缓缓推动针柄，将胰岛素注入皮下组织 (5) 快速拔出针头后将注射器弃于锐器盒，用干棉签轻压注射部位，切勿用力挤压与揉搓 (6) 协助老年人取舒适体位 (7) 交代注意事项	
整理用物	(1) 整理用物、床单位 (2) 按照医疗垃圾分类处理用物 (3) 洗手、记录	

3. 一次性胰岛素注射器注射技术操作考核评分标准

序号	检查项目	标准	标准分值	得分	备注（要点及扣分说明）
1	准备（17分）	仪表端庄，服装整洁	5		
2		洗手，戴口罩	2		
3		物品准备齐全，检查仪器，放置合理	10		
4	解释评估（13分）	评估老年人正确、全面	10		
5		告知老年人内容正确、全面	3		
6	操作（55分）	抽取药液正确	5		
7		核对正确	5		
8		老年人体位摆放正确	5		
9		部位选择合适	10		
10		操作程序正确	5		
11		操作过程中观察老年人的病情变化	10		
12		操作过程符合无菌操作	5		
13		操作后交代注意事项	5		
14		协助老年人取舒适体位	5		
15	整理（10分）	处理用物方法正确	5		
16		洗手、记录	3		
17		记录清楚	2		
18	整体印象（5分）	动作轻柔	2		
19		床单位整洁	1		
20		老年人无不适主诉	2		
总分			100		

（二）胰岛素笔注射操作

1. 用物准备　准备治疗车、治疗盘、一次性无菌巾、胰岛素注射盘、U100 胰岛素制剂（与胰岛素笔匹配）、胰岛素笔、针头、75% 乙醇、无菌棉签、治疗单、笔、锐器盒、医用及生活垃圾袋。

2. 胰岛素笔注射技术操作流程图

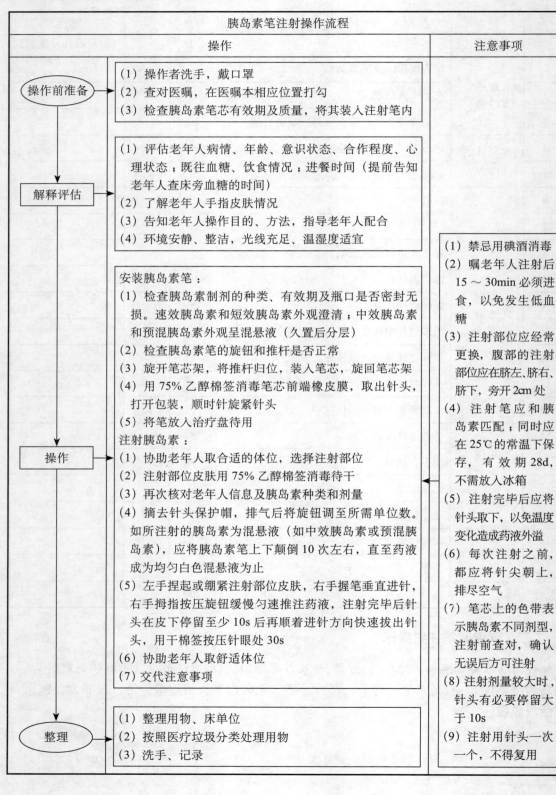

胰岛素笔注射操作流程	
操作	注意事项
操作前准备 (1) 操作者洗手，戴口罩 (2) 查对医嘱，在医嘱本相应位置打勾 (3) 检查胰岛素笔芯有效期及质量，将其装入注射笔内	
解释评估 (1) 评估老年人病情、年龄、意识状态、合作程度、心理状态；既往血糖、饮食情况；进餐时间（提前告知老年人查床旁血糖的时间） (2) 了解老年人手指皮肤情况 (3) 告知老年人操作目的、方法，指导老年人配合 (4) 环境安静、整洁，光线充足，温湿度适宜	(1) 禁忌用碘酒消毒 (2) 嘱老年人注射后15～30min必须进食，以免发生低血糖
操作 安装胰岛素笔： (1) 检查胰岛素制剂的种类、有效期及瓶口是否密封无损。速效胰岛素和短效胰岛素外观澄清；中效胰岛素和预混胰岛素外观呈混悬液（久置后分层） (2) 检查胰岛素笔的旋钮和推杆是否正常 (3) 旋开笔芯架，将推杆归位，装入笔芯，旋回笔芯架 (4) 用75%乙醇棉签消毒笔芯前端橡皮膜，取出针头，打开包装，顺时针旋紧针头 (5) 将笔放入治疗盘待用 注射胰岛素： (1) 协助老年人取合适的体位，选择注射部位 (2) 注射部位皮肤用75%乙醇棉签消毒待干 (3) 再次核对老年人信息及胰岛素种类和剂量 (4) 摘去针头保护帽，排气后将旋钮调至所需单位数。如所注射的胰岛素为混悬液（如中效胰岛素或预混胰岛素），应将胰岛素笔上下颠倒10次左右，直至药液成为均匀白色混悬液为止 (5) 左手捏起或绷紧注射部位皮肤，右手握笔垂直进针，右手拇指按压旋钮缓慢匀速推注药液，注射完毕后针头在皮下停留至少10s后再顺着进针方向快速拔出针头，用干棉签按压针眼处30s (6) 协助老年人取舒适体位 (7) 交代注意事项	(3) 注射部位应经常更换，腹部的注射部位应在脐左、脐右、脐下，旁开2cm处 (4) 注射笔应和胰岛素匹配；同时应在25℃的常温下保存，有效期28d，不需放入冰箱 (5) 注射完毕后应将针头取下，以免温度变化造成药液外溢 (6) 每次注射之前，都应将针尖朝上，排尽空气 (7) 笔芯上的色带表示胰岛素不同剂型，注射前查对，确认无误后方可注射 (8) 注射剂量较大时，针头有必要停留大于10s
整理 (1) 整理用物、床单位 (2) 按照医疗垃圾分类处理用物 (3) 洗手、记录	(9) 注射用针头一次一个，不得复用

3. 胰岛素笔注射技术操作考核评分标准

序号	检查项目	标准	标准分值	得分	备注（要点及扣分说明）
1	准备（17分）	仪表端庄，服装整洁	5		
2		洗手，戴口罩	2		
3		物品准备齐全，检查仪器，放置合理	10		
4	解释评估（13分）	评估老年人正确、全面	10		
5		告知老年人内容正确、全面	3		
6	操作（55分）	安装正确	5		
7		核对正确	5		
8		老年人体位摆放正确	5		
9		部位选择合适	10		
10		操作程序正确	5		
11		操作过程中观察老年人的病情变化	10		
12		操作过程符合无菌操作	5		
13		操作后交代注意事项	5		
14		协助老年人取舒适体位	5		
15	整理（10分）	处理用物方法正确	5		
16		洗手、记录	3		
17		记录清楚	2		
18	整体印象（5分）	动作轻柔	2		
19		床单位整洁	1		
20		老年人无不适主诉	2		
总分			100		

九、鼻饲

1. 用物准备　插管用物：半铺半盖无菌治疗盘。无菌巾内备：治疗碗、镊子、压舌板、胃管、50ml 注射器；无菌巾外备：治疗巾、液状石蜡、纱布、棉签、胶布、橡皮圈、安全别针、听诊器、手电筒、温开水、水杯、弯盘、鼻饲饮食（200ml，温度 38～40℃）。拔管用物：治疗盘内备治疗碗（内有纱布）、75% 乙醇、棉签、弯盘、治疗巾、漱口杯（内盛温开水）。

2. 鼻饲技术操作流程图

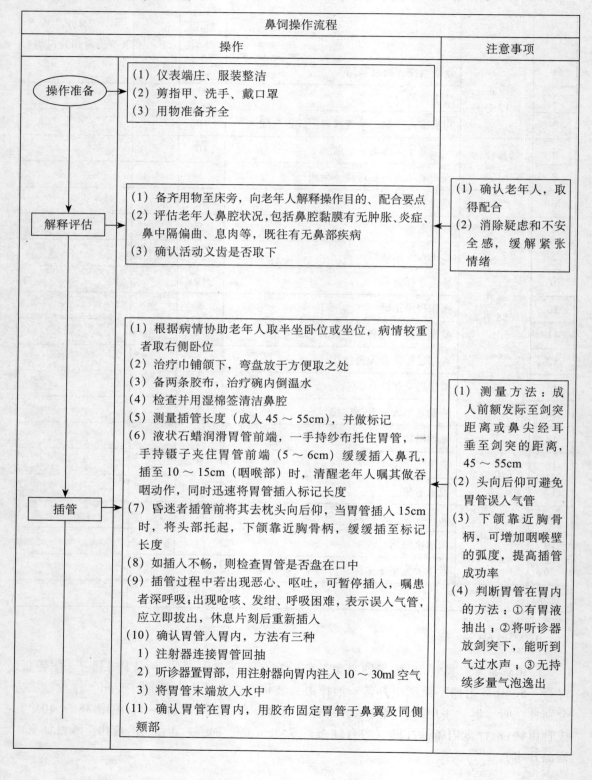

鼻饲操作流程		
操作		注意事项
操作准备	(1) 仪表端庄、服装整洁 (2) 剪指甲、洗手、戴口罩 (3) 用物准备齐全	
解释评估	(1) 备齐用物至床旁，向老年人解释操作目的、配合要点 (2) 评估老年人鼻腔状况，包括鼻腔黏膜有无肿胀、炎症、鼻中隔偏曲、息肉等，既往有无鼻部疾病 (3) 确认活动义齿是否取下	(1) 确认老年人，取得配合 (2) 消除疑虑和不安全感，缓解紧张情绪
插管	(1) 根据病情协助老年人取半坐卧位或坐位，病情较重者取右侧卧位 (2) 治疗巾铺颌下，弯盘放于方便取之处 (3) 备两条胶布，治疗碗内倒温水 (4) 检查并用湿棉签清洁鼻腔 (5) 测量插管长度（成人45～55cm），并做标记 (6) 液状石蜡润滑胃管前端，一手持纱布托住胃管，一手持镊子夹住胃管前端（5～6cm）缓缓插入鼻孔，插至10～15cm（咽喉部）时，清醒老年人嘱其做吞咽动作，同时迅速将胃管插入标记长度 (7) 昏迷者插管前将其去枕头向后仰，当胃管插入15cm时，将头部托起，下颌靠近胸骨柄，缓缓插至标记长度 (8) 如插入不畅，则检查胃管是否盘在口中 (9) 插管过程中若出现恶心、呕吐，可暂停插入，嘱患者深呼吸；出现呛咳、发绀、呼吸困难，表示误入气管，应立即拔出，休息片刻后重新插入 (10) 确认胃管入胃内，方法有三种 　1) 注射器连接胃管回抽 　2) 听诊器置胃部，用注射器向胃内注入10～30ml空气 　3) 将胃管末端放入水中 (11) 确认胃管在胃内，用胶布固定胃管于鼻翼及同侧颊部	(1) 测量方法：成人前额发际至剑突距离或鼻尖经耳垂至剑突的距离，45～55cm (2) 头向后仰可避免胃管误入气管 (3) 下颌靠近胸骨柄，可增加咽喉壁的弧度，提高插管成功率 (4) 判断胃管在胃内的方法：①有胃液抽出；②将听诊器放剑突下，能听到气过水声；③无持续多量气泡逸出

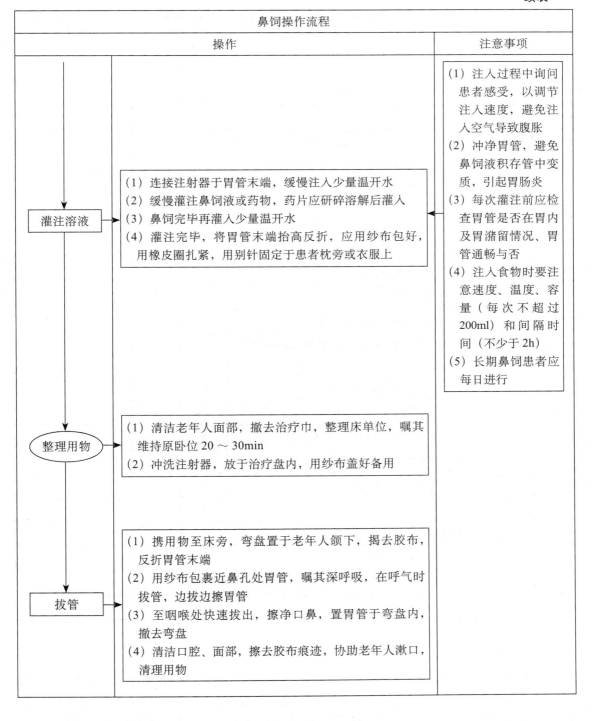

鼻饲操作流程	
操作	注意事项
灌注溶液 （1）连接注射器于胃管末端，缓慢注入少量温开水 （2）缓慢灌注鼻饲液或药物，药片应研碎溶解后灌入 （3）鼻饲完毕再灌入少量温开水 （4）灌注完毕，将胃管末端抬高反折，应用纱布包好，用橡皮圈扎紧，用别针固定于患者枕旁或衣服上	（1）注入过程中询问患者感受，以调节注入速度，避免注入空气导致腹胀 （2）冲净胃管，避免鼻饲液积存管中变质，引起胃肠炎 （3）每次灌注前应检查胃管是否在胃内及胃潴留情况、胃管通畅与否 （4）注入食物时要注意速度、温度、容量（每次不超过200ml）和间隔时间（不少于2h） （5）长期鼻饲患者应每日进行
整理用物 （1）清洁老年人面部，撤去治疗巾，整理床单位，嘱其维持原卧位 20～30min （2）冲洗注射器，放于治疗盘内，用纱布盖好备用	
拔管 （1）携用物至床旁，弯盘置于老年人颌下，揭去胶布，反折胃管末端 （2）用纱布包裹近鼻孔处胃管，嘱其深呼吸，在呼气时拔管，边拔边擦胃管 （3）至咽喉处快速拔出，擦净口鼻，置胃管于弯盘内，撤去弯盘 （4）清洁口腔、面部，擦去胶布痕迹，协助老年人漱口，清理用物	

3. 鼻饲操作考核评分标准

序号	检查项目	标准	标准分值	得分	备注（要点及扣分说明）
1	准备（10分）	着装符合要求	2		
2		剪指甲、洗手、戴口罩	3		
3		物品准备齐全	5		
4	解释评估（15分）	了解老年人身体状况、既往有无插管经历及心理状态	5		
5		与老年人沟通时语言规范、态度和蔼，倾听老年人的需求和观察反应	5		
6		评估老年人鼻腔状况	5		
7	操作（60分）	润滑胃管、测量长度准确	10		
8		插管方法正确，动作轻柔	5		
9		判断误入气管方法正确	5		
10		判断胃管在胃内方法正确	5		
11		鼻饲液温度（38～40℃）和量（200ml以内）适宜	10		
12		注入鼻饲液速度适中	10		
13		固定胃管合理，冲洗干净	10		
14		拔管方法正确，用过的物品放好	5		
15	整理（10分）	妥善清理用物，洗手	3		
16		协助老年人恢复舒适体位	4		
17		整理床单位	3		
18	整体印象（5分）	动作轻柔，关爱老年人	2		
19		操作熟练、规范	2		
20		沟通有效，老年人无不适主诉	1		
总分			100		

十、吸氧

1. 用物准备　准备氧气筒及氧气装置（如为中心供氧则只备流量表及湿化瓶）、治疗盘、鼻导管、胶布、无菌棉签、纱布块、治疗碗（内盛凉开水）、蒸馏水、用氧记录单、笔，根据老年人病情及医嘱可备鼻塞、头罩、面罩、污物桶、洗手液、洗手毛巾、扳手。

2. 吸氧技术操作流程图

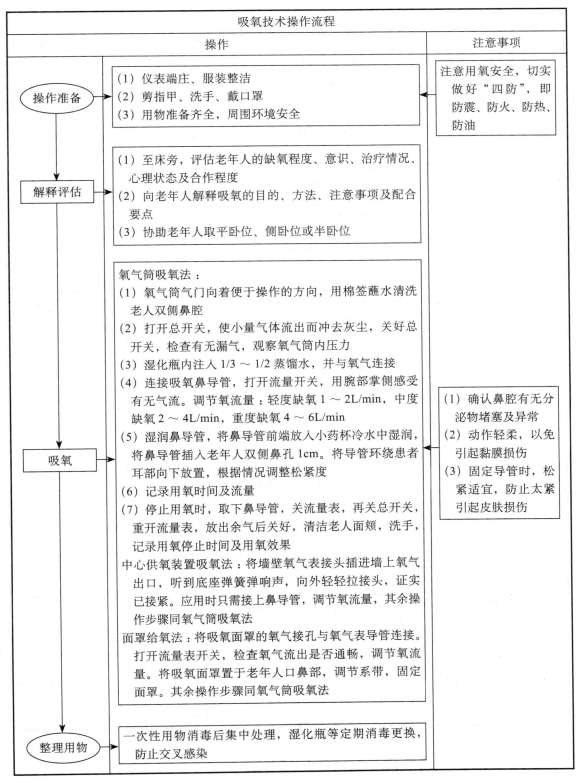

吸氧技术操作流程	
操作	注意事项
操作准备 (1) 仪表端庄、服装整洁 (2) 剪指甲、洗手、戴口罩 (3) 用物准备齐全，周围环境安全	注意用氧安全，切实做好"四防"，即防震、防火、防热、防油
解释评估 (1) 至床旁，评估老年人的缺氧程度、意识、治疗情况、心理状态及合作程度 (2) 向老年人解释吸氧的目的、方法、注意事项及配合要点 (3) 协助老年人取平卧位、侧卧位或半卧位	
吸氧 氧气筒吸氧法： (1) 氧气筒气门向着便于操作的方向，用棉签蘸水清洗老人双侧鼻腔 (2) 打开总开关，使小量气体流出而冲去灰尘，关好总开关，检查有无漏气，观察氧气筒内压力 (3) 湿化瓶内注入 1/3 ~ 1/2 蒸馏水，并与氧气连接 (4) 连接吸氧鼻导管，打开流量开关，用腕部掌侧感受有无气流。调节氧流量：轻度缺氧 1 ~ 2L/min，中度缺氧 2 ~ 4L/min，重度缺氧 4 ~ 6L/min (5) 湿润鼻导管，将鼻导管前端放入小药杯冷水中湿润，将鼻导管插入老年人双侧鼻孔 1cm。将导管环绕患者耳部向下放置，根据情况调整松紧度 (6) 记录用氧时间及流量 (7) 停止用氧时，取下鼻导管，关流量表，再关总开关，重开流量表，放出余气后关好，清洁老人面颊，洗手，记录用氧停止时间及用氧效果 中心供氧装置吸氧法：将墙壁氧气表接头插进墙上氧气出口，听到底座弹簧弹响声，向外轻轻拉接头，证实已接紧。应用时只需接上鼻导管，调节氧流量，其余操作步骤同氧气筒吸氧法 面罩给氧法：将吸氧面罩的氧气接孔与氧气表导管连接。打开流量表开关，检查氧气流出是否通畅，调节氧流量。将吸氧面罩置于老年人口鼻部，调节系带，固定面罩。其余操作步骤同氧气筒吸氧法	(1) 确认鼻腔有无分泌物堵塞及异常 (2) 动作轻柔，以免引起黏膜损伤 (3) 固定导管时，松紧适宜，防止太紧引起皮肤损伤
整理用物 一次性用物消毒后集中处理，湿化瓶等定期消毒更换，防止交叉感染	

3.吸氧操作考核评分标准

序号	检查项目	标 准	标准分值	得分	备注（要点及扣分说明）
1	准备（10分）	着装符合要求，剪指甲、洗手、戴口罩	3		
2		物品准备齐全	3		
3		环境整洁、温度适宜，周围安全	4		
4	解释评估（10分）	评估老年人缺氧情况，选择正确的吸氧方法	5		
5		与老年人沟通时语言规范，态度和蔼	2		
6		老年人体位舒适	3		
7	操作（70分）	核对老年人床号、姓名	5		
8		湿润鼻腔，检查鼻腔情况	5		
9		打开总开关，使小量气体流出，冲去灰尘，关好总开关	5		
10		将氧气表接于氧气筒，用扳手旋紧，再次打开开关，检查有无漏气	5		
11		向湿化瓶内注入 1/3 ～ 1/2 蒸馏水，并与氧气连接	10		
12		连接吸氧鼻导管，打开流量开关，用腕部掌侧感受有无气流，调节氧流量	10		
13		将鼻导管插入老年人双侧鼻孔 1cm，导管环绕患者耳部向下放置，根据情况调整松紧度	10		
14		记录用氧时间及流量，评估用氧效果	10		
15		停止用氧时，取下鼻导管，关流量表，再关总开关，重开流量表，放出余气后关好	5		
16		清洁老年人面颊，洗手，记录用氧停止时间及用氧效果	5		
17	整理（5分）	一次性用物消毒后集中处理，湿化瓶等定期消毒更换，防止交叉感染	5		
18	整体印象（5分）	动作轻柔	2		
19		床单位整洁	1		
20		老年人清洁、舒适，无不适主诉	2		
总分			100		

十一、吸痰

1. **用物准备**　准备中心负压装置或负压吸引器及插线板、无菌治疗盘（内备一次性吸痰管、治疗碗、生理盐水、弯盘、无菌纱布），必要时备压舌板、开口器、舌钳。

2. **吸痰技术操作流程图**

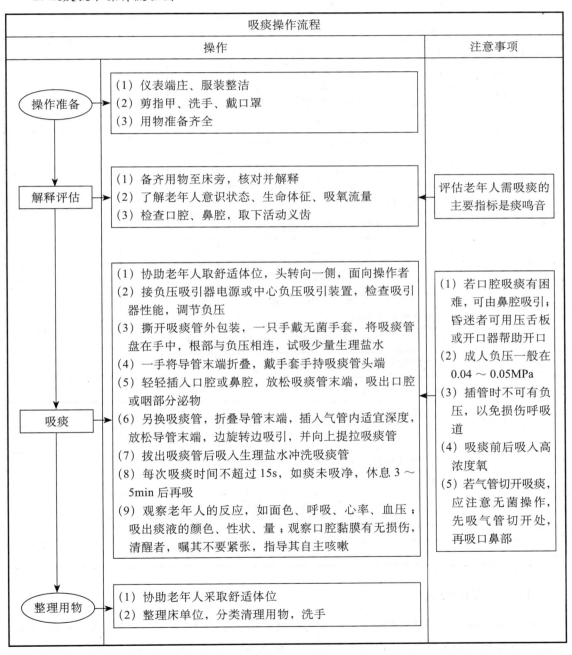

吸痰操作流程	
操作	注意事项
操作准备 （1）仪表端庄、服装整洁 （2）剪指甲、洗手、戴口罩 （3）用物准备齐全	
解释评估 （1）备齐用物至床旁，核对并解释 （2）了解老年人意识状态、生命体征、吸氧流量 （3）检查口腔、鼻腔，取下活动义齿	评估老年人需吸痰的主要指标是痰鸣音
吸痰 （1）协助老年人取舒适体位，头转向一侧，面向操作者 （2）接负压吸引器电源或中心负压吸引装置，检查吸引器性能，调节负压 （3）撕开吸痰管外包装，一只手戴无菌手套，将吸痰管盘在手中，根部与负压相连，试吸少量生理盐水 （4）一手将导管末端折叠，戴手套手持吸痰管头端 （5）轻轻插入口腔或鼻腔，放松吸痰管末端，吸出口腔或咽部分泌物 （6）另换吸痰管，折叠导管末端，插入气管内适宜深度，放松导管末端，边旋转边吸引，并向上提拉吸痰管 （7）拔出吸痰管后吸入生理盐水冲洗吸痰管 （8）每次吸痰时间不超过15s，如痰未吸净，休息3～5min后再吸 （9）观察老年人的反应，如面色、呼吸、心率、血压；吸出痰液的颜色、性状、量；观察口腔黏膜有无损伤，清醒者，嘱其不要紧张，指导其自主咳嗽	（1）若口腔吸痰有困难，可由鼻腔吸引；昏迷者可用压舌板或开口器帮助开口 （2）成人负压一般在0.04～0.05MPa （3）插管时不可有负压，以免损伤呼吸道 （4）吸痰前后吸入高浓度氧 （5）若气管切开吸痰，应注意无菌操作，先吸气管切开处，再吸口鼻部
整理用物 （1）协助老年人采取舒适体位 （2）整理床单位，分类清理用物，洗手	

3.吸痰操作考核评分标准

序号	检查项目	标准	标准分值	得分	备注（要点及扣分说明）
1	准备（10分）	着装符合要求	2		
2		剪指甲、洗手、戴口罩	3		
3		物品准备齐全	5		
4	解释评估（15分）	了解老年人意识状态、生命体征	5		
5		与清醒老年人解释，取得配合	5		
6		评估老年人呼吸道分泌物的量、黏稠度、部位	5		
7	操作（60分）	正确打开吸引器开关，检查吸引器性能是否良好	5		
8		取正确卧位，昏迷者可用压舌板或开口器帮助开口	5		
9		正确连接吸痰管，检查是否通畅	5		
10		插管方法正确，动作轻柔	10		
11		正确吸出口腔及咽部分泌物	10		
12		更换吸痰管，正确手法吸出气管内痰液，操作时间不超过15s	10		
13		吸完后用生理盐水冲洗吸痰管	10		
14		关闭吸引器，吸引管放于正确位置	5		
15	整理（10分）	观察老年人反应，协助恢复舒适体位	3		
16		妥善清理用物，洗手	4		
17		整理床单位	3		
18	整体印象（5分）	痰液吸出及时，气道通畅，呼吸道黏膜未损伤	2		
19		操作熟练、规范，手法正确，程序规范	2		
20		沟通有效，老年人无不适主诉	1		
总分			100		

十二、雾化吸入

1.用物准备　准备雾化吸入器、不加湿化液的氧气装置1套（或超声波雾化吸入器1套，或压缩雾化吸入器装置）、水温计、弯盘、冷蒸馏水、生理盐水、药液、纱布。

2. 雾化吸入技术操作流程图

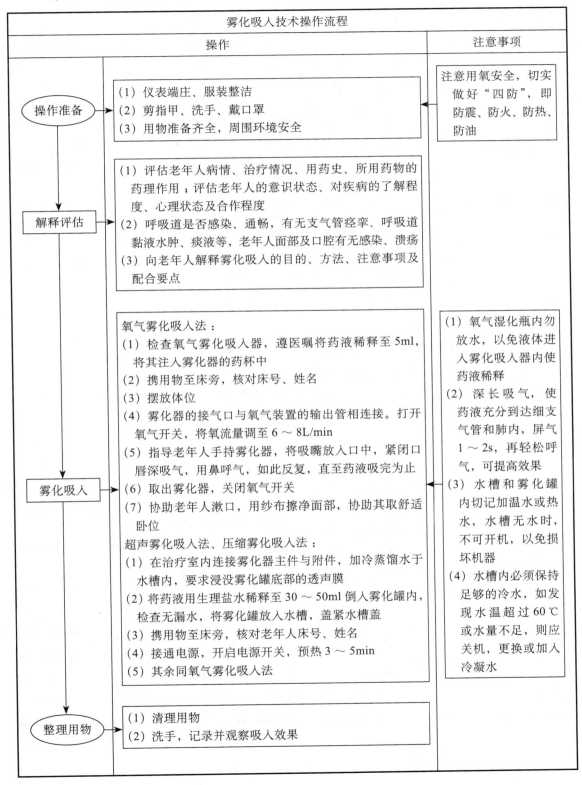

雾化吸入技术操作流程	
操作	注意事项

操作准备
(1) 仪表端庄、服装整洁
(2) 剪指甲、洗手、戴口罩
(3) 用物准备齐全，周围环境安全

注意用氧安全，切实做好"四防"，即防震、防火、防热、防油

解释评估
(1) 评估老年人病情、治疗情况、用药史、所用药物的药理作用；评估老年人的意识状态、对疾病的了解程度、心理状态及合作程度
(2) 呼吸道是否感染、通畅，有无支气管痉挛、呼吸道黏液水肿、痰液等，老年人面部及口腔有无感染、溃疡
(3) 向老年人解释雾化吸入的目的、方法、注意事项及配合要点

雾化吸入
氧气雾化吸入法：
(1) 检查氧气雾化吸入器，遵医嘱将药液稀释至 5ml，将其注入雾化器的药杯中
(2) 携用物至床旁，核对床号、姓名
(3) 摆放体位
(4) 雾化器的接气口与氧气装置的输出管相连接。打开氧气开关，将氧流量调至 6～8L/min
(5) 指导老年人手持雾化器，将吸嘴放入口中，紧闭口唇深吸气，用鼻呼气，如此反复，直至药液吸完为止
(6) 取出雾化器，关闭氧气开关
(7) 协助老年人漱口，用纱布擦净面部，协助其取舒适卧位
超声雾化吸入法、压缩雾化吸入法：
(1) 在治疗室内连接雾化器主件与附件，加冷蒸馏水于水槽内，要求浸没雾化罐底部的透声膜
(2) 将药液用生理盐水稀释至 30～50ml 倒入雾化罐内，检查无漏水，将雾化罐放入水槽，盖紧水槽盖
(3) 携用物至床旁，核对老年人床号、姓名
(4) 接通电源，开启电源开关，预热 3～5min
(5) 其余同氧气雾化吸入法

(1) 氧气湿化瓶内勿放水，以免液体进入雾化吸入器内使药液稀释
(2) 深长吸气，使药液充分到达细支气管和肺内，屏气 1～2s，再轻松呼气，可提高效果
(3) 水槽和雾化罐内切记加温水或热水，水槽无水时，不可开机，以免损坏机器
(4) 水槽内必须保持足够的冷水，如发现水温超过 60℃或水量不足，则应关机，更换或加入冷凝水

整理用物
(1) 清理用物
(2) 洗手，记录并观察吸入效果

3. 雾化吸入操作考核评分标准

序号	检查项目	标　准	标准分值	得分	备注（要点及扣分说明）
1	准备（10分）	着装符合要求，剪指甲、洗手、戴口罩	3		
2		物品准备齐全	3		
3		环境整洁、温度适宜，周围安全	4		
4	解释评估（10分）	评估老年人病情、用药史、意识状态	5		
5		与老年人沟通时语言规范、态度和蔼	2		
6		向老年人解释操作目的、注意事项与合作内容	3		
7	操作（65分）	连接雾化吸入装置，氧气吸入不需要湿化液；超声雾化器的水槽要加蒸馏水，浸没底部透声膜	10		
8		遵医嘱配制药液，氧气吸入法需稀释药液至5ml；超声雾化吸入法需稀释药液至30～50ml，检查无漏水后放入水槽内，盖紧水槽盖	5		
9		核对老年人姓名、床号	5		
10		协助老年人摆放合适的体位	5		
11		雾化器的接气口与氧气装置的输出管相连接，打开氧气开关，将氧流量调至6～8L/min；超声雾化吸入时需要接通电源，开启电源开关，预热3～5min	10		
12		指导老年人手持雾化器，将吸嘴放入口中，紧闭口唇深吸气，用鼻呼气，如此反复，直至药液吸完为止	10		
13		取出雾化器，关掉氧气开关或电源	10		
14		协助老年人漱口，用纱布擦净面部，协助其取舒适卧位	10		
15	整理（10分）	整理用物	5		
16		洗手，观察、记录吸入效果	5		
17	整体印象（5分）	动作轻柔	2		
18		床单位整洁	1		
19		老年人清洁、舒适，无不适主诉	2		
总分			100		

十三、冷敷

1. 用物准备　准备冰袋、布套、毛巾、脸盆。
2. 冷敷技术操作流程图

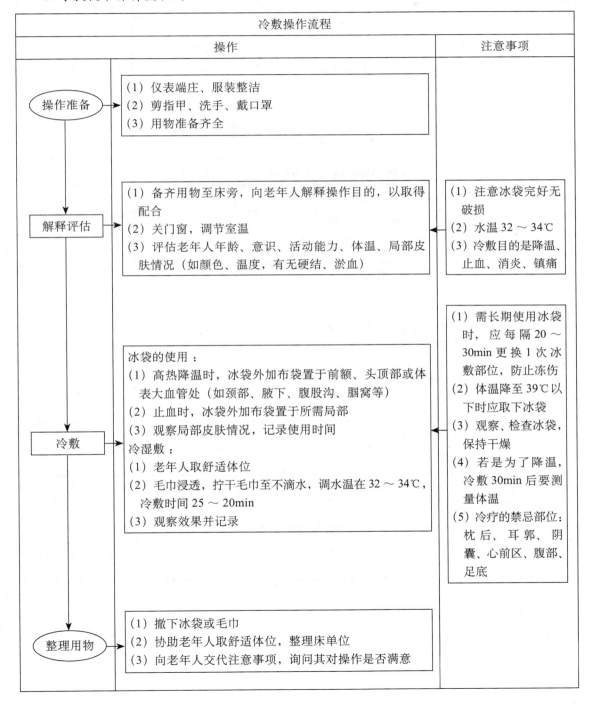

冷敷操作流程		
操作		注意事项
操作准备	(1) 仪表端庄、服装整洁 (2) 剪指甲、洗手、戴口罩 (3) 用物准备齐全	
解释评估	(1) 备齐用物至床旁，向老年人解释操作目的，以取得配合 (2) 关门窗，调节室温 (3) 评估老年人年龄、意识、活动能力、体温、局部皮肤情况（如颜色、温度，有无硬结、淤血）	(1) 注意冰袋完好无破损 (2) 水温 32 ～ 34℃ (3) 冷敷目的是降温、止血、消炎、镇痛
冷敷	冰袋的使用： (1) 高热降温时，冰袋外加布袋置于前额、头顶部或体表大血管处（如颈部、腋下、腹股沟、腘窝等） (2) 止血时，冰袋外加布袋置于所需局部 (3) 观察局部皮肤情况，记录使用时间 冷湿敷： (1) 老年人取舒适体位 (2) 毛巾浸透，拧干毛巾至不滴水，调水温在 32 ～ 34℃，冷敷时间 25 ～ 20min (3) 观察效果并记录	(1) 需长期使用冰袋时，应每隔 20 ～ 30min 更换 1 次冰敷部位，防止冻伤 (2) 体温降至 39℃ 以下时应取下冰袋 (3) 观察、检查冰袋，保持干燥 (4) 若是为了降温，冷敷 30min 后要测量体温 (5) 冷疗的禁忌部位：枕后、耳郭、阴囊、心前区、腹部、足底
整理用物	(1) 撤下冰袋或毛巾 (2) 协助老年人取舒适体位，整理床单位 (3) 向老年人交代注意事项，询问其对操作是否满意	

3. 冷敷操作考核评分标准

序号	检查项目	标　准	标准分值	得分	备注（要点及扣分说明）
1	准备（10分）	着装符合要求，剪指甲、洗手、戴口罩	3		
2		物品准备齐全	3		
3		环境整洁、温度适宜	4		
4	解释评估（10分）	了解老年人年龄、意识、活动能力、体温、局部皮肤情况（如颜色、温度，有无硬结、淤血）	4		
5		认真倾听老年人的需求和观察反应	3		
6		与老年人沟通时语言规范、态度和蔼	3		
7	操作（65分）	冰袋放置部位得当	10		
8		冰袋放置时间合适	5		
9		老年人体位舒适	10		
10		水温适宜（一般为 32～34℃）	5		
11		观察局部皮肤及患者反应	10		
12		注意观察老年人病情变化	10		
13		清楚冷敷的目的、作用、方法	10		
14		定时更换冷敷的部位	5		
15	整理（10分）	妥善清理用物，洗手	3		
16		协助老年人恢复舒适体位	4		
17		整理床单位	3		
18	整体印象（5分）	冰袋加布套、毛巾湿度得当	2		
19		床单位整洁	1		
20		老年人舒适，无不适主诉	2		
总分			100		

十四、热敷

1. 用物准备　准备热水袋、布套。

2. 热敷技术操作流程图

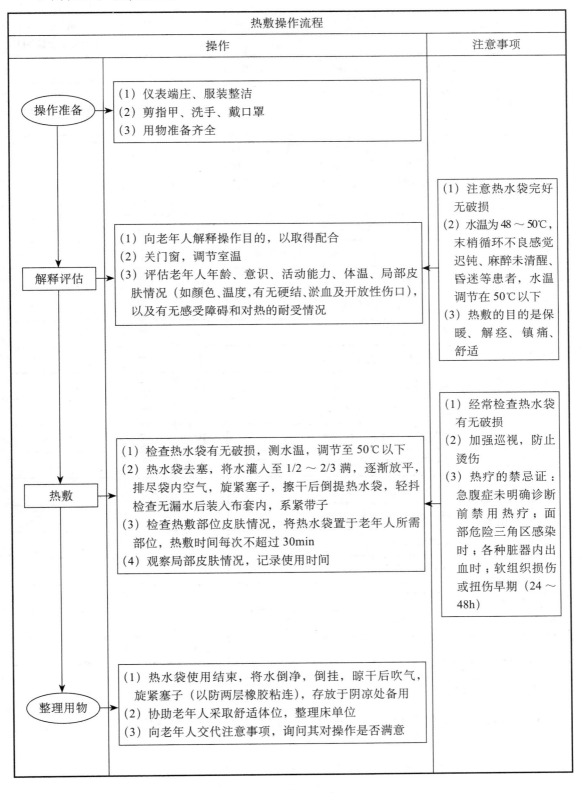

热敷操作流程		
操作		注意事项

操作准备
(1) 仪表端庄、服装整洁
(2) 剪指甲、洗手、戴口罩
(3) 用物准备齐全

解释评估
(1) 向老年人解释操作目的，以取得配合
(2) 关门窗，调节室温
(3) 评估老年人年龄、意识、活动能力、体温、局部皮肤情况（如颜色、温度,有无硬结、淤血及开放性伤口），以及有无感受障碍和对热的耐受情况

(1) 注意热水袋完好无破损
(2) 水温为 48～50℃，末梢循环不良感觉迟钝、麻醉未清醒、昏迷等患者，水温调节在 50℃ 以下
(3) 热敷的目的是保暖、解痉、镇痛、舒适

热敷
(1) 检查热水袋有无破损，测水温，调节至 50℃ 以下
(2) 热水袋去塞，将水灌入至 1/2～2/3 满，逐渐放平，排尽袋内空气，旋紧塞子，擦干后倒提热水袋，轻抖检查无漏水后装入布套内，系紧带子
(3) 检查热敷部位皮肤情况，将热水袋置于老年人所需部位，热敷时间每次不超过 30min
(4) 观察局部皮肤情况，记录使用时间

(1) 经常检查热水袋有无破损
(2) 加强巡视，防止烫伤
(3) 热疗的禁忌证：急腹症未明确诊断前禁用热疗；面部危险三角区感染时；各种脏器内出血时；软组织损伤或扭伤早期（24～48h）

整理用物
(1) 热水袋使用结束，将水倒净，倒挂，晾干后吹气，旋紧塞子（以防两层橡胶粘连），存放于阴凉处备用
(2) 协助老年人采取舒适体位，整理床单位
(3) 向老年人交代注意事项，询问其对操作是否满意

3. 热敷操作考核评分标准

序号	检查项目	标准	标准分值	得分	备注（要点及扣分说明）
1	准备（10分）	着装符合要求，剪指甲、洗手、戴口罩	3		
2		物品准备齐全	3		
3		环境整洁、温度适宜	4		
4	解释评估（10分）	了解老年人年龄、意识、活动能力、体温、局部皮肤情况（如颜色、温度，有无硬结、淤血及开放性伤口），以及有无感受障碍和对热的耐受情况	4		
5		认真倾听老年人的需求和观察反应	3		
6		与老年人沟通时语言规范、态度和蔼	3		
7	操作（65分）	热水袋放置部位得当	10		
8		热水袋放置时间合适	5		
9		老年人体位舒适	10		
10		水温适宜（一般48～50℃）	5		
11		观察局部皮肤及患者反应	10		
12		注意观察老年人病情变化	10		
13		清楚热敷的目的、作用、方法	10		
14		定时更换热敷的部位	5		
15	整理（10分）	妥善清理用物，洗手	3		
16		协助老年人恢复舒适体位	4		
17		整理床单位	3		
18	整体印象（5分）	热水袋加布套	2		
19		床单位整洁	1		
20		老年人舒适，无不适主诉	2		
总分			100		

十五、更换体位

1. 用物准备　准备翻身枕或 R 形枕 1 个、软枕 2 个，必要时备足圈。

2. 更换体位技术操作流程图

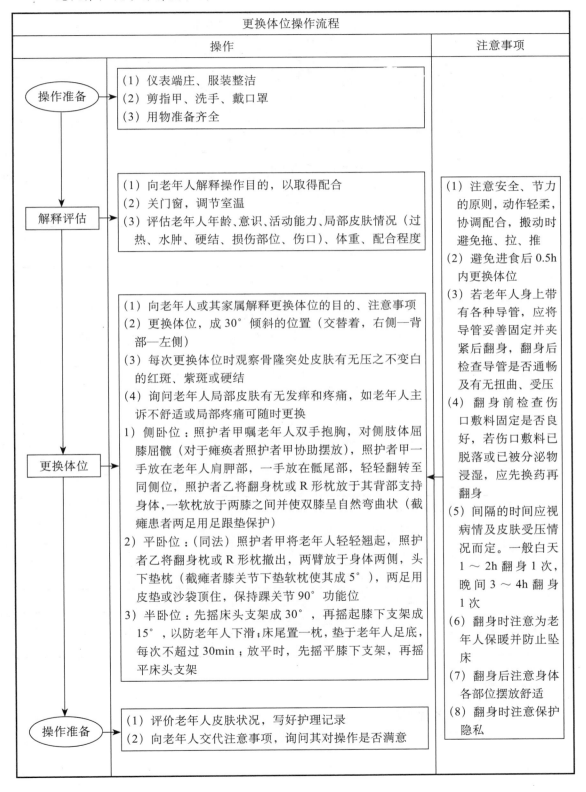

更换体位操作流程		
操作		注意事项
操作准备	(1) 仪表端庄、服装整洁 (2) 剪指甲、洗手、戴口罩 (3) 用物准备齐全	
解释评估	(1) 向老年人解释操作目的，以取得配合 (2) 关门窗，调节室温 (3) 评估老年人年龄、意识、活动能力、局部皮肤情况（过热、水肿、硬结、损伤部位、伤口）、体重、配合程度	(1) 注意安全、节力的原则，动作轻柔，协调配合，搬动时避免拖、拉、推 (2) 避免进食后 0.5h 内更换体位 (3) 若老年人身上带有各种导管，应将导管妥善固定并夹紧后翻身，翻身后检查导管是否通畅及有无扭曲、受压 (4) 翻身前检查伤口敷料固定是否良好，若伤口敷料已脱落或已被分泌物浸湿，应先换药再翻身 (5) 间隔的时间应视病情及皮肤受压情况而定。一般白天 1 ～ 2h 翻身 1 次，晚间 3 ～ 4h 翻身 1 次 (6) 翻身时注意为老年人保暖并防止坠床 (7) 翻身后注意身体各部位摆放舒适 (8) 翻身时注意保护隐私
更换体位	(1) 向老年人或其家属解释更换体位的目的、注意事项 (2) 更换体位，成 30° 倾斜的位置（交替着，右侧—背部—左侧） (3) 每次更换体位时观察骨隆突处皮肤有无压之不变白的红斑、紫斑或硬结 (4) 询问老年人局部皮肤有无发痒和疼痛，如老年人主诉不舒适或局部疼痛可随时更换 1）侧卧位：照护者甲嘱老年人双手抱胸，对侧肢体屈膝屈髋（对于瘫痪者照护者甲协助摆放），照护者甲一手放在老年人肩胛部，一手放在骶尾部，轻轻翻转至同侧位，照护者乙将翻身枕或 R 形枕放于其背部支持身体，一软枕放于两膝之间并使双膝呈自然弯曲状（截瘫患者两足用足跟垫保护） 2）平卧位：（同法）照护者甲将老年人轻轻翘起，照护者乙将翻身枕或 R 形枕撤出，两臂放于身体两侧，头下垫枕（截瘫者膝关节下垫软枕使其成 5°），两足用皮垫或沙袋顶住，保持踝关节 90° 功能位 3）半卧位：先摇床头支架成 30°，再摇起膝下支架成 15°，以防老年人下滑；床尾置一枕，垫于老年人足底，每次不超过 30min；放平时，先摇平膝下支架，再摇平床头支架	
操作准备	(1) 评价老年人皮肤状况，写好护理记录 (2) 向老年人交代注意事项，询问其对操作是否满意	

3.更换体位操作考核评分标准

序号	检查项目	标准	标准分值	得分	备注（要点及扣分说明）
1	准备（10分）	着装符合要求，剪指甲、洗手、戴口罩	3		
2		物品准备齐全	3		
3		环境整洁、温度适宜	4		
4	解释评估（10分）	了解老年人年龄、意识、活动能力、局部皮肤情况（过热、水肿、硬结、损伤部位、伤口）、体重、配合程度	4		
5		认真倾听老年人的需求和观察反应	3		
6		与老年人沟通时语言规范、态度和蔼	3		
7	操作（65分）	更换体位，成30°倾斜的位置（交替着，右侧—背部—左侧）	5		
8		每次更换体位时观察骨隆突处皮肤有无压之不变白的红斑、紫斑、硬结	10		
9		询问老年人局部皮肤有无发痒和疼痛，如老年人主诉不舒适或局部疼痛可随时更换	10		
10		动作轻柔，无拖、拉、拽情况出现	5		
11		所有肢体放置为功能位	10		
12		注意观察老年人病情变化	10		
13		清楚侧卧位、平卧位、半卧位的操作方法和角度	10		
14		2h更换体位1次	5		
15	整理（10分）	妥善清理用物，洗手	3		
16		协助老年人恢复舒适体位	4		
17		整理床单位	3		
18	整体印象（5分）	操作轻柔，体位舒适安全，记录及时	2		
19		床单位整洁	1		
20		老年人无不适主诉，对操作满意	2		
总分			100		

十六、翻身

1.用物准备　准备枕头数个。

2. 翻身技术操作流程图

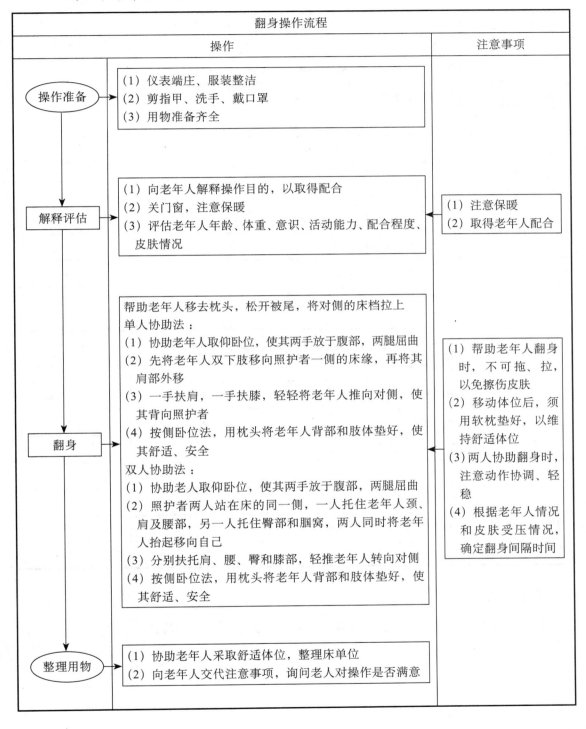

翻身操作流程		
操作		注意事项
操作准备	(1) 仪表端庄、服装整洁 (2) 剪指甲、洗手、戴口罩 (3) 用物准备齐全	
解释评估	(1) 向老年人解释操作目的，以取得配合 (2) 关门窗，注意保暖 (3) 评估老年人年龄、体重、意识、活动能力、配合程度、皮肤情况	(1) 注意保暖 (2) 取得老年人配合
翻身	帮助老年人移去枕头，松开被尾，将对侧的床档拉上 单人协助法： (1) 协助老年人取仰卧位，使其两手放于腹部，两腿屈曲 (2) 先将老年人双下肢移向照护者一侧的床缘，再将其肩部外移 (3) 一手扶肩，一手扶膝，轻轻将老年人推向对侧，使其背向照护者 (4) 按侧卧位法，用枕头将老年人背部和肢体垫好，使其舒适、安全 双人协助法： (1) 协助老人取仰卧位，使其两手放于腹部，两腿屈曲 (2) 照护者两人站在床的同一侧，一人托住老年人颈、肩及腰部，另一人托住臀部和腘窝，两人同时将老年人抬起移向自己 (3) 分别扶托肩、腰、臀和膝部，轻推老年人转向对侧 (4) 按侧卧位法，用枕头将老年人背部和肢体垫好，使其舒适、安全	(1) 帮助老年人翻身时，不可拖、拉，以免擦伤皮肤 (2) 移动体位后，须用软枕垫好，以维持舒适体位 (3) 两人协助翻身时，注意动作协调、轻稳 (4) 根据老年人情况和皮肤受压情况，确定翻身间隔时间
整理用物	(1) 协助老年人采取舒适体位，整理床单位 (2) 向老年人交代注意事项，询问老人对操作是否满意	

3. 翻身操作考核评分标准

序号	检查项目	标　准	标准分值	得分	备注（要点及扣分说明）
1	准备（10分）	着装符合要求，剪指甲、洗手、戴口罩	3		
2		物品准备齐全	3		
3		环境整洁、温度适宜	4		
4	解释评估（15分）	评估老年人年龄、体重、意识、活动能力、配合程度、皮肤情况	5		
5		认真倾听老年人的需求和观察反应	5		
6		与老年人沟通时语言规范、态度和蔼	5		
7	操作（60分）	移开桌椅等障碍物	10		
8		翻身时注意老年人安全和身体保暖	5		
9		根据皮肤受压情况，确定翻身间隔时间，做好交班	10		
10		翻身方法正确	15		
11		翻身时动作协调、轻稳	10		
12		翻身时不可拖、拉，以免擦伤皮肤	10		
13	整理（10分）	妥善清理用物，洗手	3		
14		协助老年人取舒适体位	4		
15		整理床单位及物品	3		
16	整体印象（5分）	翻身方法正确、安全、节力	3		
17		老年人舒适，无不适主诉	2		
总分			100		

十七、叩背

1. **用物准备**　准备听诊器、洗手液、温开水、面巾纸、垃圾筒。

2. 叩背技术操作流程图

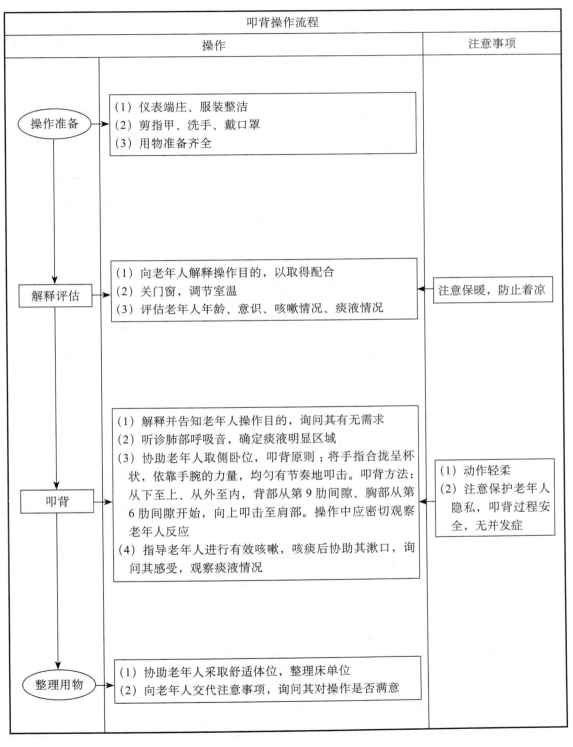

叩背操作流程

操作	注意事项

操作准备
(1) 仪表端庄、服装整洁
(2) 剪指甲、洗手、戴口罩
(3) 用物准备齐全

解释评估
(1) 向老年人解释操作目的, 以取得配合
(2) 关门窗, 调节室温
(3) 评估老年人年龄、意识、咳嗽情况、痰液情况

注意保暖, 防止着凉

叩背
(1) 解释并告知老年人操作目的, 询问其有无需求
(2) 听诊肺部呼吸音, 确定痰液明显区域
(3) 协助老年人取侧卧位, 叩背原则: 将手指合拢呈杯状, 依靠手腕的力量, 均匀有节奏地叩击。叩背方法: 从下至上、从外至内, 背部从第 9 肋间隙、胸部从第 6 肋间隙开始, 向上叩击至肩部。操作中应密切观察老年人反应
(4) 指导老年人进行有效咳嗽, 咳痰后协助其漱口, 询问其感受, 观察痰液情况

(1) 动作轻柔
(2) 注意保护老年人隐私, 叩背过程安全, 无并发症

整理用物
(1) 协助老年人采取舒适体位, 整理床单位
(2) 向老年人交代注意事项, 询问其对操作是否满意

3. 叩背操作考核评分标准

序号	检查项目	标 准	标准分值	得分	备注（要点及扣分说明）
1	准备（10分）	着装符合要求，剪指甲、洗手、戴口罩	3		
2		物品准备齐全	3		
3		环境整洁、温度适宜	4		
4	解释评估（10分）	评估老年人年龄、意识、咳嗽情况、痰液情况	4		
5		认真倾听老年人的需求和观察反应	3		
6		与老年人沟通时语言规范、态度和蔼	3		
7	操作（65分）	解释并告知老年人操作目的，询问其有无需求	10		
8		听诊肺部呼吸音，确定痰液明显区域	5		
9		老年人体位舒适	10		
10		遵从叩背原则：将手指合拢呈杯状，依靠手腕的力量，均匀有节奏地叩击	5		
11		叩背方法正确：从下至上、从外至内，背部从第9肋间隙、胸部从第6肋间隙开始，向上叩击至肩部	10		
12		指导老年人进行有效咳嗽，咳痰后协助其漱口	10		
13		询问老年人的感受，观察痰液情况	10		
14		准确记录	5		
15	整理（10分）	妥善清理用物，洗手	3		
16		协助老年人恢复舒适体位	4		
17		整理床单位	3		
18	整体印象（5分）	动作轻柔，技术熟练，注意保护老年人隐私，护理过程安全，无并发症	3		
19		床单位整洁	1		
20		老年人舒适，无不适主诉	1		
总分			100		

十八、辅助运动

（一）放松训练

1. 准备

（1）环境准备：周围环境安静、安全、舒适。

（2）老年人准备：穿合适大小的衣服，松紧适宜，排空大小便。

2. 放松训练操作流程图

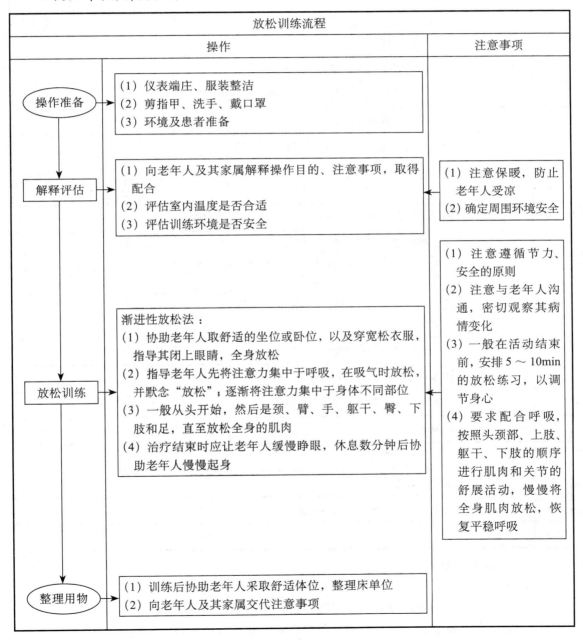

放松训练流程	
操作	注意事项
操作准备 （1）仪表端庄、服装整洁 （2）剪指甲、洗手、戴口罩 （3）环境及患者准备	
解释评估 （1）向老年人及其家属解释操作目的、注意事项，取得配合 （2）评估室内温度是否合适 （3）评估训练环境是否安全	（1）注意保暖，防止老年人受凉 （2）确定周围环境安全
放松训练 渐进性放松法： （1）协助老年人取舒适的坐位或卧位，以及穿宽松衣服，指导其闭上眼睛，全身放松 （2）指导老年人先将注意力集中于呼吸，在吸气时放松，并默念"放松"；逐渐将注意力集中于身体不同部位 （3）一般从头开始，然后是颈、臂、手、躯干、臀、下肢和足，直至放松全身的肌肉 （4）治疗结束时应让老年人缓慢睁眼，休息数分钟后协助老年人慢慢起身	（1）注意遵循节力、安全的原则 （2）注意与老年人沟通，密切观察其病情变化 （3）一般在活动结束前，安排 5～10min 的放松练习，以调节身心 （4）要求配合呼吸，按照头颈部、上肢、躯干、下肢的顺序进行肌肉和关节的舒展活动，慢慢将全身肌肉放松，恢复平稳呼吸
整理用物 （1）训练后协助老年人采取舒适体位，整理床单位 （2）向老年人及其家属交代注意事项	

3. 放松训练考核评分标准

序号	检查项目	标 准	标准分值	得分	备注（要点及扣分说明）
1	准备（10分）	着装符合要求，剪指甲、洗手、戴口罩	3		
2		环境及老年人准备	3		
3		环境整洁、温度适宜	4		
4	解释评估（10分）	了解老年人病情变化、生活习惯、自理能力及心理状态	4		
5		认真倾听老年人需求和观察反应	3		
6		与老年人沟通时语言规范、态度和蔼	3		
7	操作（65分）	核对姓名、腕带等信息	10		
8		通过操作者解释，老年人了解该项目操作目的，并愿意配合	5		
9		协助老年人着宽松衣服、取舒适体位	10		
10		指导老年人呼吸方法正确	10		
11		放松部位顺序正确，依次为颈、臂、手、躯干、臀、下肢和足，直至放松全身的肌肉	10		
12		放松结束，休息数分钟后协助老年人慢慢起身	10		
13		注意观察老年人病情变化	10		
14	整理（10分）	训练后协助老年人采取舒适体位	3		
15		向老年人及其家属交代注意事项	4		
16		整理床单位	3		
17	整体印象（5分）	动作轻柔、节力	2		
18		床单位整洁	1		
19		老年人清洁、舒适，无不适主诉	2		
总分			100		

（二）头颈部训练

1. 准备

（1）环境准备：周围环境安全、无障碍物，关门窗，调节室温。

（2）老年人准备：穿大小合适的衣服，衣服松紧适宜，排空大小便。

2. 头颈部训练操作流程图

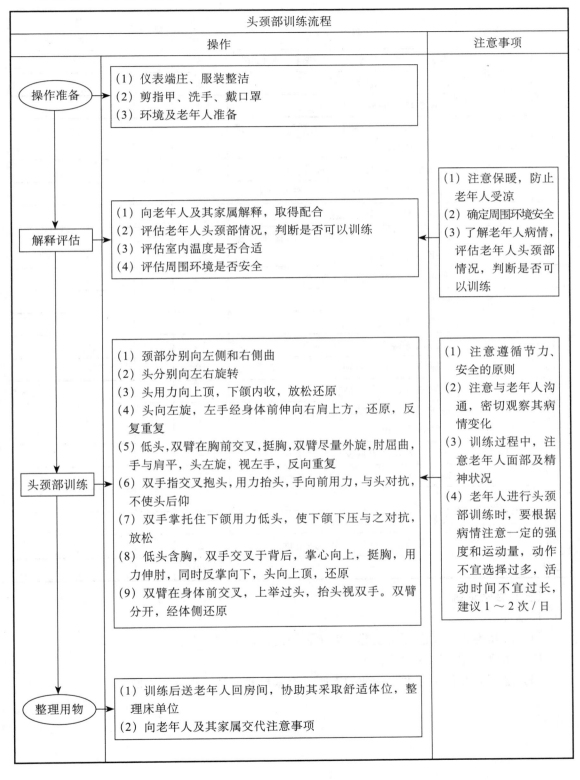

头颈部训练流程	
操作	注意事项

操作准备
(1) 仪表端庄、服装整洁
(2) 剪指甲、洗手、戴口罩
(3) 环境及老年人准备

解释评估
(1) 向老年人及其家属解释，取得配合
(2) 评估老年人头颈部情况，判断是否可以训练
(3) 评估室内温度是否合适
(4) 评估周围环境是否安全

注意事项：
(1) 注意保暖，防止老年人受凉
(2) 确定周围环境安全
(3) 了解老年人病情，评估老年人头颈部情况，判断是否可以训练

头颈部训练
(1) 颈部分别向左侧和右侧曲
(2) 头分别向左右旋转
(3) 头用力向上顶，下颌内收，放松还原
(4) 头向左旋，左手经身体前伸向右肩上方，还原，反复重复
(5) 低头，双臂在胸前交叉，挺胸，双臂尽量外旋，肘屈曲，手与肩平，头左旋，视左手，反向重复
(6) 双手指交叉抱头，用力抬头，手向前用力，与头对抗，不使头后仰
(7) 双手掌托住下颌用力低头，使下颌下压与之对抗，放松
(8) 低头含胸，双手交叉于背后，掌心向上，挺胸，用力伸肘，同时反掌向下，头向上顶，还原
(9) 双臂在身体前交叉，上举过头，抬头视双手。双臂分开，经体侧还原

注意事项：
(1) 注意遵循节力、安全的原则
(2) 注意与老年人沟通，密切观察其病情变化
(3) 训练过程中，注意老年人面部及精神状况
(4) 老年人进行头颈部训练时，要根据病情注意一定的强度和运动量，动作不宜选择过多，活动时间不宜过长，建议 1～2 次 / 日

整理用物
(1) 训练后送老年人回房间，协助其采取舒适体位，整理床单位
(2) 向老年人及其家属交代注意事项

3. 头颈部训练考核评分标准

序号	检查项目	标　　准	标准分值	得分	备注（要点及扣分说明）
1	准备（10分）	着装符合要求，剪指甲、洗手、戴口罩	3		
2		环境及老年人准备	3		
3		环境整洁、温度适宜	4		
4	解释评估（10分）	了解老年人病情变化、生活习惯、自理能力及心理状态	4		
5		认真倾听老年人的需求和观察反应	3		
6		与老年人沟通时语言规范、态度和蔼	3		
7	操作（65分）	核对姓名、腕带等信息	10		
8		通过操作者解释，老年人了解该项目操作的目的，并愿意配合	5		
9		老年人衣着合适、鞋子防滑	10		
10		训练强度适当	5		
11		头部训练得当	10		
12		颈部训练得当	10		
13		遵循节力、安全原则	10		
14		注意观察老年人病情变化	5		
15	整理（10分）	训练结束后送老年人回房间，协助其恢复舒适体位	3		
16		向老年人及其家属交代注意事项	4		
17		整理床单位	3		
18	整体印象（5分）	动作轻柔，节力	2		
19		床单位整洁	1		
20		老年人清洁、舒适，无不适主诉	2		
总分			100		

（三）吞咽训练

1. 准备

（1）环境准备：周围环境安静、安全，关门窗，调节室温。

（2）用物准备：冰冻棉签、水。

（3）老年人准备：穿大小合适的衣服，衣服松紧适宜，排空大小便。

2. 吞咽训练操作流程图

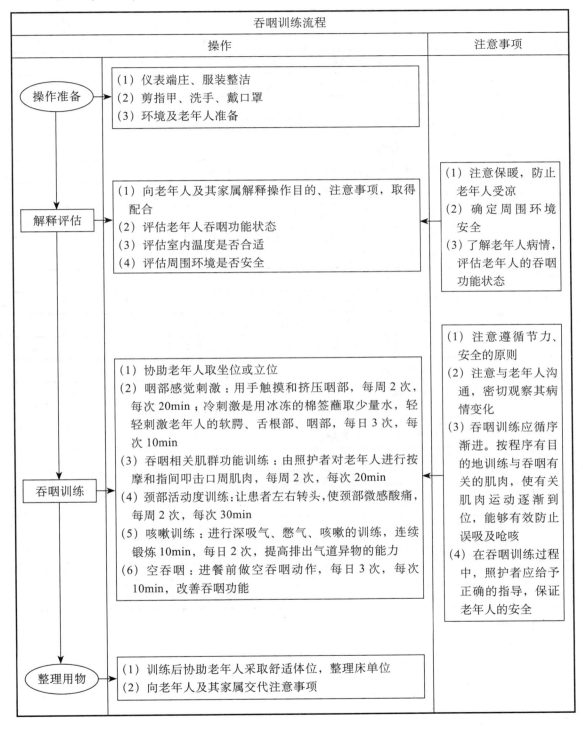

吞咽训练流程	
操作	注意事项

操作准备
(1) 仪表端庄、服装整洁
(2) 剪指甲、洗手、戴口罩
(3) 环境及老年人准备

解释评估
(1) 向老年人及其家属解释操作目的、注意事项，取得配合
(2) 评估老年人吞咽功能状态
(3) 评估室内温度是否合适
(4) 评估周围环境是否安全

(1) 注意保暖，防止老年人受凉
(2) 确定周围环境安全
(3) 了解老年人病情，评估老年人的吞咽功能状态

吞咽训练
(1) 协助老年人取坐位或立位
(2) 咽部感觉刺激：用手触摸和挤压咽部，每周 2 次，每次 20min；冷刺激是用冰冻的棉签蘸取少量水，轻轻刺激老年人的软腭、舌根部、咽部，每日 3 次，每次 10min
(3) 吞咽相关肌群功能训练：由照护者对老年人进行按摩和指间叩击口周肌肉，每周 2 次，每次 20min
(4) 颈部活动度训练：让患者左右转头，使颈部微感酸痛，每周 2 次，每次 30min
(5) 咳嗽训练：进行深吸气、憋气、咳嗽的训练，连续锻炼 10min，每日 2 次，提高排出气道异物的能力
(6) 空吞咽：进餐前做空吞咽动作，每日 3 次，每次 10min，改善吞咽功能

(1) 注意遵循节力、安全的原则
(2) 注意与老年人沟通，密切观察其病情变化
(3) 吞咽训练应循序渐进。按程序有目的地训练与吞咽有关的肌肉，使有关肌肉运动逐渐到位，能够有效防止误吸及呛咳
(4) 在吞咽训练过程中，照护者应给予正确的指导，保证老年人的安全

整理用物
(1) 训练后协助老年人采取舒适体位，整理床单位
(2) 向老年人及其家属交代注意事项

3. 吞咽训练考核评分标准

序号	检查项目	标准	标准分值	得分	备注（要点及扣分说明）
1	准备（10分）	着装符合要求，剪指甲、洗手、戴口罩	3		
2		环境及老年人准备	3		
3		环境整洁、温度适宜	4		
4	解释评估（10分）	了解老年人病情变化、生活习惯、自理能力及心理状态	4		
5		认真倾听老年人的需求和观察反应	3		
6		与老年人沟通时语言规范、态度和蔼	3		
7	操作（65分）	核对床号、姓名、腕带等信息	10		
8		通过操作者解释，老年人了解该项目操作的目的，并愿意配合	5		
9		训练强度适当	5		
10		咽部感觉刺激训练方法得当	5		
11		吞咽相关肌群功能训练方法得当	5		
12		颈部活动度训练方法得当	5		
13		咳嗽训练方法得当	5		
14		空吞咽方法得当	5		
15		遵循节力、安全原则	10		
16		注意观察老年人病情变化	10		
17	整理（10分）	协助老年人恢复舒适体位	3		
18		向老年人及其家属交代注意事项	4		
19		整理床单位	3		
20	整体印象（5分）	动作轻柔、节力	2		
21		床单位整洁	1		
22		老年人清洁、舒适，无不适主诉	2		
总分			100		

（四）腰部训练

1. 准备

（1）环境准备：周围环境安静、安全。

（2）老年人准备：穿大小合适的衣服，排空大小便。

2.腰部训练操作流程图

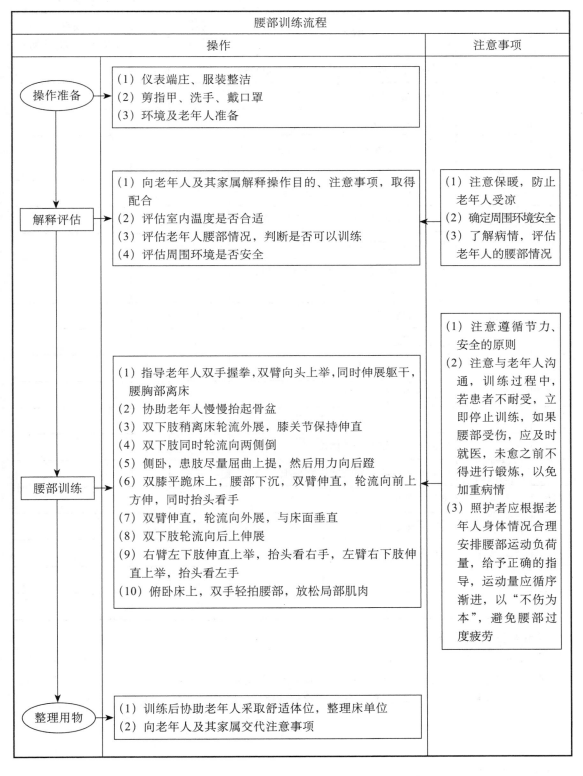

腰部训练流程	
操作	注意事项
操作准备 (1) 仪表端庄、服装整洁 (2) 剪指甲、洗手、戴口罩 (3) 环境及老年人准备	
解释评估 (1) 向老年人及其家属解释操作目的、注意事项,取得配合 (2) 评估室内温度是否合适 (3) 评估老年人腰部情况,判断是否可以训练 (4) 评估周围环境是否安全	(1) 注意保暖,防止老年人受凉 (2) 确定周围环境安全 (3) 了解病情,评估老年人的腰部情况
腰部训练 (1) 指导老年人双手握拳,双臂向头上举,同时伸展躯干,腰胸部离床 (2) 协助老年人慢慢抬起骨盆 (3) 双下肢稍离床轮流外展,膝关节保持伸直 (4) 双下肢同时轮流向两侧倒 (5) 侧卧,患肢尽量屈曲上提,然后用力向后蹬 (6) 双膝平跪床上,腰部下沉,双臂伸直,轮流向前上方伸,同时抬头看手 (7) 双臂伸直,轮流向外展,与床面垂直 (8) 双下肢轮流向后上伸展 (9) 右臂左下肢伸直上举,抬头看右手,左臂右下肢伸直上举,抬头看左手 (10) 俯卧床上,双手轻拍腰部,放松局部肌肉	(1) 注意遵循节力、安全的原则 (2) 注意与老年人沟通,训练过程中,若患者不耐受,立即停止训练,如果腰部受伤,应及时就医,未愈之前不得进行锻炼,以免加重病情 (3) 照护者应根据老年人身体情况合理安排腰部运动负荷量,给予正确的指导,运动量应循序渐进,以"不伤为本",避免腰部过度疲劳
整理用物 (1) 训练后协助老年人采取舒适体位,整理床单位 (2) 向老年人及其家属交代注意事项	

3. 腰部训练考核评分标准

序号	检查项目	标准	标准分值	得分	备注（要点及扣分说明）
1	准备（10分）	着装符合要求，剪指甲、洗手、戴口罩	3		
2		环境及老年人准备	3		
3		环境整洁、温度适宜	4		
4	解释评估（10分）	了解老年人病情变化、生活习惯、自理能力及心理状态	4		
5		认真倾听老年人的需求和观察反应	3		
6		与老年人沟通时语言规范、态度和蔼	3		
7	操作（65分）	核对姓名、腕带等信息	10		
8		通过操作者解释，老年人了解该项目操作的目的，并愿意配合	5		
9		老年人衣着合适、鞋子防滑	10		
10		训练强度适当	10		
11		腰部训练方法得当	10		
12		遵循节力、安全原则	10		
13		注意观察老年人病情变化	10		
14	整理（10分）	协助老年人恢复舒适体位	3		
15		向老年人及其家属交代注意事项	4		
16		整理床单位	3		
17	整体印象（5分）	动作轻柔、节力	2		
18		床单位整洁	1		
19		老年人清洁、舒适，无不适主诉	2		
总分			100		

（五）立位徒手操

1. 准备

（1）环境准备：关门窗，调节室温；周围环境安全。

（2）老年人准备：衣着得体，穿大小合适的鞋及袜，排空大小便。

2. 立位徒手操操作流程图

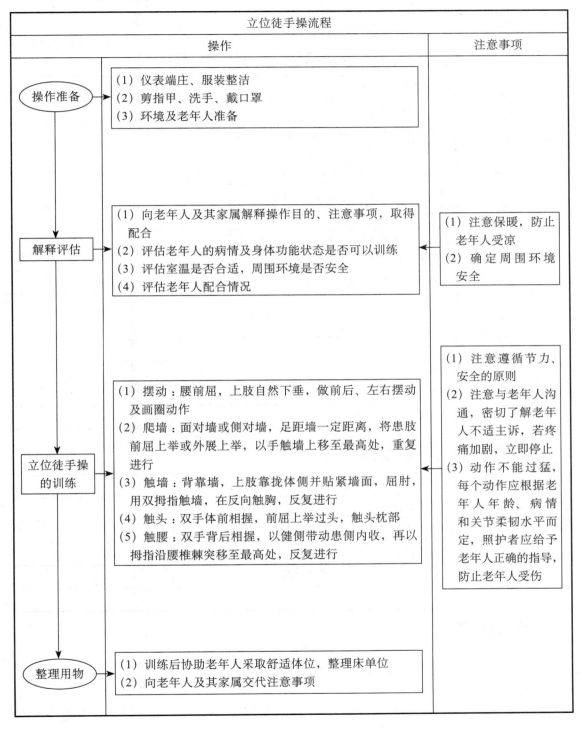

3. 立位徒手操考核评分标准

序号	检查项目	标 准	标准分值	得分	备注（要点及扣分说明）
1	准备（10分）	着装符合要求、剪指甲、洗手、戴口罩	3		
2		环境及老年人准备得当	3		
3		环境整洁、温度适宜	4		
4	解释评估（10分）	了解老年人病情变化、生活习惯、自理能力及心理状态	4		
5		认真倾听老年人的需求和观察反应	3		
6		与老年人沟通时语言规范、态度和蔼	3		
7	操作（65分）	核对姓名、腕带等信息	10		
8		通过操作者解释，老年人了解该项目操作的目的，并愿意配合	5		
9		老年人衣着合适、鞋子防滑	5		
10		摆动方法得当	5		
11		爬墙方法得当	5		
12		触墙方法得当	5		
13		触头方法得当	5		
14		触腰方法得当	5		
15		遵循节力、安全原则	10		
16		注意观察老年人病情变化	10		
17	整理（10分）	协助老年人恢复舒适体位	3		
18		向老年人及其家属交代注意事项	4		
19		整理床单位	3		
20	整体印象（5分）	动作轻柔、节力	2		
21		床单位整洁	1		
22		老年人清洁、舒适，无不适主诉	2		
总分			100		

（六）力量训练

1. 准备

（1）环境准备：周围环境安静、安全、无障碍物。

（2）用物准备：椅子。

（3）老年人准备：衣着得体，穿大小合适的鞋及袜，摘除身上金属物品，排空大小便。

2. 力量训练操作流程图

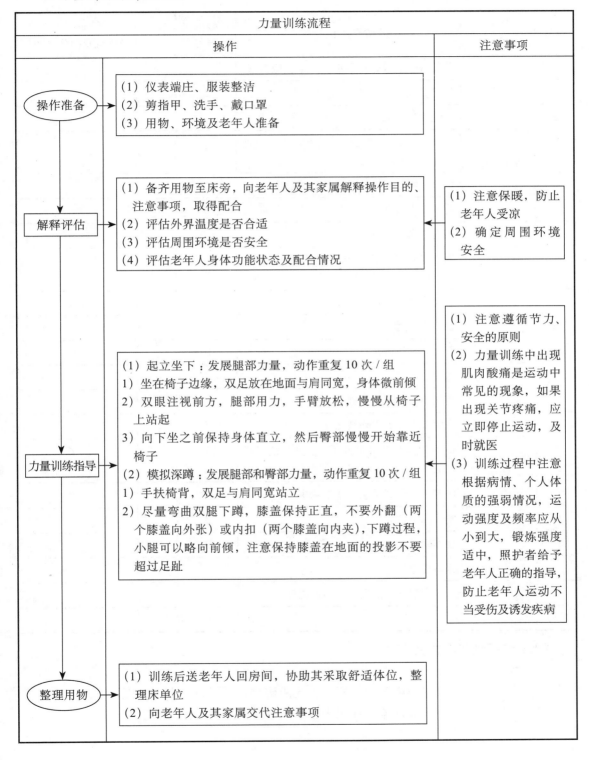

力量训练流程

操作	注意事项

操作准备
(1) 仪表端庄、服装整洁
(2) 剪指甲、洗手、戴口罩
(3) 用物、环境及老年人准备

解释评估
(1) 备齐用物至床旁，向老年人及其家属解释操作目的、注意事项，取得配合
(2) 评估外界温度是否合适
(3) 评估周围环境是否安全
(4) 评估老年人身体功能状态及配合情况

注意事项：
(1) 注意保暖，防止老年人受凉
(2) 确定周围环境安全

力量训练指导
(1) 起立坐下：发展腿部力量，动作重复 10 次 / 组
1) 坐在椅子边缘，双足放在地面与肩同宽，身体微前倾
2) 双眼注视前方，腿部用力，手臂放松，慢慢从椅子上站起
3) 向下坐之前保持身体直立，然后臀部慢慢开始靠近椅子
(2) 模拟深蹲：发展腿部和臀部力量，动作重复 10 次 / 组
1) 手扶椅背，双足与肩同宽站立
2) 尽量弯曲双腿下蹲，膝盖保持正直，不要外翻（两个膝盖向外张）或内扣（两个膝盖向内夹），下蹲过程，小腿可以略向前倾，注意保持膝盖在地面的投影不要超过足趾

注意事项：
(1) 注意遵循节力、安全的原则
(2) 力量训练中出现肌肉酸痛是运动中常见的现象，如果出现关节疼痛，应立即停止运动，及时就医
(3) 训练过程中注意根据病情、个人体质的强弱情况，运动强度及频率应从小到大，锻炼强度适中，照护者给予老年人正确的指导，防止老年人运动不当受伤及诱发疾病

整理用物
(1) 训练后送老年人回房间，协助其采取舒适体位，整理床单位
(2) 向老年人及其家属交代注意事项

3. 力量训练考核评分标准

序号	检查项目	标　准	标准分值	得分	备注（要点及扣分说明）
1	准备（10分）	着装符合要求，剪指甲、洗手、戴口罩	3		
2		环境及老年人准备	3		
3		环境整洁、温度适宜	4		
4	解释评估（10分）	了解老年人病情变化、生活习惯、自理能力及心理状态	4		
5		认真倾听老年人的需求和观察反应	3		
6		与老年人沟通时语言规范、态度和蔼	3		
7	操作（65分）	核对姓名、腕带等信息	10		
8		通过操作者解释，患者了解该项目操作的目的，并愿意配合	5		
9		老年人衣着合适、鞋子防滑	10		
10		训练强度适当	5		
11		起立、坐下方法得当	10		
12		深蹲方法得当	10		
13		遵循节力、安全原则	10		
14		注意观察老年人病情变化	5		
15	整理（10分）	训练后送老年人回房间，协助其恢复舒适体位	3		
16		向老年人及其家属交代注意事项	4		
17		整理床单位	3		
18	整体印象（5分）	动作轻柔、节力	2		
19		床单位整洁	1		
20		老年人清洁、舒适，无不适主诉	2		
总分			100		

（七）步行训练与立位移动

1. 准备

（1）环境准备：周围环境安静、安全、无障碍物，关门窗，调节室温。

（2）老年人准备：衣着得体，穿大小合适的鞋及袜，排空大小便。

2. 步行训练与立位移动操作流程图

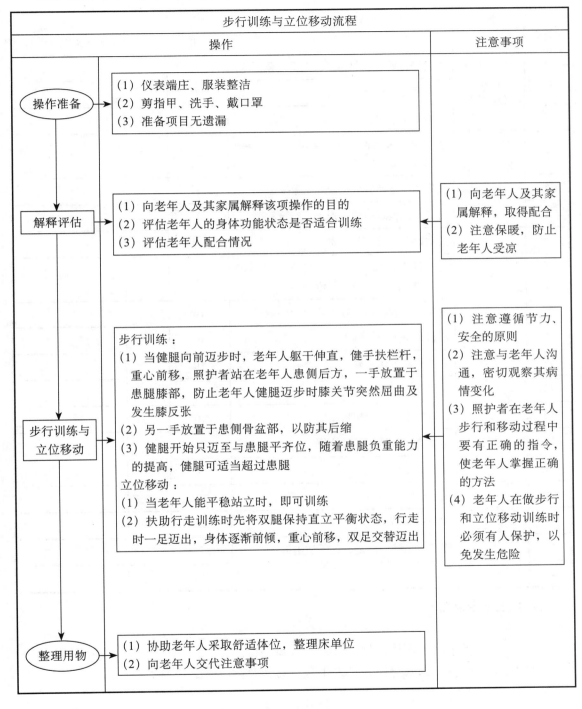

步行训练与立位移动流程	
操作	注意事项
操作准备 （1）仪表端庄、服装整洁 （2）剪指甲、洗手、戴口罩 （3）准备项目无遗漏	
解释评估 （1）向老年人及其家属解释该项操作的目的 （2）评估老年人的身体功能状态是否适合训练 （3）评估老年人配合情况	（1）向老年人及其家属解释，取得配合 （2）注意保暖，防止老年人受凉
步行训练与立位移动 步行训练： （1）当健腿向前迈步时，老年人躯干伸直，健手扶栏杆，重心前移，照护者站在老年人患侧后方，一手放置于患腿膝部，防止老年人健腿迈步时膝关节突然屈曲及发生膝反张 （2）另一手放置于患侧骨盆部，以防其后缩 （3）健腿开始只迈至与患腿平齐位，随着患腿负重能力的提高，健腿可适当超过患腿 立位移动： （1）当老年人能平稳站立时，即可训练 （2）扶助行走训练时先将双腿保持直立平衡状态，行走时一足迈出，身体逐渐前倾，重心前移，双足交替迈出	（1）注意遵循节力、安全的原则 （2）注意与老年人沟通，密切观察其病情变化 （3）照护者在老年人步行和移动过程中要有正确的指令，使老年人掌握正确的方法 （4）老年人在做步行和立位移动训练时必须有人保护，以免发生危险
整理用物 （1）协助老年人采取舒适体位，整理床单位 （2）向老年人交代注意事项	

3. 步行训练与立位移动操作考核评分标准

序号	检查项目	标准	标准分值	得分	备注（要点及扣分说明）
1	准备（10分）	着装符合要求，剪指甲、洗手、戴口罩	3		
2		准备项目无遗漏	3		
3		环境整洁、温度适宜	4		
4	解释评估（10分）	了解老年人病情变化、生活习惯、自理能力及心理状态	4		
5		认真倾听老年人的需求和观察反应	3		
6		与老年人沟通时语言规范、态度和蔼	3		
7	操作（65分）	核对姓名、腕带等信息	10		
8		通过操作者解释，老年人了解该项目操作的目的，并愿意配合	5		
9		老年人衣着合适、鞋子防滑	10		
10		步行训练方法正确	10		
11		立位移动方法正确	10		
12		遵循节力、安全原则	10		
13		注意观察老年人病情变化	10		
14	整理（7分）	协助老年人恢复舒适体位	4		
15		整理床单位	3		
16	整体印象（8分）	动作轻柔，节力	3		
17		床单位整洁	2		
18		老年人清洁、舒适，无不适主诉	3		
总分			100		

（八）上下楼梯训练

1. 准备

（1）环境准备：周围环境安静、安全、无障碍物。

（2）老年人准备：衣着得体，穿大小合适的鞋及袜，排空大小便。

2. 上下楼梯训练操作流程图

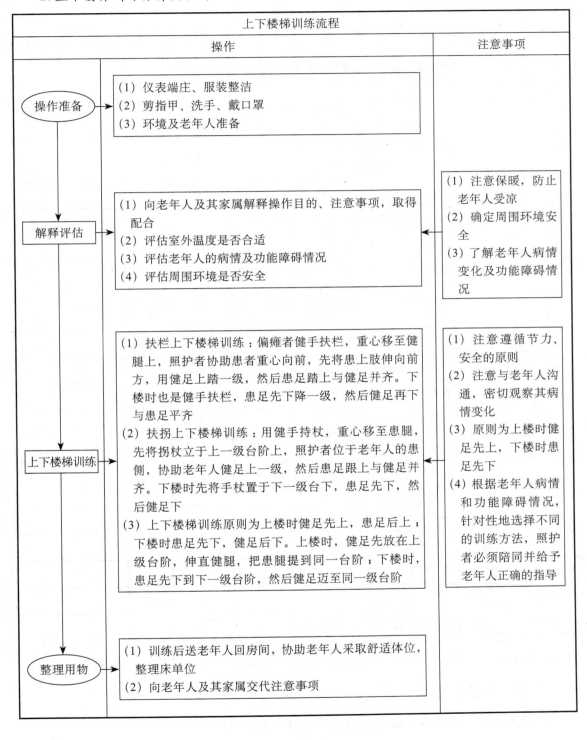

上下楼梯训练流程		
	操作	注意事项
操作准备	(1) 仪表端庄、服装整洁 (2) 剪指甲、洗手、戴口罩 (3) 环境及老年人准备	
解释评估	(1) 向老年人及其家属解释操作目的、注意事项，取得配合 (2) 评估室外温度是否合适 (3) 评估老年人的病情及功能障碍情况 (4) 评估周围环境是否安全	(1) 注意保暖，防止老年人受凉 (2) 确定周围环境安全 (3) 了解老年人病情变化及功能障碍情况
上下楼梯训练	(1) 扶栏上下楼梯训练：偏瘫者健手扶栏，重心移至健腿上，照护者协助患者重心向前，先将患上肢伸向前方，用健足上踏一级，然后患足踏上与健足并齐。下楼时也是健手扶栏，患足先下降一级，然后健足再下与患足平齐 (2) 扶拐上下楼梯训练：用健手持杖，重心移至患腿，先将拐杖立于上一级台阶上，照护者位于老年人的患侧，协助老年人健足上一级，然后患足跟上与健足并齐。下楼时先将手杖置于下一级台下，患足先下，然后健足下 (3) 上下楼梯训练原则为上楼时健足先上，患足后上；下楼时患足先下，健足后下。上楼时，健足先放在上级台阶，伸直健腿，把患腿提到同一台阶；下楼时，患足先下到下一级台阶，然后健足迈至同一级台阶	(1) 注意遵循节力、安全的原则 (2) 注意与老年人沟通，密切观察其病情变化 (3) 原则为上楼时健足先上，下楼时患足先下 (4) 根据老年人病情和功能障碍情况，针对性地选择不同的训练方法，照护者必须陪同并给予老年人正确的指导
整理用物	(1) 训练后送老年人回房间，协助老年人采取舒适体位，整理床单位 (2) 向老年人及其家属交代注意事项	

3. 上下楼梯训练考核评分标准

序号	检查项目	标准	标准分值	得分	备注（要点及扣分说明）
1	准备（10分）	着装符合要求，剪指甲、洗手、戴口罩	3		
2		环境及老年人准备	3		
3		环境整洁、温度适宜	4		
4	解释评估（10分）	了解老年人病情变化、生活习惯、自理能力及心理状态	4		
5		认真倾听老年人的需求和观察反应	3		
6		与老年人沟通时语言规范、态度和蔼	3		
7	操作（65分）	核对姓名、腕带等信息	10		
8		通过操作者解释，老年人了解该项目操作的目的，并愿意配合	5		
9		老年人衣着合适、鞋子防滑	10		
10		拐杖性能良好	5		
11		扶栏上下楼梯训练方法得当	10		
12		扶拐上下楼梯训练方法得当	10		
13		遵循节力、安全原则	10		
14		注意观察老年人病情变化	5		
15	整理（10分）	训练后送老年人回房间，协助老年人恢复舒适体位	3		
16		向老年人及其家属交代注意事项	4		
17		整理床单位	3		
18	整体印象（5分）	动作轻柔、节力	2		
19		床单位整洁	1		
20		老年人清洁、舒适，无不适主诉	2		
总分			100		

十九、皮肤护理

1. 用物准备　准备 Braden 压疮评估表、压疮评估尺。

2. 皮肤护理技术操作流程图

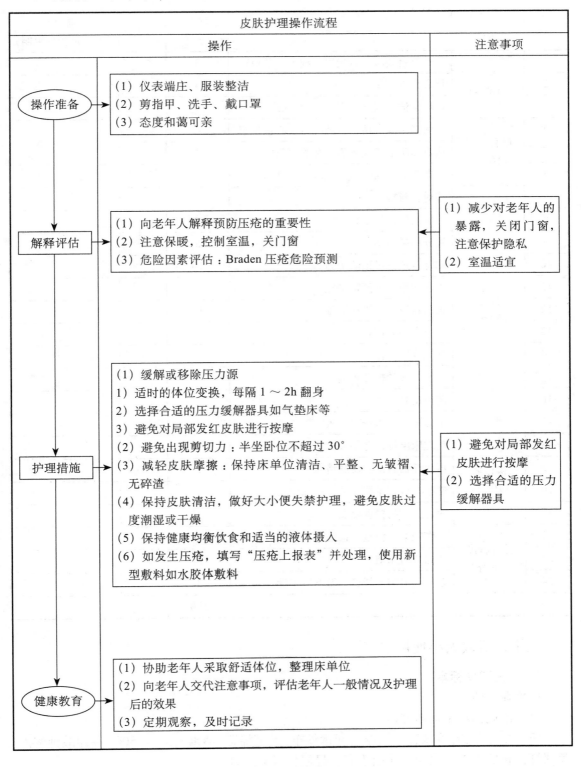

皮肤护理操作流程		
操作		注意事项

操作准备
(1) 仪表端庄、服装整洁
(2) 剪指甲、洗手、戴口罩
(3) 态度和蔼可亲

解释评估
(1) 向老年人解释预防压疮的重要性
(2) 注意保暖，控制室温，关门窗
(3) 危险因素评估：Braden 压疮危险预测

注意事项：
(1) 减少对老年人的暴露，关闭门窗，注意保护隐私
(2) 室温适宜

护理措施
(1) 缓解或移除压力源
1）适时的体位变换，每隔 1 ～ 2h 翻身
2）选择合适的压力缓解器具如气垫床等
3）避免对局部发红皮肤进行按摩
(2) 避免出现剪切力：半坐卧位不超过 30°
(3) 减轻皮肤摩擦：保持床单位清洁、平整、无皱褶、无碎渣
(4) 保持皮肤清洁，做好大小便失禁护理，避免皮肤过度潮湿或干燥
(5) 保持健康均衡饮食和适当的液体摄入
(6) 如发生压疮，填写"压疮上报表"并处理，使用新型敷料如水胶体敷料

注意事项：
(1) 避免对局部发红皮肤进行按摩
(2) 选择合适的压力缓解器具

健康教育
(1) 协助老年人采取舒适体位，整理床单位
(2) 向老年人交代注意事项，评估老年人一般情况及护理后的效果
(3) 定期观察，及时记录

3. 皮肤护理操作考核评分标准

序号	检查项目	标　准	标准分值	得分	备注（要点及扣分说明）
1	准备（10分）	着装符合要求，剪指甲、洗手、戴口罩	3		
2		仪表大方，举止端庄	3		
3		环境整洁、温度适宜	4		
4	解释评估（10分）	了解老年人病情、自理能力及心理状态	4		
5		认真倾听老年人的需求和观察反应	3		
6		与老年人沟通时语言规范、态度和蔼	3		
7	操作（60分）	核对、解释	2		
8		正确使用评估工具	5		
9		评分结果准确	5		
10		知晓各项常用预防措施	10		
11		正确运用各项预防措施	10		
12		正确运用各项治疗措施	10		
13		避免出现剪切力	4		
14		减轻皮肤摩擦	4		
15		大小便失禁护理正确	4		
16		清洁皮肤	2		
17		正确填写"压疮上报表"	4		
18	操作后（10分）	整理床单位，老年人体位舒适	2		
19		再次评估病情、皮肤情况	2		
20		健康教育，定期评估，正确记录	3		
21		简述压疮的护理要点	3		
22	熟练程度（10分）	动作轻柔、稳重、正确	4		
23		注意节力原则	3		
24		老年人清洁、舒适，无不适主诉	3		
总分			100		

二十、留取大小便标本

（一）留取尿标本

1. 准备用物

（1）常规标本：标本容器。

（2）尿培养：有盖试管（培养）、无菌纱布、无菌棉签、消毒液、1∶5000 高锰酸钾溶液、酒精灯、长柄木夹、火柴、无菌手套、导尿包（必要时）。

（3）12h 或 24h 尿标本：有盖便盆、防腐剂。

2. 留取尿标本操作流程图

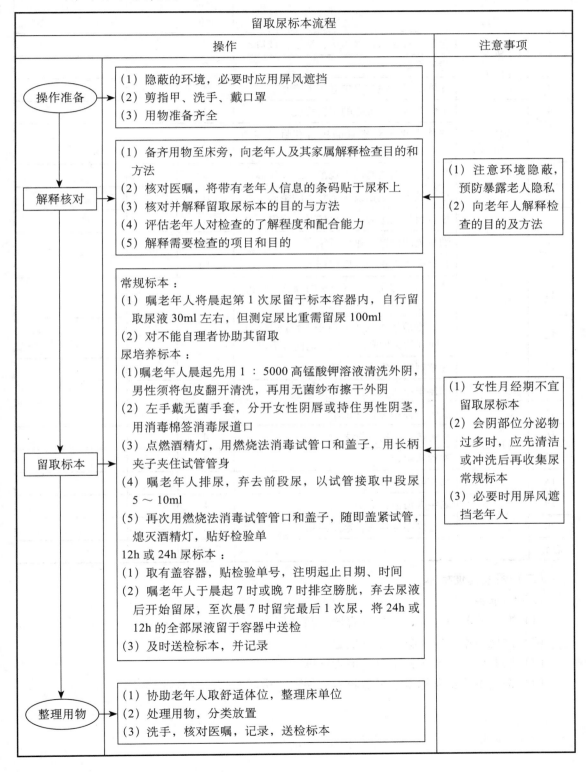

留取尿标本流程	
操作	注意事项
操作准备 （1）隐蔽的环境，必要时应用屏风遮挡 （2）剪指甲、洗手、戴口罩 （3）用物准备齐全	
解释核对 （1）备齐用物至床旁，向老年人及其家属解释检查目的和方法 （2）核对医嘱，将带有老年人信息的条码贴于尿杯上 （3）核对并解释留取尿标本的目的与方法 （4）评估老年人对检查的了解程度和配合能力 （5）解释需要检查的项目和目的	（1）注意环境隐蔽，预防暴露老人隐私 （2）向老年人解释检查的目的及方法
留取标本 常规标本： （1）嘱老年人将晨起第 1 次尿留于标本容器内，自行留取尿液 30ml 左右，但测定尿比重需留尿 100ml （2）对不能自理者协助其留取 尿培养标本： （1）嘱老年人晨起先用 1：5000 高锰酸钾溶液清洗外阴，男性须将包皮翻开清洗，再用无菌纱布擦干外阴 （2）左手戴无菌手套，分开女性阴唇或持住男性阴茎，用消毒棉签消毒尿道口 （3）点燃酒精灯，用燃烧法消毒试管口和盖子，用长柄夹子夹住试管管身 （4）嘱老年人排尿，弃去前段尿，以试管接取中段尿 5～10ml （5）再次用燃烧法消毒试管管口和盖子，随即盖紧试管，熄灭酒精灯，贴好检验单 12h 或 24h 尿标本： （1）取有盖容器，贴检验单号，注明起止日期、时间 （2）嘱老年人于晨起 7 时或晚 7 时排空膀胱，弃去尿液后开始留尿，至次晨 7 时留完最后 1 次尿，将 24h 或 12h 的全部尿液留于容器中送检 （3）及时送检标本，并记录	（1）女性月经期不宜留取尿标本 （2）会阴部位分泌物过多时，应先清洁或冲洗后再收集尿常规标本 （3）必要时用屏风遮挡老年人
整理用物 （1）协助老年人取舒适体位，整理床单位 （2）处理用物，分类放置 （3）洗手，核对医嘱，记录，送检标本	

3. 留取尿标本操作考核评分标准

序号	检查项目	标　准	标准分值	得分	备注（要点及扣分说明）
1	准备（10分）	着装符合要求，剪指甲、洗手、戴口罩	3		
2		物品准备齐全	3		
3		环境隐蔽，注意保护老年人隐私	4		
4	解释评估（10分）	了解老年人对检查的配合程度	4		
5		评估老年人对检查的项目和目的是否了解	3		
6		与老年人沟通时语言规范、态度和蔼	3		
7	操作（65分）	核对姓名、医嘱及标本盒上的条码	10		
8		携带用物至床旁，再次核对，取得合作	5		
9		酌情关闭门窗，遮挡老年人	5		
10		指导老年人正确留取尿标本	10		
11		注明留取时间，观察尿液的颜色、性状、量等	10		
12		用消毒液消毒双手并待干，协助老年人回到病床取舒适体位，询问其需求	10		
13		注意观察老年人病情变化	10		
14		操作中不污染老年人床单位及衣服	5		
15	整理（10分）	及时将标本送检并记录	3		
16		妥善清理用物，洗手	4		
17		整理床单位	3		
18	整体印象（5分）	动作轻柔、节力	2		
19		老年人清洁、舒适	1		
20		关心体贴老年人，态度亲切	2		
总分			100		

（二）留取粪便标本

1. 用物准备

（1）准备检验单、手套、标本容器、清洁便器。

（2）常规标本、隐血标本：粪便标本盒。

（3）培养标本：无菌标本盒、消毒便器。

（4）寄生虫或虫卵标本：带盖容器或便器、透明胶带、载玻片。

2. 留取粪便标本操作流程图

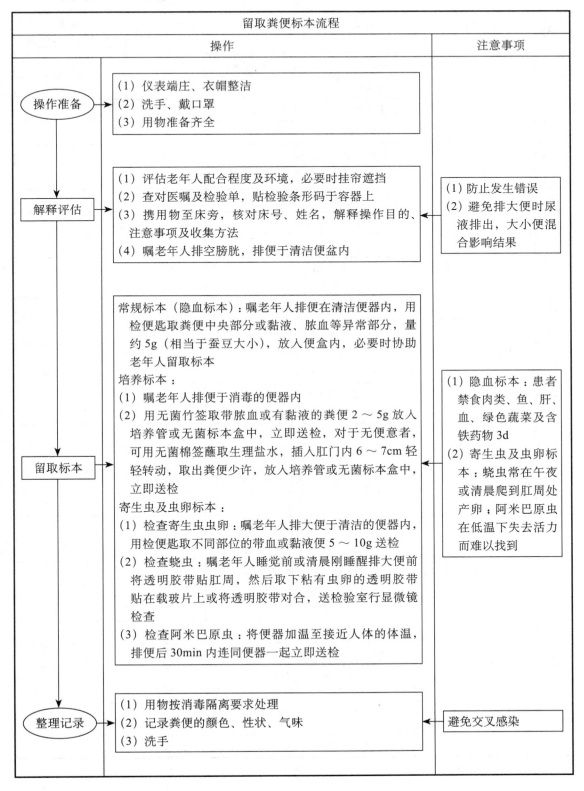

留取粪便标本流程		
操作		注意事项
操作准备	(1) 仪表端庄、衣帽整洁 (2) 洗手、戴口罩 (3) 用物准备齐全	
解释评估	(1) 评估老年人配合程度及环境，必要时挂帘遮挡 (2) 查对医嘱及检验单，贴检验条形码于容器上 (3) 携用物至床旁，核对床号、姓名，解释操作目的、注意事项及收集方法 (4) 嘱老年人排空膀胱，排便于清洁便盆内	(1) 防止发生错误 (2) 避免排大便时尿液排出，大小便混合影响结果
留取标本	常规标本（隐血标本）：嘱老年人排便在清洁便器内，用检便匙取粪便中央部分或黏液、脓血等异常部分，量约 5g（相当于蚕豆大小），放入便盒内，必要时协助老年人留取标本 培养标本： (1) 嘱老年人排便于消毒的便器内 (2) 用无菌竹签取带脓血或有黏液的粪便 2～5g 放入培养管或无菌标本盒中，立即送检，对于无便意者，可用无菌棉签蘸取生理盐水，插入肛门内 6～7cm 轻轻转动，取出粪便少许，放入培养管或无菌标本盒中，立即送检 寄生虫及虫卵标本： (1) 检查寄生虫虫卵：嘱老年人排大便于清洁的便器内，用检便匙取不同部位的带血或黏液便 5～10g 送检 (2) 检查蛲虫：嘱老年人睡觉前或清晨刚睡醒排大便前将透明胶带贴肛周，然后取下粘有虫卵的透明胶带贴在载玻片上或将透明胶带对合，送检验室行显微镜检查 (3) 检查阿米巴原虫：将便器加温至接近人体的体温，排便后 30min 内连同便器一起立即送检	(1) 隐血标本：患者禁食肉类、鱼、肝、血、绿色蔬菜及含铁药物 3d (2) 寄生虫及虫卵标本：蛲虫常在午夜或清晨爬到肛周处产卵；阿米巴原虫在低温下失去活力而难以找到
整理记录	(1) 用物按消毒隔离要求处理 (2) 记录粪便的颜色、性状、气味 (3) 洗手	避免交叉感染

3. 留取粪便标本操作考核评分标准

序号	检查项目	标准	标准分值	得分	备注（要点及扣分说明）
1	准备（5分）	着装符合要求，洗手、戴口罩	2		
2		用物准备齐全	3		
3	评估（5分）	评估老年人配合能力	3		
4		评估环境	2		
5	核对解释（15分）	查对医嘱及检验单	3		
6		双向核对老年人信息	4		
7		告知注意事项及收集方法	5		
8		告知便前排空膀胱	3		
9	采集标本（65分）	常规（隐血）标本采集	排便于清洁便器内	3		
10			取粪便中央部分或取黏液、脓血等异常部分	5		
11			量约5g（相当于蚕豆大小）	3		
12		培养标本	排便于消毒的便器内	4		
13			用无菌竹签（无便意者用无菌棉签蘸取生理盐水）	5		
14			取带脓血或黏液的粪便（插入肛门内6～7cm）	5		
15			量2～5g（取粪便少许）	4		
16		寄生虫及虫卵标本	寄生虫虫卵	排便于清洁便器内	3		
17				取不同部位带血或黏液便	5		
18				量5～10g	5		
19			蛲虫	睡前或清晨刚起床解便前将透明胶带贴于肛周	4		
20						
21				取下粘有虫卵的胶带，然后贴在载玻片上或将胶带对合	5		
22				送检验室行显微镜检查	4		
23			阿米巴原虫	将便器加温接近人体体温	5		
24				排便后连同便器一同送检	5		
25	整理记录（10分）	用物按消毒、隔离要求处理	3		
26		洗手	3		
27		记录粪便的颜色、性状、气味等	4		

二十一、PICC 护理

1. 用物准备　准备 PICC 换药包、输液接头、抽吸 20ml 生理盐水、抽吸 3～4ml 肝素稀释液、快速手消毒剂。

2. PICC 护理技术操作流程图

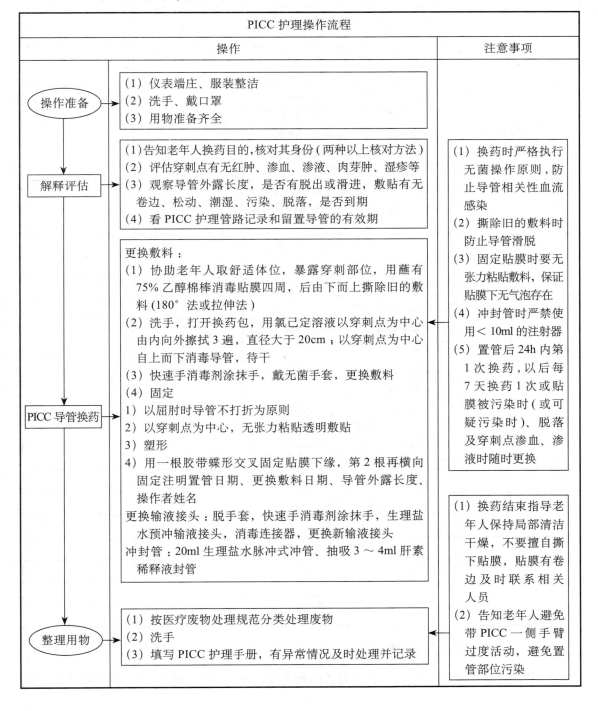

PICC 护理操作流程	
操作	注意事项
操作准备 → (1) 仪表端庄、服装整洁 (2) 洗手、戴口罩 (3) 用物准备齐全	
解释评估 → (1) 告知老年人换药目的,核对其身份(两种以上核对方法) (2) 评估穿刺点有无红肿、渗血、渗液、肉芽肿、湿疹等 (3) 观察导管外露长度,是否有脱出或滑进,敷贴有无卷边、松动、潮湿、污染、脱落,是否到期 (4) 看 PICC 护理管路记录和留置导管的有效期	(1) 换药时严格执行无菌操作原则,防止导管相关性血流感染 (2) 撕除旧的敷料时防止导管滑脱 (3) 固定贴膜时要无张力粘贴敷料,保证贴膜下无气泡存在 (4) 冲封管时严禁使用＜10ml 的注射器 (5) 置管后 24h 内第 1 次换药,以后每 7 天换药 1 次或贴膜被污染时(或可疑污染时)、脱落及穿刺点渗血、渗液时随时更换
PICC 导管换药 → 更换敷料: (1) 协助老年人取舒适体位,暴露穿刺部位,用蘸有 75% 乙醇棉棒消毒贴膜四周,后由下而上撕除旧的敷料(180°法或拉伸法) (2) 洗手,打开换药包,用氯己定溶液以穿刺点为中心由内向外擦拭 3 遍,直径大于 20cm;以穿刺点为中心自上而下消毒导管,待干 (3) 快速手消毒剂涂抹手,戴无菌手套,更换敷料 (4) 固定 1) 以屈肘时导管不打折为原则 2) 以穿刺点为中心,无张力粘贴透明敷贴 3) 塑形 4) 用一根胶带蝶形交叉固定贴膜下缘,第 2 根再横向固定注明置管日期、更换敷料日期、导管外露长度、操作者姓名 更换输液接头:脱手套,快速手消毒剂涂抹手,生理盐水预冲输液接头,消毒连接器,更换新输液接头 冲封管:20ml 生理盐水脉冲式冲管、抽吸 3～4ml 肝素稀释液封管	(1) 换药结束指导老年人保持局部清洁干燥,不要擅自撕下贴膜,贴膜有卷边及时联系相关人员 (2) 告知老年人避免带 PICC 一侧手臂过度活动,避免置管部位污染
整理用物 → (1) 按医疗废物处理规范分类处理废物 (2) 洗手 (3) 填写 PICC 护理手册,有异常情况及时处理并记录	

3. PICC 护理操作考核评分标准

序号	检查项目	标　准	标准分值	得分	备注（要点及扣分说明）
1	准备（10分）	着装整洁、洗手、戴口罩及帽子	3		
2		物品准备齐全	3		
3		环境安静、整洁，光线充足，无菌区域足够	4		
4	解释评估（15分）	评估老年人病情、年龄、意识、生命体征、酒精过敏史	4		
5		观察穿刺点有无红肿、疼痛及硬结，有无渗出或静脉炎表现，贴膜是否完好	4		
6		观察导管外露长度，导管是否有脱出或滑进，敷贴有无卷边、松动、潮湿、污染、脱落，是否到期	4		
7		合作程度：老年人和家属对此项操作的认识及配合程度，与老年人沟通时语言规范、态度和蔼	3		
8	操作（60分）	携用物至床旁，查对老人腕带信息，取得合作，体位正确	10		
9		治疗巾垫于上臂下方	5		
10		撕除旧敷料方法得当	5		
11		消毒以穿刺点为中心由内向外擦拭3遍，保证无菌	10		
12		消毒范围达标	5		
13		贴膜所覆盖导管消毒达标	5		
14		注意观察老年人有无病情变化	5		
15		贴膜方法正确（无张力粘贴并塑形）	5		
16		正确、无菌更换接头，脉冲式正确冲管	10		
17	整理（10分）	妥善清理用物，洗手，记录	3		
18		协助老年人恢复舒适体位	4		
19		整理床单位	3		
20	整体印象（5分）	动作轻柔、节力	2		
21		床单位整洁	1		
22		老年人清洁、舒适，无不适主诉	2		
总分			100		

二十二、气管切开护理

1. **用物准备**　消毒治疗盘内装带套管的管芯及同型号消毒套管 1 副、止血钳 2 把、注射器（5ml、10ml）、生理盐水、棉签、纱布 1 包（无菌剪修剪 1 块纱布成中间凹型）、碘伏、吸痰管；气囊测压表；固定带 (寸带)；听诊器；手电筒。

2. 气管切开护理技术操作流程图

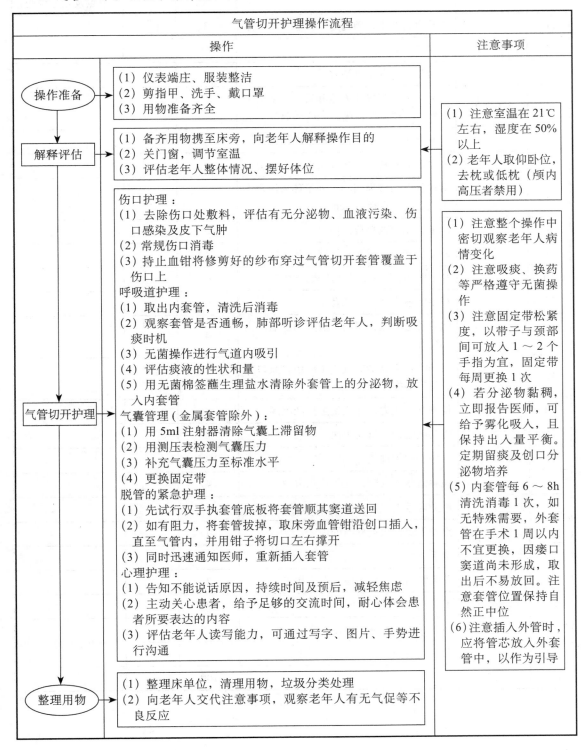

气管切开护理操作流程	
操作	注意事项

操作准备
(1) 仪表端庄、服装整洁
(2) 剪指甲、洗手、戴口罩
(3) 用物准备齐全

解释评估
(1) 备齐用物携至床旁，向老年人解释操作目的
(2) 关门窗，调节室温
(3) 评估老年人整体情况、摆好体位

气管切开护理
伤口护理：
(1) 去除伤口处敷料，评估有无分泌物、血液污染、伤口感染及皮下气肿
(2) 常规伤口消毒
(3) 持止血钳将修剪好的纱布穿过气管切开套管覆盖于伤口上
呼吸道护理：
(1) 取出内套管，清洗后消毒
(2) 观察套管是否通畅，肺部听诊评估老年人，判断吸痰时机
(3) 无菌操作进行气道内吸引
(4) 评估痰液的性状和量
(5) 用无菌棉签蘸生理盐水清除外套管上的分泌物，放入内套管
气囊管理 (金属套管除外)：
(1) 用 5ml 注射器清除气囊上滞留物
(2) 用测压表检测气囊压力
(3) 补充气囊压力至标准水平
(4) 更换固定带
脱管的紧急护理：
(1) 先试行双手执套管底板将套管顺其窦道送回
(2) 如有阻力，将套管拔掉，取床旁血管钳沿创口插入，直至气管内，并用钳子将切口左右撑开
(3) 同时迅速通知医师，重新插入套管
心理护理：
(1) 告知不能说话原因，持续时间及预后，减轻焦虑
(2) 主动关心患者，给予足够的交流时间，耐心体会患者所要表达的内容
(3) 评估老年人读写能力，可通过写字、图片、手势进行沟通

整理用物
(1) 整理床单位，清理用物，垃圾分类处理
(2) 向老年人交代注意事项，观察老年人有无气促等不良反应

注意事项：
(1) 注意室温在 21℃左右，湿度在 50% 以上
(2) 老年人取仰卧位，去枕或低枕（颅内高压者禁用）
(1) 注意整个操作中密切观察老年人病情变化
(2) 注意吸痰、换药等严格遵守无菌操作
(3) 注意固定带松紧度，以带子与颈部间可放入 1 ～ 2 个手指为宜，固定带每周更换 1 次
(4) 若分泌物黏稠，立即报告医师，可给予雾化吸入，且保持出入量平衡。定期留痰及创口分泌物培养
(5) 内套管每 6 ～ 8h 清洗消毒 1 次，如无特殊需要，外套管在手术 1 周以内不宜更换，因瘘口窦道尚未形成，取出后不易放回。注意套管位置保持自然正中位
(6) 注意插入外管时，应将管芯放入外套管中，以作为引导

3. 气管切开护理操作考核评分标准

序号	检查项目	标　准	标准分值	得分	备注（要点及扣分说明）
1	准备（10分）	着装符合要求，剪指甲、洗手、戴口罩	3		
2		物品准备齐全	3		
3		环境整洁、温湿度适宜	4		
4	解释评估（8分）	向老年人解释操作方法和目的、如何配合，沟通语言清晰、态度和蔼	4		
5		观察老年人生命体征，取合理体位	4		
6	操作（67分）	去除覆盖敷料，观察分泌物及伤口情况	5		
7		用碘伏以伤口为圆心向外呈环形消毒伤口2次，直径＞5cm	7		
8		待干，无菌敷料覆盖伤口	5		
9		取出内套管，观察套管壁上分泌物	4		
10		肺部听诊，叩背，按需吸痰，时间＜15s	10		
11		观察痰液性状、颜色及量	5		
12		清除外套管上分泌物，放入消毒后的内套管	4		
13		用5ml注射器清除气囊上滞留物及口鼻腔分泌物	5		
14		检测气囊压力，并调整至标准范围	8		
15		更换固定带（每周1次）	2		
16		做好心理护理	8		
17		观察老年人反应，交代注意事项	4		
18	整理（8分）	协助老年人取舒适体位，整理床单位	2		
19		整理用物，垃圾分类处理	4		
20		洗手	2		
21	整体印象（7分）	着装整洁、仪表端庄、态度和蔼	2		
22		不违反无菌操作原则	2		
23		动作轻柔、准确，操作熟练	1		
24		老年人清洁、舒适，无不适主诉	2		
总分			100		

二十三、引流管护理

（一）胃肠减压护理

1. 用物准备　准备纱布、一次性注射器（20ml）、液状石蜡纱布、小水杯、一次性无菌手套、一次性胃管、一个负压引流器、止血钳、一次性治疗巾、棉签、胶布、别针、听诊器、弯盘、治疗卡、管道标识、手电筒。

2. 胃肠减压护理技术操作流程图

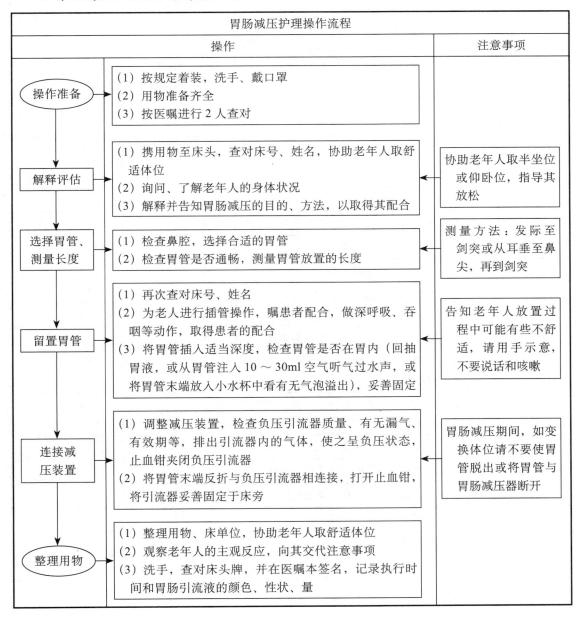

胃肠减压护理操作流程		
	操作	注意事项
操作准备	（1）按规定着装，洗手、戴口罩 （2）用物准备齐全 （3）按医嘱进行 2 人查对	
解释评估	（1）携用物至床头，查对床号、姓名，协助老年人取舒适体位 （2）询问、了解老年人的身体状况 （3）解释并告知胃肠减压的目的、方法，以取得其配合	协助老年人取半坐位或仰卧位，指导其放松
选择胃管、测量长度	（1）检查鼻腔，选择合适的胃管 （2）检查胃管是否通畅，测量胃管放置的长度	测量方法：发际至剑突或从耳垂至鼻尖，再到剑突
留置胃管	（1）再次查对床号、姓名 （2）为老人进行插管操作，嘱患者配合，做深呼吸、吞咽等动作，取得患者的配合 （3）将胃管插入适当深度，检查胃管是否在胃内（回抽胃液，或从胃管注入 10～30ml 空气听气过水声，或将胃管末端放入小水杯中看有无气泡溢出），妥善固定	告知老年人放置过程中可能有些不舒适，请用手示意，不要说话和咳嗽
连接减压装置	（1）调整减压装置，检查负压引流器质量、有无漏气、有效期等，排出引流器内的气体，使之呈负压状态，止血钳夹闭负压引流器 （2）将胃管末端反折与负压引流器相连接，打开止血钳，将引流器妥善固定于床旁	胃肠减压期间，如变换体位请不要使胃管脱出或将胃管与胃肠减压器断开
整理用物	（1）整理用物、床单位，协助老年人取舒适体位 （2）观察老年人的主观反应，向其交代注意事项 （3）洗手，查对床头牌，并在医嘱本签名，记录执行时间和胃肠引流液的颜色、性状、量	

3. 胃肠减压护理操作考核评分标准

序号	检查项目	标准	标准分值	得分	备注（要点及扣分说明）
1	目的（10分）	引流胃肠内容物、气体至体外，降低局部压力，缓解腹部不适或解除肠梗阻	5		
2		明确病因诊断	5		
3	解释评估（10分）	严格查对	3		
4		解释操作目的	3		
5		评估老年人病情及引流情况	4		
6	准备（20分）	洗手、戴口罩	5		
7		为老年人安置体位	5		
8		用物准备齐全	5		
9		关闭门窗	5		
10	操作流程（40分）	洗手、戴口罩	4		
11		再次查对、解释	4		
12		测量胃管长度，评估胃管插入是否适当	4		
13		检查胃管是否在胃内	4		
14		妥善固定，贴管路标识	4		
15		检查引流器质量、有效期、有无破损或扭曲	4		
16		铺治疗巾，戴手套，将引流器断开	4		
17		一手反折胃管末端，一手拿引流器，自接口处连接	4		
18		连接新的引流器，挤压引流管，观察是否通畅	4		
19		将引流器固定于床旁	4		
20	整理用物（10分）	整理床单位，协助老年人穿好衣服	3		
21		在引流器上写明更换日期及时间	5		
22		清理用物，洗手、记录	2		
23	质量评分（10分）	严格无菌操作，手法熟练	5		
24		老年人理解、配合	5		
总分			100		

（二）腹腔引流管护理

1. **用物准备**　准备碘伏、棉签、无菌手套、纱布、无菌引流袋、治疗巾、洗手液、弯盘、止血钳、胶带、安全别针、治疗盘、黄色垃圾袋、量杯、管路标识。

2. **腹腔引流管护理技术操作流程图**

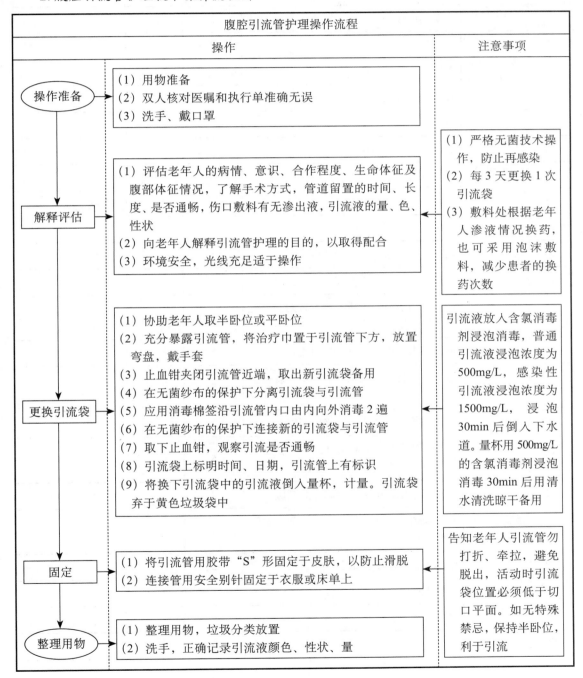

腹腔引流管护理操作流程	
操作	注意事项
操作准备 （1）用物准备 （2）双人核对医嘱和执行单准确无误 （3）洗手、戴口罩	
解释评估 （1）评估老年人的病情、意识、合作程度、生命体征及腹部体征情况，了解手术方式，管道留置的时间、长度、是否通畅，伤口敷料有无渗出液，引流液的量、色、性状 （2）向老年人解释引流管护理的目的，以取得配合 （3）环境安全，光线充足适于操作	（1）严格无菌技术操作，防止再感染 （2）每3天更换1次引流袋 （3）敷料处根据老年人渗液情况换药，也可采用泡沫敷料，减少患者的换药次数
更换引流袋 （1）协助老年人取半卧位或平卧位 （2）充分暴露引流管，将治疗巾置于引流管下方，放置弯盘，戴手套 （3）止血钳夹闭引流管近端，取出新引流袋备用 （4）在无菌纱布的保护下分离引流袋与引流管 （5）应用消毒棉签沿引流管内口由内向外消毒2遍 （6）在无菌纱布的保护下连接新的引流袋与引流管 （7）取下止血钳，观察引流是否通畅 （8）引流袋上标明时间、日期，引流管上有标识 （9）将换下引流袋中的引流液倒入量杯，计量。引流袋弃于黄色垃圾袋中	引流液放入含氯消毒剂浸泡消毒，普通引流液浸泡浓度为500mg/L，感染性引流液浸泡浓度为1500mg/L，浸泡30min后倒入下水道。量杯用500mg/L的含氯消毒剂浸泡消毒30min后用清水清洗晾干备用
固定 （1）将引流管用胶带"S"形固定于皮肤，以防止滑脱 （2）连接管用安全别针固定于衣服或床单上	告知老年人引流管勿打折、牵拉，避免脱出，活动时引流袋位置必须低于切口平面。如无特殊禁忌，保持半卧位，利于引流
整理用物 （1）整理用物，垃圾分类放置 （2）洗手，正确记录引流液颜色、性状、量	

3.腹腔引流管护理操作考核评分标准

序号	检查项目	标 准	标准分值	得分	备注（要点及扣分说明）
1	目的（10分）	排除腹腔脓液、气体	5		
2		明确病因诊断	5		
3	解释评估（10分）	严格查对	3		
4		解释操作目的	3		
5		评估老年人病情及引流情况	4		
6	准备（20分）	洗手、戴口罩	5		
7		为老年人安置体位	5		
8		用物准备齐全	5		
9		关闭门窗	5		
10	操作流程（40分）	洗手、戴口罩	5		
11		再次查对、解释，安置体位	5		
12		检查伤口，暴露引流管，注意保暖	5		
13		检查无菌引流袋的质量、有效期、有无破损或扭曲	5		
14		铺治疗巾，用血管钳夹住引流管	5		
15		戴手套，将引流液倒入量杯中，观察引流液	5		
16		碘伏棉签消毒2次，连接引流管	5		
17		连接新的引流袋，松开止血钳，挤压观察引流是否通畅	5		
18	整理用物（10分）	整理床单位，协助老年人穿好衣服	3		
19		在引流器上写明更换日期及时间，贴管路标识	5		
20		清理用物，洗手、记录	2		
21	质量评分（10分）	严格无菌操作，手法熟练	5		
22		老年人理解、配合	5		
总分			100		

二十四、尿管护理

1. **用物准备**　准备治疗车、一次性无菌导尿包、成人护理垫、尿管标识，必要时备屏风、便盆、浴巾。

2. **尿管护理技术操作流程图**

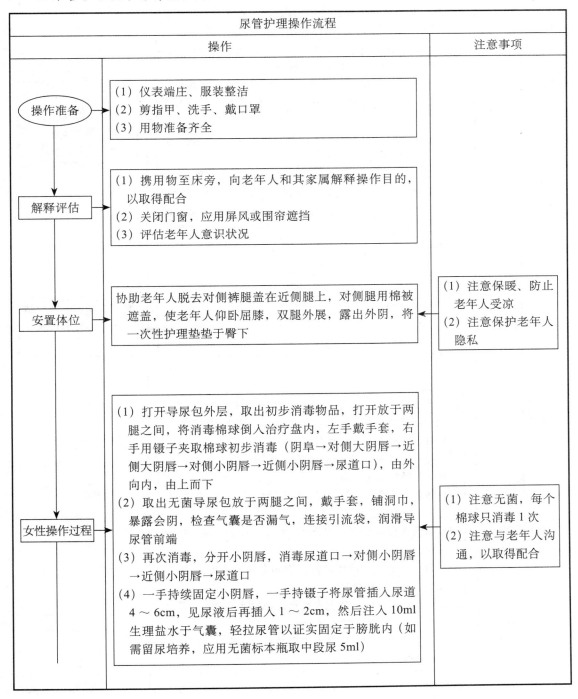

尿管护理操作流程	
操作	注意事项
操作准备 （1）仪表端庄、服装整洁 （2）剪指甲、洗手、戴口罩 （3）用物准备齐全	
解释评估 （1）携用物至床旁，向老年人和其家属解释操作目的，以取得配合 （2）关闭门窗，应用屏风或围帘遮挡 （3）评估老年人意识状况	
安置体位 协助老年人脱去对侧裤腿盖在近侧腿上，对侧腿用棉被遮盖，使老年人仰卧屈膝，双腿外展，露出外阴，将一次性护理垫垫于臀下	（1）注意保暖、防止老年人受凉 （2）注意保护老年人隐私
女性操作过程 （1）打开导尿包外层，取出初步消毒物品，打开放于两腿之间，将消毒棉球倒入治疗盘内，左手戴手套，右手用镊子夹取棉球初步消毒（阴阜→对侧大阴唇→近侧大阴唇→对侧小阴唇→近侧小阴唇→尿道口），由外向内，由上而下 （2）取出无菌导尿包放于两腿之间，戴手套，铺洞巾，暴露会阴，检查气囊是否漏气，连接引流袋，润滑导尿管前端 （3）再次消毒，分开小阴唇，消毒尿道口→对侧小阴唇→近侧小阴唇→尿道口 （4）一手持续固定小阴唇，一手持镊子将尿管插入尿道 4～6cm，见尿液后再插入 1～2cm，然后注入 10ml 生理盐水于气囊，轻拉尿管以证实固定于膀胱内（如需留尿培养，应用无菌标本瓶取中段尿 5ml）	（1）注意无菌，每个棉球只消毒 1 次 （2）注意与老年人沟通，以取得配合

续表

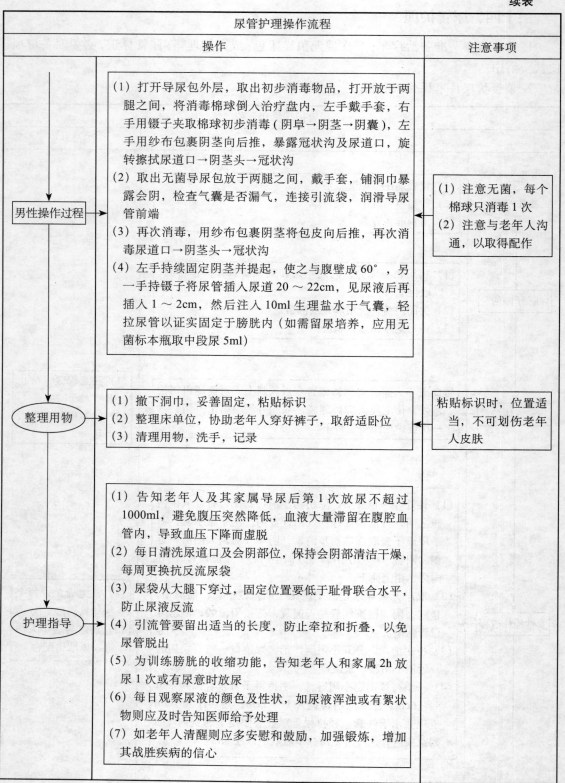

尿管护理操作流程	
操作	注意事项

男性操作过程

(1) 打开导尿包外层，取出初步消毒物品，打开放于两腿之间，将消毒棉球倒入治疗盘内，左手戴手套，右手用镊子夹取棉球初步消毒（阴阜→阴茎→阴囊），左手用纱布包裹阴茎向后推，暴露冠状沟及尿道口，旋转擦拭尿道口→阴茎头→冠状沟

(2) 取出无菌导尿包放于两腿之间，戴手套，铺洞巾暴露会阴，检查气囊是否漏气，连接引流袋，润滑导尿管前端

(3) 再次消毒，用纱布包裹阴茎将包皮向后推，再次消毒尿道口→阴茎头→冠状沟

(4) 左手持续固定阴茎并提起，使之与腹壁成60°，另一手持镊子将尿管插入尿道20～22cm，见尿液后再插入1～2cm，然后注入10ml生理盐水于气囊，轻拉尿管以证实固定于膀胱内（如需留尿培养，应用无菌标本瓶取中段尿5ml）

注意事项：
(1) 注意无菌，每个棉球只消毒1次
(2) 注意与老年人沟通，以取得配作

整理用物

(1) 撤下洞巾，妥善固定，粘贴标识

(2) 整理床单位，协助老年人穿好裤子，取舒适卧位

(3) 清理用物，洗手，记录

注意事项：
粘贴标识时，位置适当，不可划伤老年人皮肤

护理指导

(1) 告知老年人及其家属导尿后第1次放尿不超过1000ml，避免腹压突然降低，血液大量滞留在腹腔血管内，导致血压下降而虚脱

(2) 每日清洗尿道口及会阴部位，保持会阴部清洁干燥，每周更换抗反流尿袋

(3) 尿袋从大腿下穿过，固定位置要低于耻骨联合水平，防止尿液反流

(4) 引流管要留出适当的长度，防止牵拉和折叠，以免尿管脱出

(5) 为训练膀胱的收缩功能，告知老年人和家属2h放尿1次或有尿意时放尿

(6) 每日观察尿液的颜色及性状，如尿液浑浊或有絮状物则应及时告知医师给予处理

(7) 如老年人清醒则应多安慰和鼓励，加强锻炼，增加其战胜疾病的信心

3. 尿管护理操作考核评分标准

序号	检查项目	标　准	标准分值	得分	备注（要点及扣分说明）
1	准备（5分）	着装符合要求，剪指甲、洗手、戴口罩	2.5		
2		物品准备齐全	2.5		
3	解释评估（10分）	严格查对，解释得当	4		
4		遮挡老年人	3		
5		评估老年人全面情况	3		
6	安置体位（10分）	体位符合要求	2.5		
7		脱裤子、垫尿垫方法正确	2.5		
8		注意保暖	2		
9		注意保护老年人隐私	3		
10	操作过程（40分）	消毒顺序、方法正确	5		
11		消毒动作轻柔	5		
12		无菌棉球与污染棉球分开放置	5		
13		检查气囊是否漏气，连接引流袋，润滑导尿管	5		
14		再次消毒顺序、方法正确	5		
15		操作过程中关心老年人，询问其反应	5		
16		见尿后再将导管插入 1～2cm	5		
17		注生理盐水至气囊，轻拉尿管	5		
18	整理用物（25分）	妥善固定尿管，粘贴标识	5		
19		整理床单位，协助老年人穿好衣服	5		
20		清理用物，洗手、记录	5		
21		向家属和老年人做好术后指导	10		
22	质量评定（10分）	严格无菌操作，手法熟练	5		
23		语言沟通得当、有效	5		
总分			100		

二十五、出入量观察与记录

1. 用物准备　准备记录单、笔、带有刻度的水杯、测量用品（量杯、弹簧秤等），食物含水换算表。

2. 出入量观察与记录操作流程图

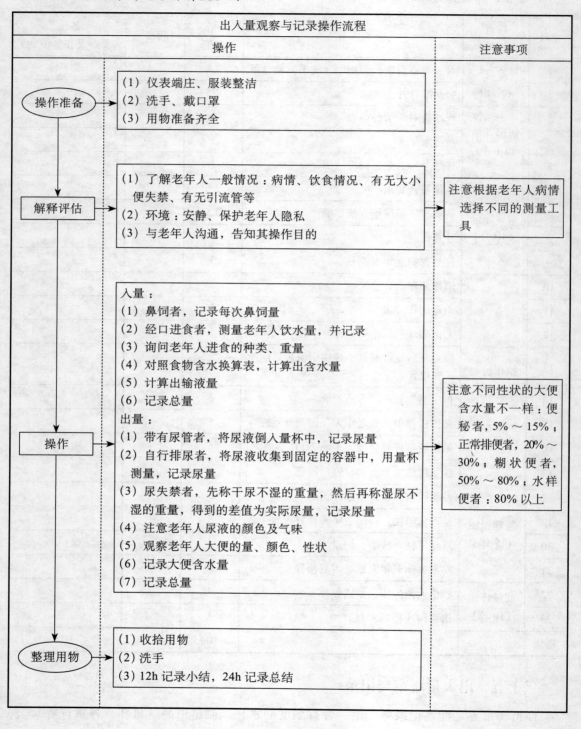

出入量观察与记录操作流程	
操作	注意事项
操作准备 → （1）仪表端庄、服装整洁 （2）洗手、戴口罩 （3）用物准备齐全	
解释评估 → （1）了解老年人一般情况：病情、饮食情况、有无大小便失禁、有无引流管等 （2）环境：安静、保护老年人隐私 （3）与老年人沟通，告知其操作目的	注意根据老年人病情选择不同的测量工具
操作 → 入量： （1）鼻饲者，记录每次鼻饲量 （2）经口进食者，测量老年人饮水量，并记录 （3）询问老年人进食的种类、重量 （4）对照食物含水换算表，计算出含水量 （5）计算出输液量 （6）记录总量 出量： （1）带有尿管者，将尿液倒入量杯中，记录尿量 （2）自行排尿者，将尿液收集到固定的容器中，用量杯测量，记录尿量 （3）尿失禁者，先称干尿不湿的重量，然后再称湿尿不湿的重量，得到的差值为实际尿量，记录尿量 （4）注意老年人尿液的颜色及气味 （5）观察老年人大便的量、颜色、性状 （6）记录大便含水量 （7）记录总量	注意不同性状的大便含水量不一样：便秘者，5%～15%；正常排便者，20%～30%；糊状便者，50%～80%；水样便者：80%以上
整理用物 → （1）收拾用物 （2）洗手 （3）12h 记录小结，24h 记录总结	

3. 出入量观察与记录操作考核评分标准

序号	检查项目	标　准	标准分值	得分	备注（要点及扣分说明）
1	准备（10分）	着装符合要求	3		
2		物品准备齐全	3		
3		洗手、戴口罩	4		
4	解释评估（10分）	与老年人沟通，告知观察及记录出入量的目的及注意事项，取得配合	5		
5		了解老年人病情、体重、意识、活动、有无大小便失禁、有无引流管等	3		
6		环境安静，保护老年人隐私	2		
7	操作（55分）	鼻饲者，记录每次鼻饲量	4		
8		经口进食者，测量老年人饮水量	6		
9		询问老年人进食的种类、重量，对照食物含水换算表，计算出含水量	10		
10		计算总入量：饮水量、输液量、食物中的含水量	5		
11		（1）带尿管者，将尿液倒入量杯中，记录尿量 （2）尿失禁者，先称干尿不湿的重量，然后再称湿尿不湿的重量，得到的差值为实际尿量，带有尿管者，将尿液倒入量杯中，记录尿量重量，记录尿量	10		
12		注意老年人尿液的颜色及气味	5		
13		观察老年人大便的量、颜色、性状，记录大便含水量	10		
14		计算总出量：尿量、大便量、呕吐量、痰液量等	5		
15	整理（10分）	妥善清理用物	2		
16		洗手	2		
17		记录	6		
18	整体印象（15分）	计量方法正确	5		
19		结果记录准确	5		
20		过程熟练	5		
总分			100		

二十六、神志观察与记录

1. 用物准备　记录单、笔。
2. 神志观察与记录操作流程图

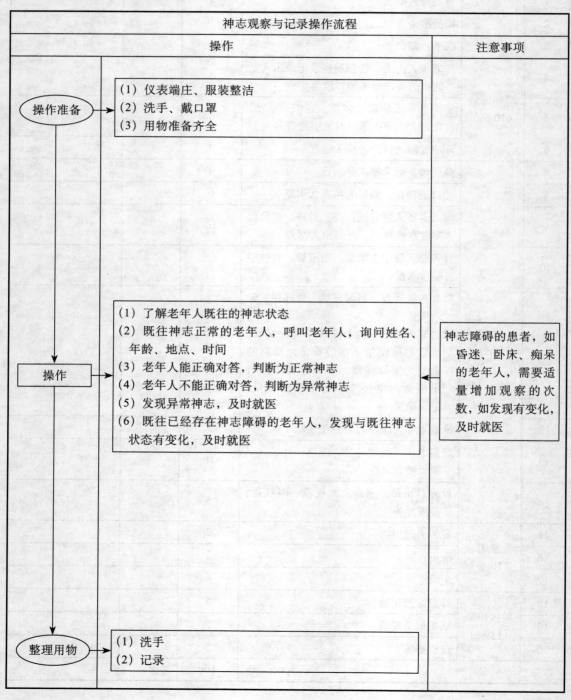

神志观察与记录操作流程	
操作	注意事项
操作准备 → (1) 仪表端庄、服装整洁 (2) 洗手、戴口罩 (3) 用物准备齐全	
操作 → (1) 了解老年人既往的神志状态 (2) 既往神志正常的老年人，呼叫老年人，询问姓名、年龄、地点、时间 (3) 老年人能正确对答，判断为正常神志 (4) 老年人不能正确对答，判断为异常神志 (5) 发现异常神志，及时就医 (6) 既往已经存在神志障碍的老年人，发现与既往神志状态有变化，及时就医	神志障碍的患者，如昏迷、卧床、痴呆的老年人，需要适量增加观察的次数，如发现有变化，及时就医
整理用物 → (1) 洗手 (2) 记录	

3. 神志观察与记录操作考核评分标准

序号	检查项目	标　准	标准分值	得分	备注（要点及扣分说明）
1	准备（10分）	仪表端庄，服装整洁	3		
2		洗手、戴口罩	3		
3		物品准备齐全	4		
4	解释评估（10分）	根据老年人的病情及主诉，确定观察时机	4		
5		告知老年人观察神志状态的目的和意义	3		
6		与老年人沟通时语言规范，态度和蔼	3		
7	操作（65分）	观察老年人是否处于睡眠状态	10		
8		呼叫老年人，询问老年人的姓名、年龄等	10		
9		老年人正确对答，判断为"清醒"	10		
10		老年人不能正确对答，判断为非清醒状态	10		
11		取手电筒，观察瞳孔	5		
12		将手电光源从一侧眼的外侧，迅速移向瞳孔，并迅速离开。然后以同样的方法观察另一侧瞳孔	10		
13		如有异常，及时通知医师	10		
14	整理（10分）	收拾用物	3		
15		洗手	4		
16		记录	3		
17	整体印象（5分）	动作轻柔	2		
18		判断正确	1		
19		记录完整	2		
总分			100		

二十七、睡眠观察与记录

1. 用物准备　准备记录单、笔，必要时备被子、褥子、毛毯等。

2. 睡眠观察与记录操作流程图

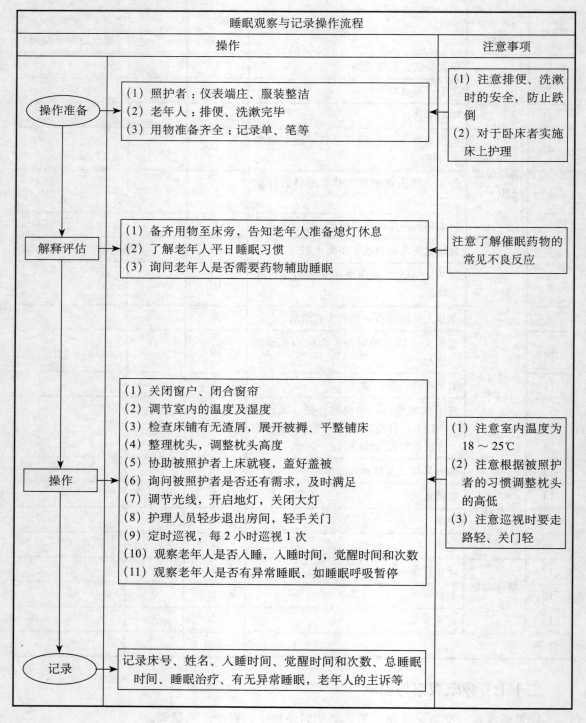

睡眠观察与记录操作流程	
操作	注意事项
操作准备 （1）照护者：仪表端庄、服装整洁 （2）老年人：排便、洗漱完毕 （3）用物准备齐全：记录单、笔等	（1）注意排便、洗漱时的安全，防止跌倒 （2）对于卧床者实施床上护理
解释评估 （1）备齐用物至床旁，告知老年人准备熄灯休息 （2）了解老年人平日睡眠习惯 （3）询问老年人是否需要药物辅助睡眠	注意了解催眠药物的常见不良反应
操作 （1）关闭窗户、闭合窗帘 （2）调节室内的温度及湿度 （3）检查床铺有无渣屑，展开被褥、平整铺床 （4）整理枕头，调整枕头高度 （5）协助被照护者上床就寝，盖好盖被 （6）询问被照护者是否还有需求，及时满足 （7）调节光线，开启地灯，关闭大灯 （8）护理人员轻步退出房间，轻手关门 （9）定时巡视，每 2 小时巡视 1 次 （10）观察老年人是否入睡，入睡时间，觉醒时间和次数 （11）观察老年人是否有异常睡眠，如睡眠呼吸暂停	（1）注意室内温度为18～25℃ （2）注意根据被照护者的习惯调整枕头的高低 （3）注意巡视时要走路轻、关门轻
记录 记录床号、姓名、入睡时间、觉醒时间和次数、总睡眠时间、睡眠治疗、有无异常睡眠，老年人的主诉等	

3. 睡眠观察与记录操作考核评分标准

序号	检查项目	标 准	标准分值	得分	备注（要点及扣分说明）
1	准备（10分）	仪表端庄，着装整洁	3		
2		物品准备齐全	3		
3		被照护者排便、洗漱完毕	4		
4	解释评估（10分）	向被照护者解释准备熄灯休息	3		
5		了解老年人平日睡眠习惯	4		
6		与老年人沟通时语言规范、态度和蔼	3		
7	操作（65分）	关闭窗户、闭合窗帘，调节室内的温度及湿度	9		
8		检查床铺有无渣屑，展开被褥、平整铺床，调整枕头	12		
9		协助被照护者上床就寝，盖好盖被	5		
10		询问被照护者是否还有需求，及时满足	6		
11		调节光线，开启地灯，关闭大灯，退出房间	8		
12		定时巡视，每2小时巡视1次	6		
13		护理人员轻步退出房间，轻手关门	6		
14		观察老年人是否入睡、入睡时间、觉醒时间和次数	8		
15		观察老年人是否有异常睡眠，如睡眠呼吸暂停	5		
16	整理记录（10分）	整理用物	2		
17		记录床号、姓名、入睡时间、觉醒时间和次数、睡眠时间、有无异常睡眠等	8		
18	整体印象（5分）	动作轻柔	1		
19		过程熟练	2		
20		老年人舒适，无不适主诉	2		
总分			100		

二十八、尸体料理

1. 用物准备　准备治疗盘，内备衣裤、尸单、弯血管钳、剪刀、尸体识别卡3张、别针3枚、无菌棉球适量、梳子、绷带、松节油、弯盘等，擦洗用具：脸盆、毛巾等。

2. 尸体料理操作流程图

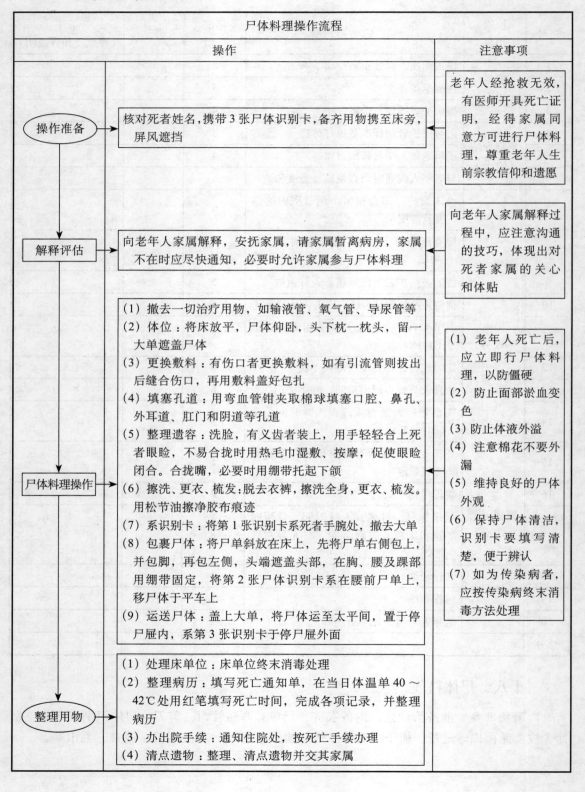

尸体料理操作流程	
操作	注意事项
操作准备 → 核对死者姓名,携带 3 张尸体识别卡,备齐用物携至床旁,屏风遮挡	老年人经抢救无效,有医师开具死亡证明,经得家属同意方可进行尸体料理,尊重老年人生前宗教信仰和遗愿
解释评估 → 向老年人家属解释,安抚家属,请家属暂离病房,家属不在时应尽快通知,必要时允许家属参与尸体料理	向老年人家属解释过程中,应注意沟通的技巧,体现出对死者家属的关心和体贴
尸体料理操作 → (1)撤去一切治疗用物,如输液管、氧气管、导尿管等 (2)体位:将床放平,尸体仰卧,头下枕一枕头,留一大单遮盖尸体 (3)更换敷料:有伤口者更换敷料,如有引流管则拔出后缝合伤口,再用敷料盖好包扎 (4)填塞孔道:用弯血管钳夹取棉球填塞口腔、鼻孔、外耳道、肛门和阴道等孔道 (5)整理遗容:洗脸,有义齿者装上,用手轻轻合上死者眼睑,不易合拢时用热毛巾湿敷、按摩,促使眼睑闭合。合拢嘴,必要时用绷带托起下颌 (6)擦洗、更衣、梳发:脱去衣裤,擦洗全身,更衣、梳发。用松节油擦净胶布痕迹 (7)系识别卡:将第 1 张识别卡系死者手腕处,撤去大单 (8)包裹尸体:将尸单斜放在床上,先将尸单右侧包上,并包脚,再包左侧,头端遮盖头部,在胸、腰及踝部用绷带固定,将第 2 张尸体识别卡系在腰前尸单上,移尸体于平车上 (9)运送尸体:盖上大单,将尸体运至太平间,置于停尸屉内,系第 3 张识别卡于停尸屉外面	(1)老年人死亡后,应立即行尸体料理,以防僵硬 (2)防止面部淤血变色 (3)防止体液外溢 (4)注意棉花不要外漏 (5)维持良好的尸体外观 (6)保持尸体清洁,识别卡要填写清楚,便于辨认 (7)如为传染病者,应按传染病终末消毒方法处理
整理用物 → (1)处理床单位:床单位终末消毒处理 (2)整理病历:填写死亡通知单,在当日体温单 40～42℃处用红笔填写死亡时间,完成各项记录,并整理病历 (3)办出院手续:通知住院处,按死亡手续办理 (4)清点遗物:整理、清点遗物并交其家属	

3. 尸体料理评分标准

序号	检查项目	标　准	标准分值	得分	备注（要点及扣分说明）
1	准备（10分）	护士准备：着装整洁、洗手、戴口罩及帽子	3		
2		物品准备齐全	3		
3		环境整洁、温度适宜，备屏风	4		
4	解释评估（10分）	有医师开具死亡证明，核对死者姓名	4		
5		向老年人家属解释，安抚家属，请家属暂离病房，家属不在时应尽快通知，必要时允许家属参与尸体护理	3		
6		与家属沟通时语言规范、态度和蔼	3		
7	操作（65分）	核对死者姓名，填写尸体识别卡	10		
8		撤离治疗和抢救的各种仪器、物品	5		
9		将死者取平卧位	10		
10		拔除各种管道，缝合处理开放伤口，去除胶布痕迹	5		
11		水温适宜（一般40～45℃），清洁面部，按摩眼睑使之闭合，有义齿者代为装上，依次擦洗上肢、胸部、腹部、背部及下肢	10		
12		穿上衣裤、修理头发，系识别卡，将第1张尸体识别卡系死者手腕处，大单包裹尸体	10		
13		再次核对死者姓名，将第2张尸体识别卡系在腰前尸单上	10		
14		尸体运至太平间，放于停尸屉内，系第3张尸体识别卡于停尸屉外面	5		
15	整理（10分）	整理用物，清点遗物交给家属，消毒、整理床单位，洗手，处理医嘱病历，填写各种表格，在当日体温单40～42℃处用红笔写填死亡时间	5		
16		技术娴熟，符合操作流程	5		
17	操作后（5分）	料理完毕后，清理用物	2		
18		按要求对床单位及病室进行终末消毒	3		
总分			100		

第 5 章 / 急救安全防护

一、心肺复苏

1. 用物准备　准备简易呼吸器、手电、纱布、按压板、污物盘。

2. 心肺复苏操作流程图

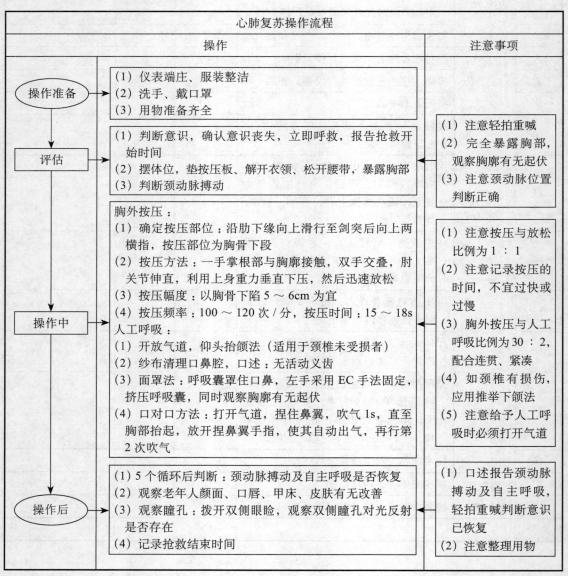

心肺复苏操作流程	
操作	注意事项
操作准备 (1) 仪表端庄、服装整洁 (2) 洗手、戴口罩 (3) 用物准备齐全	
评估 (1) 判断意识，确认意识丧失，立即呼救，报告抢救开始时间 (2) 摆体位，垫按压板、解开衣领、松开腰带，暴露胸部 (3) 判断颈动脉搏动	(1) 注意轻拍重喊 (2) 完全暴露胸部，观察胸廓有无起伏 (3) 注意颈动脉位置判断正确
操作中 胸外按压： (1) 确定按压部位：沿肋下缘向上滑行至剑突后向上两横指，按压部位为胸骨下段 (2) 按压方法：一手掌根部与胸廓接触，双手交叠，肘关节伸直，利用上身重力垂直下压，然后迅速放松 (3) 按压幅度：以胸骨下陷 5～6cm 为宜 (4) 按压频率：100～120 次/分，按压时间：15～18s 人工呼吸： (1) 开放气道，仰头抬颌法（适用于颈椎未受损者） (2) 纱布清理口鼻腔，口述：无活动义齿 (3) 面罩法：呼吸囊罩住口鼻，左手采用 EC 手法固定，挤压呼吸囊，同时观察胸廓有无起伏 (4) 口对口方法：打开气道，捏住鼻翼，吹气 1s，直至胸部抬起，放开捏鼻翼手指，使其自动出气，再行第 2 次吹气	(1) 注意按压与放松比例为 1：1 (2) 注意记录按压的时间，不宜过快或过慢 (3) 胸外按压与人工呼吸比例为 30：2，配合连贯、紧凑 (4) 如颈椎有损伤，应用推举下颌法 (5) 注意给予人工呼吸时必须打开气道
操作后 (1) 5 个循环后判断：颈动脉搏动及自主呼吸是否恢复 (2) 观察老年人颜面、口唇、甲床、皮肤有无改善 (3) 观察瞳孔：拨开双侧眼睑，观察双侧瞳孔对光反射是否存在 (4) 记录抢救结束时间	(1) 口述报告颈动脉搏动及自主呼吸，轻拍重喊判断意识已恢复 (2) 注意整理用物

3. 心肺复苏操作考核评分标准

序号	检查项目	标　准	标准分值	得分	备注（要点及扣分说明）
1	准备（7分）	仪表端庄、服装整洁	1		
2		洗手、戴口罩	1		
3		准备简易呼吸器、手电、纱布、按压板、污物盘	5		
4	评估（15分）	判断意识：确认意识丧失（轻拍重喊），立即呼救；报告抢救开始时间	3		
5		摆体位：去枕平卧，胸下垫胸外按压板，解开衣领、松开腰带，暴露胸部	4		
6		判断颈动脉搏动：右手示指和中指并拢，触及老年人气管正中部（相当于喉结部位），旁开两指至胸锁乳突肌前缘凹陷处，同时观察胸廓有无起伏，如无搏动，立即行心肺复苏。8s＜判断时间＜10s	8		
7	操作中（50分）	确定按压部位：右手示指和中指并拢，沿肋下缘向上滑行至剑突，按压部位为胸骨下段	10		
8		按压方法：一手掌根部与胸廓接触，双手交叠，肘关节伸直，利用上身重力垂直下压，然后迅速放松	5		
9		按压幅度：以胸骨下陷5～6cm为宜（1分／循环）	10		
10		按压频率：100～120次／分，按压时间：15～18s（1分／循环）	5		
11		开放气道：仰头抬颏法（颈椎未受损者），用纱布清理口腔（纱布入口）、鼻腔分泌物；口述：无活动义齿	10		
12		人工呼吸（口对口）：左手掌按压老年人前额使其头后仰，右手中指和示指抬起患者下颏，拉开下唇，使口稍张，左手拇指和示指捏住患者鼻翼，吹气1s，直至老年人胸部抬起，放开捏鼻翼手指，使老年人自动出气，再行第2次吹气	10		
13	操作后（18分）	5个循环后判断：是否能触及颈动脉搏动(10s)、自主呼吸恢复	4		
14		口述报告：能触及颈动脉搏动，自主呼吸恢复	2		
15		口述报告：意识恢复	2		
16		观察老年人颜面、口唇、甲床、皮肤情况	4		
17		观察瞳孔：拨开双侧眼睑，观察双侧瞳孔对光反射（口述报告：双侧瞳孔等大正圆、对光反射存在）	4		
18		记录抢救结束时间	2		
19	整理（5分）	撤出按压板，整理床单位	2		
20		洗手、记录、签字	3		
21	整体印象（5分）	抢救意识强	2		
22 23		动作迅速、稳重、准确，操作时间5min	3		
总分			100		

二、伤口处理

1.用物准备　准备消毒清洗液、清洁手套、无菌换药弯盘、无菌纱布、无菌棉球、伤口测量工具、胶布等（必要时备棉签、无菌剪刀、无菌手套、新型敷料、细菌培养管等）。

2.伤口处理技术操作流程图

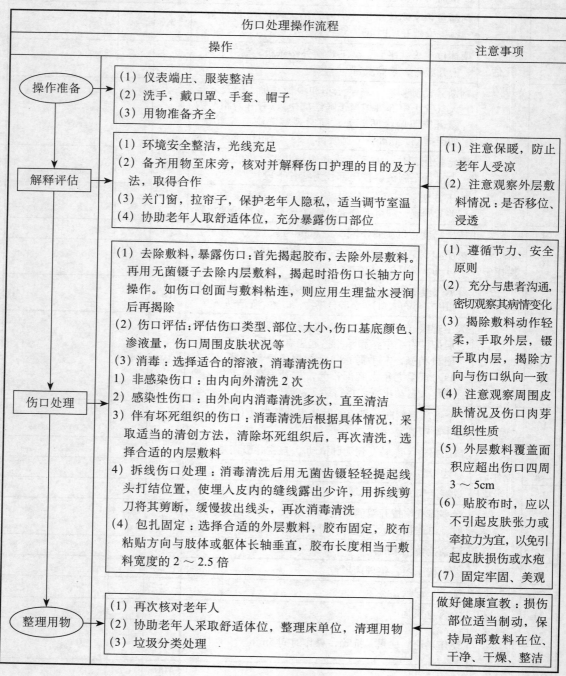

伤口处理操作流程		
操作		注意事项
操作准备	(1) 仪表端庄、服装整洁 (2) 洗手，戴口罩、手套、帽子 (3) 用物准备齐全	
解释评估	(1) 环境安全整洁，光线充足 (2) 备齐用物至床旁，核对并解释伤口护理的目的及方法，取得合作 (3) 关门窗，拉帘子，保护老年人隐私，适当调节室温 (4) 协助老年人取舒适体位，充分暴露伤口部位	(1) 注意保暖，防止老年人受凉 (2) 注意观察外层敷料情况：是否移位、浸透
伤口处理	(1) 去除敷料，暴露伤口：首先揭起胶布，去除外层敷料。再用无菌镊子去除内层敷料，揭起时沿伤口长轴方向操作。如伤口创面与敷料粘连，则应用生理盐水浸润后再揭除 (2) 伤口评估：评估伤口类型、部位、大小，伤口基底颜色、渗液量，伤口周围皮肤状况等 (3) 消毒：选择适合的溶液，消毒清洗伤口 1) 非感染伤口：由内向外清洗2次 2) 感染性伤口：由外向内消毒清洗多次，直至清洁 3) 伴有坏死组织的伤口：消毒清洗后根据具体情况，采取适当的清创方法，清除坏死组织后，再次清洗，选择合适的内层敷料 4) 拆线伤口处理：消毒清洗后用无菌齿镊轻轻提起线头打结位置，使埋入皮内的缝线露出少许，用拆线剪刀将其剪断，缓慢拔出线头，再次消毒清洗 (4) 包扎固定：选择合适的外层敷料，胶布固定，胶布粘贴方向与肢体或躯体长轴垂直，胶布长度相当于敷料宽度的2～2.5倍	(1) 遵循节力、安全原则 (2) 充分与患者沟通，密切观察其病情变化 (3) 揭除敷料动作轻柔，手取外层，镊子取内层，揭除方向与伤口纵向一致 (4) 注意观察周围皮肤情况及伤口肉芽组织性质 (5) 外层敷料覆盖面积应超出伤口四周3～5cm (6) 贴胶布时，应以不引起皮肤张力或牵拉力为宜，以免引起皮肤损伤或水疱 (7) 固定牢固、美观
整理用物	(1) 再次核对老年人 (2) 协助老年人采取舒适体位，整理床单位，清理用物 (3) 垃圾分类处理	做好健康宣教：损伤部位适当制动，保持局部敷料在位、干净、干燥、整洁

3. 伤口处理操作考核评分标准

序号	检查项目	标准	标准分值	得分	备注(要点及扣分说明)
1	准备 (10分)	着装符合要求,洗手,戴口罩、手套、帽子	3		
2		物品准备齐全	3		
3		环境整洁、温度适宜	4		
4	解释评估 (10分)	核对无误,解释操作目的清楚	4		
5		询问老年人需求	3		
6		与老年人沟通时语言规范、态度和蔼	3		
7	操作 (65分)	老年人体位舒适,伤口部位暴露充分	10		
8		揭除敷料方法、力度得当	5		
9		准确评估伤口情况,消毒清洗剂选择合适	10		
10		准确测量伤口大小	5		
11		消毒清洗力度得当,遵循无菌原则,符合伤口需求	10		
12		注意观察老年人病情变化	10		
13		内层敷料选择合适,符合伤口需求	10		
14		外层敷料选择合适,固定牢固,松紧度适宜,美观	5		
15	整理 (10分)	再次核对	3		
16		用物分类处理,洗手	4		
17		协助老年人取舒适卧位,适当宣教	3		
18	整体印象 (5分)	动作轻柔、节力,遵循无菌原则	2		
19		床单位整洁	1		
20		老年人无不适主诉	2		
总分			100		

三、床档使用

1. 用物准备   准备速干手消毒液。
2. 床档使用技术操作流程图

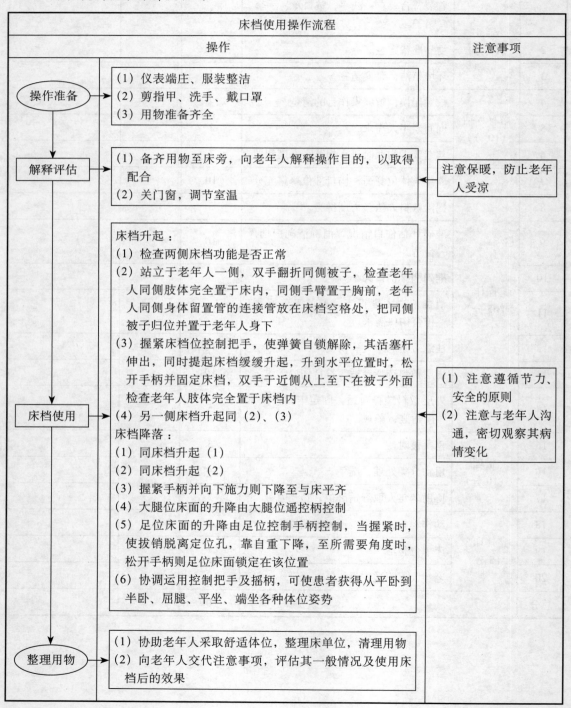

床档使用操作流程	
操作	注意事项
操作准备 → (1) 仪表端庄、服装整洁 (2) 剪指甲、洗手、戴口罩 (3) 用物准备齐全	
解释评估 → (1) 备齐用物至床旁，向老年人解释操作目的，以取得配合 (2) 关门窗，调节室温	注意保暖，防止老年人受凉
床档使用 → 床档升起： (1) 检查两侧床档功能是否正常 (2) 站立于老年人一侧，双手翻折同侧被子，检查老年人同侧肢体完全置于床内，同侧手臂置于胸前，老年人同侧身体留置管的连接管放在床档空格处，把同侧被子归位并置于老年人身下 (3) 握紧床档位控制把手，使弹簧自锁解除，其活塞杆伸出，同时提起床档缓缓升起，升到水平位置时，松开手柄并固定床档，双手于近侧从上至下在被子外面检查老年人肢体完全置于床档内 (4) 另一侧床档升起同（2）、（3） 床档降落： (1) 同床档升起（1） (2) 同床档升起（2） (3) 握紧手柄并向下施力则下降至与床平齐 (4) 大腿位床面的升降由大腿位遥控柄控制 (5) 足位床面的升降由足位控制手柄控制，当握紧时，使拔销脱离定位孔，靠自重下降，至所需要角度时，松开手柄则足位床面锁定在该位置 (6) 协调运用控制把手及摇柄，可使患者获得从平卧到半卧、屈腿、平坐、端坐各种体位姿势	(1) 注意遵循节力、安全的原则 (2) 注意与老年人沟通，密切观察其病情变化
整理用物 → (1) 协助老年人采取舒适体位，整理床单位，清理用物 (2) 向老年人交代注意事项，评估其一般情况及使用床档后的效果	

3. 床档操作考核评分标准

序号	检查项目	标　准	标准分值	得分	备注（要点及扣分说明）
1	准备（10分）	着装符合要求，剪指甲、洗手、戴口罩	3		
2		环境整洁、温度适宜	2		
3		床档整洁	5		
4	解释评估（10分）	了解老年人病情变化、生活习惯、自理能力及心理状态	4		
5		认真倾听老年人的需求和观察反应	3		
6		与老年人沟通时语言规范、态度和蔼	3		
7	操作（65分）	方法得当	5		
8		力度得当	5		
9		上臂置于胸前	10		
10		身体留置管的连接管放在床档空格处	10		
11		老年人肢体完全置于床档内	10		
12		老年人体位舒适	10		
13		观察老年人病情变化	10		
14		注意老年人安全	5		
15	整理（10分）	妥善清理用物，洗手	3		
16		协助老年人恢复舒适体位	4		
17		整理床单位	3		
18	整体印象（5分）	动作轻柔、节力	2		
19		床单位整洁	1		
20		老年人安全、舒适，无不适主诉	2		
总分			100		

四、约束带使用

1. 用物准备　准备约束带、速干手消毒液等。

2. 约束带使用技术操作流程图

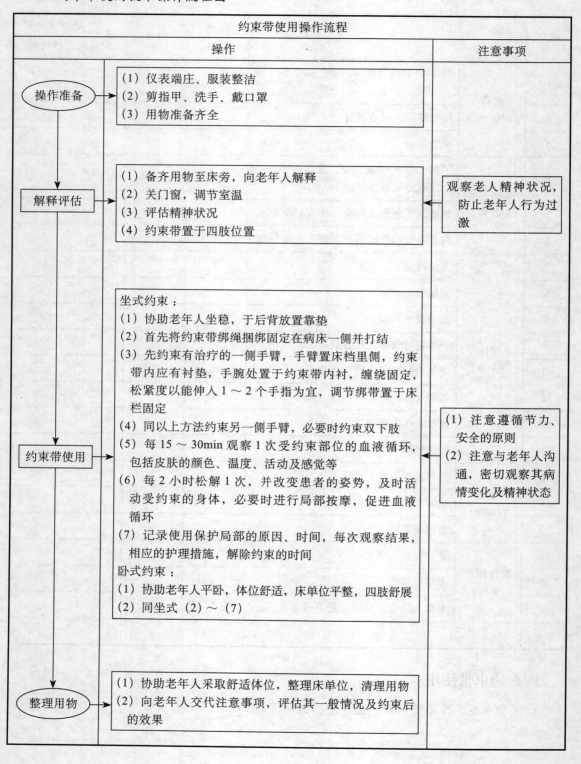

约束带使用操作流程	
操作	注意事项

操作准备
(1) 仪表端庄、服装整洁
(2) 剪指甲、洗手、戴口罩
(3) 用物准备齐全

解释评估
(1) 备齐用物至床旁，向老年人解释
(2) 关门窗，调节室温
(3) 评估精神状况
(4) 约束带置于四肢位置

注意事项： 观察老人精神状况，防止老年人行为过激

约束带使用
坐式约束：
(1) 协助老年人坐稳，于后背放置靠垫
(2) 首先将约束带绑绳捆绑固定在病床一侧并打结
(3) 先约束有治疗的一侧手臂，手臂置床档里侧，约束带内应有衬垫，手腕处置于约束带内衬，缠绕固定，松紧度以能伸入 1～2 个手指为宜，调节绑带置于床栏固定
(4) 同以上方法约束另一侧手臂，必要时约束双下肢
(5) 每 15～30min 观察 1 次受约束部位的血液循环，包括皮肤的颜色、温度、活动及感觉等
(6) 每 2 小时松解 1 次，并改变患者的姿势，及时活动受约束的身体，必要时进行局部按摩，促进血液循环
(7) 记录使用保护局部的原因、时间，每次观察结果，相应的护理措施，解除约束的时间
卧式约束：
(1) 协助老年人平卧，体位舒适，床单位平整，四肢舒展
(2) 同坐式 (2) ～ (7)

注意事项：
(1) 注意遵循节力、安全的原则
(2) 注意与老年人沟通，密切观察其病情变化及精神状态

整理用物
(1) 协助老年人采取舒适体位，整理床单位，清理用物
(2) 向老年人交代注意事项，评估其一般情况及约束后的效果

3. 约束带使用操作考核评分标准

序号	检查项目	标　准	标准分值	得分	备注（要点及扣分说明）
1	准备（10 分）	着装符合要求，剪指甲、洗手、戴口罩	3		
2		环境整洁、温度适宜	2		
3		准备约束带（1～4 个）	5		
4	解释评估（10 分）	了解老年人病情变化、生活习惯、自理能力及心理状态	4		
5		认真倾听老年人的需求和观察反应	3		
6		与老年人沟通时语言规范、态度和蔼	3		
7	操作（65 分）	方法得当	10		
8		力度得当	5		
9		老年人体位舒适	10		
10		动作轻柔	5		
11		约束带松紧适宜	10		
12		约束带固定牢靠	10		
13		注意观察老年人病情变化	10		
14		注意观察老年人情绪变化	5		
15	整理（10 分）	妥善清理用物，洗手	3		
16		协助老年人恢复舒适体位	4		
17		整理床单位	3		
18	整体印象（5 分）	动作轻柔、节力	2		
19		床单位整洁	1		
20		老年人情绪稳定、舒适，无不适主诉	2		
总分			100		

五、轮椅使用

1. 用物准备　准备轮椅、毛毯或外套（根据季节准备）、布鞋或防滑拖鞋、别针、软枕（按需要准备）。

2. 轮椅使用技术操作流程图

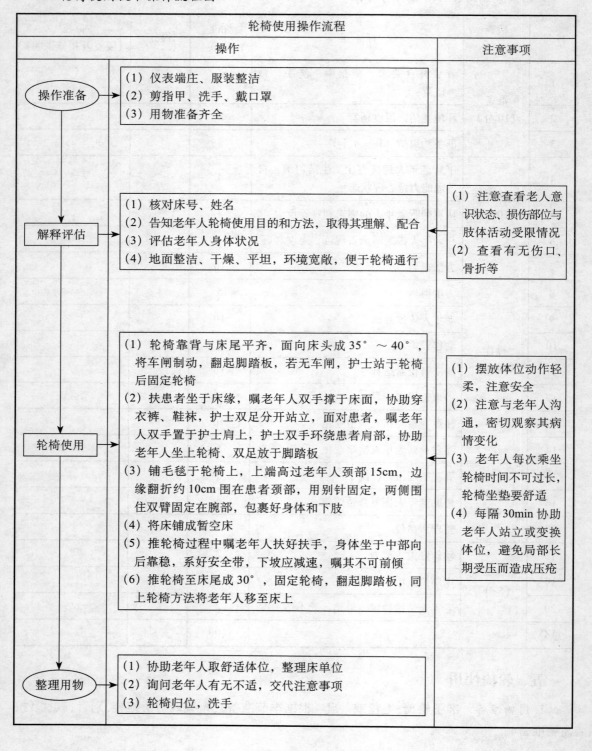

轮椅使用操作流程		
操作		**注意事项**
操作准备	(1) 仪表端庄、服装整洁 (2) 剪指甲、洗手、戴口罩 (3) 用物准备齐全	
解释评估	(1) 核对床号、姓名 (2) 告知老年人轮椅使用目的和方法,取得其理解、配合 (3) 评估老年人身体状况 (4) 地面整洁、干燥、平坦,环境宽敞,便于轮椅通行	(1) 注意查看老人意识状态、损伤部位与肢体活动受限情况 (2) 查看有无伤口、骨折等
轮椅使用	(1) 轮椅靠背与床尾平齐,面向床头成35°～40°,将车闸制动,翻起脚踏板,若无车闸,护士站于轮椅后固定轮椅 (2) 扶患者坐于床缘,嘱老年人双手撑于床面,协助穿衣裤、鞋袜,护士双足分开站立,面对患者,嘱老年人双手置于护士肩上,护士双手环绕患者肩部,协助老年人坐上轮椅、双足放于脚踏板 (3) 铺毛毯于轮椅上,上端高过老年人颈部15cm,边缘翻折约10cm围在患者颈部,用别针固定,两侧围住双臂固定在腕部,包裹好身体和下肢 (4) 将床铺成暂空床 (5) 推轮椅过程中嘱老年人扶好扶手,身体坐于中部向后靠稳,系好安全带,下坡应减速,嘱其不可前倾 (6) 推轮椅至床尾成30°,固定轮椅,翻起脚踏板,同上轮椅方法将老年人移至床上	(1) 摆放体位动作轻柔,注意安全 (2) 注意与老年人沟通,密切观察其病情变化 (3) 老年人每次乘坐轮椅时间不可过长,轮椅坐垫要舒适 (4) 每隔30min协助老年人站立或变换体位,避免局部长期受压而造成压疮
整理用物	(1) 协助老年人取舒适体位,整理床单位 (2) 询问老年人有无不适,交代注意事项 (3) 轮椅归位,洗手	

3.轮椅使用操作考核评分标准

序号	检查项目	标　准	标准分值	得分	备注（要点及扣分说明）
1	准备（10分）	着装符合要求，剪指甲、洗手、戴口罩	3		
2		物品准备齐全	3		
3		环境整洁、温度适宜	4		
4	解释评估（10分）	了解老年人病情变化、生活习惯、自理能力及心理状态	4		
5		认真倾听老年人的需求和观察反应	3		
6		与老年人沟通时语言规范、态度和蔼	3		
7	操作（65分）	轮椅放置位置合理	5		
8		搬运老年人力度恰当，符合节力原则	15		
9		老年人体位舒适	5		
10		注意保暖，毛毯固定良好	10		
11		系好安全带	10		
12		推轮椅速度合适	10		
13		注意观察老年人病情变化	10		
14	整理（10分）	妥善整理用物，洗手	3		
15		协助老年人取舒适体位	4		
16		整理床单位	3		
17	整体印象（5分）	动作轻柔、节力	2		
18		床单位整洁	1		
19		老年人舒适，无不适主诉	2		
总分			100		

六、拐杖使用

1.用物准备　准备拐杖1副。

2. 拐杖使用技术操作流程图

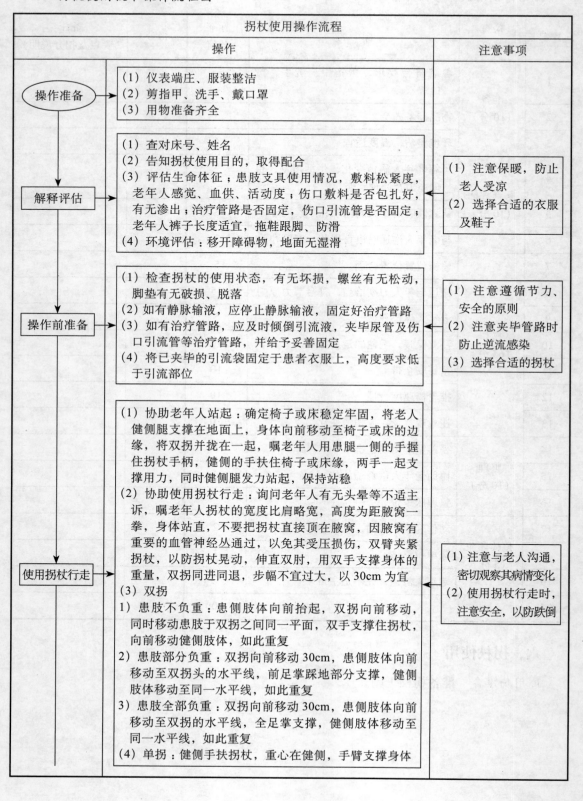

拐杖使用操作流程	
操作	注意事项
操作准备 （1）仪表端庄、服装整洁 （2）剪指甲、洗手、戴口罩 （3）用物准备齐全	
解释评估 （1）查对床号、姓名 （2）告知拐杖使用目的，取得配合 （3）评估生命体征；患肢支具使用情况，敷料松紧度，老年人感觉、血供、活动度；伤口敷料是否包扎好，有无渗出；治疗管路是否固定，伤口引流管是否固定；老年人裤子长度适宜，拖鞋跟脚、防滑 （4）环境评估：移开障碍物，地面无湿滑	（1）注意保暖，防止老人受凉 （2）选择合适的衣服及鞋子
操作前准备 （1）检查拐杖的使用状态，有无坏损，螺丝有无松动，脚垫有无破损、脱落 （2）如有静脉输液，应停止静脉输液，固定好治疗管路 （3）如有治疗管路，应及时倾倒引流液，夹毕尿管及伤口引流管等治疗管路，并给予妥善固定 （4）将已夹毕的引流袋固定于患者衣服上，高度要求低于引流部位	（1）注意遵循节力、安全的原则 （2）注意夹毕管路时防止逆流感染 （3）选择合适的拐杖
使用拐杖行走 （1）协助老年人站起：确定椅子或床稳定牢固，将老人健侧腿支撑在地面上，身体向前移动至椅子或床的边缘，将双拐并拢在一起，嘱老年人用患腿一侧的手握住拐杖手柄，健侧的手扶住椅子或床缘，两手一起支撑用力，同时健侧腿发力站起，保持站稳 （2）协助使用拐杖行走：询问老年人有无头晕等不适主诉，嘱老年人拐杖的宽度比肩略宽，高度为距腋窝一拳，身体站直，不要把拐杖直接顶在腋窝，因腋窝有重要的血管神经丛通过，以免其受压损伤，双臂夹紧拐杖，以防拐杖晃动，伸直双肘，用双手支撑身体的重量，双拐同进同退，步幅不宜过大，以30cm为宜 （3）双拐 1）患肢不负重：患侧肢体向前抬起，双拐向前移动，同时移动患肢于双拐之间同一平面，双手支撑住拐杖，向前移动健侧肢体，如此重复 2）患肢部分负重：双拐向前移动30cm，患侧肢体向前移动至双拐头的水平线，前足掌踩地部分支撑，健侧肢体移动至同一水平线，如此重复 3）患肢全部负重：双拐向前移动30cm，患侧肢体向前移动至双拐的水平线，全足掌支撑，健侧肢体移动至同一水平线，如此重复 （4）单拐：健侧手扶拐杖，重心在健侧，手臂支撑身体	（1）注意与老人沟通，密切观察其病情变化 （2）使用拐杖行走时，注意安全，以防跌倒

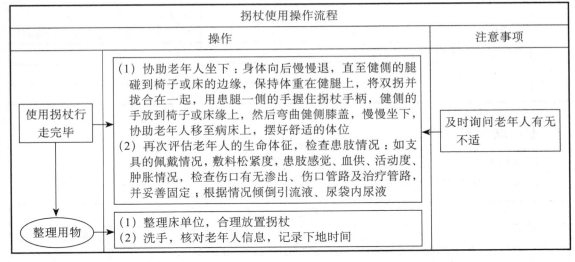

3. 拐杖使用操作考核评分标准

序号	检查项目	标 准	标准分值	得分	备注（要点及扣分说明）
1	准备（10分）	着装符合要求，剪指甲、洗手、戴口罩	3		
2		物品准备齐全	3		
3		环境：整洁、安静、无障碍物、地面无湿滑	4		
4	解释评估（10分）	告知老人使用拐杖目的	2		
5		评估老人生命体征	2		
6		检查治疗管路固定情况	2		
7		评估伤口敷料包扎情况	2		
8		查看患肢感觉、运动、肿胀程度	2		
9	操作（65分）	检查拐杖的使用状态	10		
10		协助停止静脉输液，给予拔针或进行留置针封管	5		
11		及时倾倒引流液，夹闭尿管、伤口引流管等治疗管路，妥善固定	5		
12		协助老年人坐于床旁，将已夹闭的引流袋固定于衣服上，高度要求低于引流部位	10		
13		观察老年人状态，确认无头晕、恶心等不适	10		
14		协助老年人坐起，在床边站立	5		
15		教会老年人正确使用拐杖行走：单拐/双拐	5		
16		操作过程中观察老年人反应，倾听主诉	5		
17		协助整理衣物	5		
18		告知老年人注意事项	5		
19	整理（10分）	整理用物	5		
20		洗手	5		

续表

序号	检查项目	标　准	标准分值	得分	备注（要点及扣分说明）
21	整体印象	动作轻柔、节力	3		
22	（5分）	床单位整洁	2		
总分			100		

七、助行器使用

1. 用物准备　准备助行器、速干手消毒液等。

2. 助行器使用操作流程图

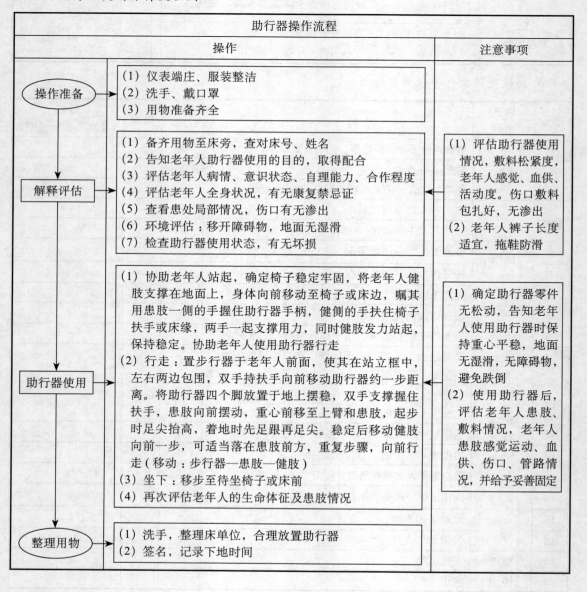

助行器操作流程		
操作		注意事项
操作准备	(1) 仪表端庄、服装整洁 (2) 洗手、戴口罩 (3) 用物准备齐全	
解释评估	(1) 备齐用物至床旁，查对床号、姓名 (2) 告知老年人助行器使用的目的，取得配合 (3) 评估老年人病情、意识状态、自理能力、合作程度 (4) 评估老年人全身状况，有无康复禁忌证 (5) 查看患处局部情况，伤口有无渗出 (6) 环境评估：移开障碍物，地面无湿滑 (7) 检查助行器使用状态，有无坏损	(1) 评估助行器使用情况，敷料松紧度，老年人感觉、血供、活动度。伤口敷料包扎好，无渗出 (2) 老年人裤子长度适宜，拖鞋防滑
助行器使用	(1) 协助老年人站起，确定椅子稳定牢固，将老年人健肢支撑在地面上，身体向前移动至椅子或床边，嘱其用患肢一侧的手握住助行器手柄，健侧的手扶住椅子扶手或床缘，两手一起支撑用力，同时健肢发力站起，保持稳定。协助老年人使用助行器行走 (2) 行走：置步行器于老年人前面，使其在站立框中，左右两边包围，双手持扶手向前移动助行器约一步距离。将助行器四个脚放置于地上摆稳，双手支撑握住扶手，患肢向前摆动，重心前移至上臂和患肢，起步时足尖抬高，着地时先足跟再足尖。稳定后移动健肢向前一步，可适当落在患肢前方，重复步骤，向前行走（移动：步行器—患肢—健肢） (3) 坐下：移步至待坐椅子或床前 (4) 再次评估老年人的生命体征及患肢情况	(1) 确定助行器零件无松动，告知老年人使用助行器时保持重心平稳，地面无湿滑，无障碍物，避免跌倒 (2) 使用助行器后，评估老年人患肢、敷料情况，老年人患肢感觉运动、血供、伤口、管路情况，并给予妥善固定
整理用物	(1) 洗手，整理床单位，合理放置助行器 (2) 签名，记录下地时间	

3. 助行器使用操作考核评分标准

序号	检查项目	标　准	标准分值	得分	备注（要点及扣分说明）
1	准备（10分）	着装符合要求，洗手、戴口罩	3		
2		物品准备齐全：助行器、速干手消毒液等	3		
3		环境整洁、地面无湿滑，无障碍物，温度适宜	4		
4	解释评估（10分）	评估老年人病情、年龄、意识状态、自理能力、心理状态及合作程度	4		
5		评估老年人的生命体征、敷料、管路、患肢感觉运动	3		
6		检查助行器使用状态	3		
7	操作（65分）	向老年人解释操作方法及如何配合	10		
8		洗手，携用物至床旁，核对	5		
9		协助老年人坐于床旁，整理好各管路	10		
10		观察老年人状态，确认无不适	5		
11		协助老年人坐起，在床旁站立	10		
12		教会老年人正确使用助行器行走，手法正确，动作缓慢	10		
13		操作过程中观察老年人反应，倾听老年人主诉	10		
14		告知老年人注意事项	5		
15	整理（10分）	妥善清理用物，助行器归位，洗手	3		
16		协助老年人恢复舒适体位	4		
17		整理床单位	3		
18	整体印象（5分）	动作轻柔、节力，手法正确	2		
19		床单位整洁	1		
20		老年人舒适，无不适主诉	2		
总分			100		

八、颈托佩戴

1. 用物准备　准备颈托、速干手消毒液、棉垫、小毛巾、纱布等。

2. 颈托佩戴技术操作流程图

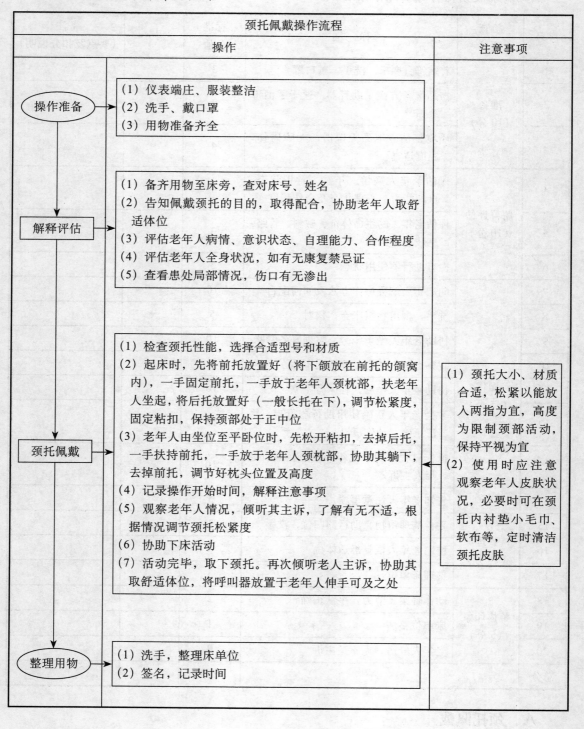

颈托佩戴操作流程	
操作	注意事项

操作准备
(1) 仪表端庄、服装整洁
(2) 洗手、戴口罩
(3) 用物准备齐全

解释评估
(1) 备齐用物至床旁，查对床号、姓名
(2) 告知佩戴颈托的目的，取得配合，协助老年人取舒适体位
(3) 评估老年人病情、意识状态、自理能力、合作程度
(4) 评估老年人全身状况，如有无康复禁忌证
(5) 查看患处局部情况，伤口有无渗出

颈托佩戴
(1) 检查颈托性能，选择合适型号和材质
(2) 起床时，先将前托放置好（将下颌放在前托的颌窝内），一手固定前托，一手放于老年人颈枕部，扶老年人坐起，将后托放置好（一般长托在下），调节松紧度，固定粘扣，保持颈部处于正中位
(3) 老年人由坐位至平卧位时，先松开粘扣，去掉后托，一手扶持前托，一手放于老年人颈枕部，协助其躺下，去掉前托，调节好枕头位置及高度
(4) 记录操作开始时间，解释注意事项
(5) 观察老年人情况，倾听其主诉，了解有无不适，根据情况调节颈托松紧度
(6) 协助下床活动
(7) 活动完毕，取下颈托。再次倾听老人主诉，协助其取舒适体位，将呼叫器放置于老年人伸手可及之处

注意事项：
(1) 颈托大小、材质合适，松紧以能放入两指为宜，高度为限制颈部活动，保持平视为宜
(2) 使用时应注意观察老年人皮肤状况，必要时可在颈托内衬垫小毛巾、软布等，定时清洁颈托皮肤

整理用物
(1) 洗手，整理床单位
(2) 签名，记录时间

3. 颈托佩戴操作考核评分标准

序号	检查项目	标　准	标准分值	得分	备注（要点及扣分说明）
1	准备（10分）	着装符合要求、洗手、戴口罩	3		
2		物品准备齐全：颈托，速干手消毒液，小毛巾等	3		
3		环境整洁、温度适宜	4		
4	解释评估（10分）	评估老年人病情、年龄、意识状态、自理能力、心理状态及合作程度	4		
5		告知老年人颈托佩戴目的，选取合适的型号、材质	3		
6		评估老年人全身情况，如有无康复禁忌证	3		
7	操作（65分）	向老年人解释操作方法及如何配合，检查颈托性能	10		
8		洗手，携用物至床旁，核对	5		
9		协助老年人坐起，佩戴颈托，将颈托前后固定好	10		
10		根据老年人情况调节松紧度	5		
11		佩戴颈托时，颈部保持中立位	10		
12		注意观察老年人情况，如有无呼吸急促变化，倾听主诉	10		
13		撤下颈托，协助老年人取舒适体位	10		
14		告知老年人注意事项	5		
15	整理（10分）	妥善清理用物，颈托归位，洗手	3		
16		协助老年人恢复舒适体位	4		
17		整理床单位	3		
18	整体印象（5分）	动作轻柔、节力	2		
19		床单位整洁	1		
20		老年人舒适，无不适主诉	2		
总分			100		

九、腰围佩戴

1. 用物准备　准备腰围、速干手消毒液等。

2. 腰围佩戴技术操作流程图

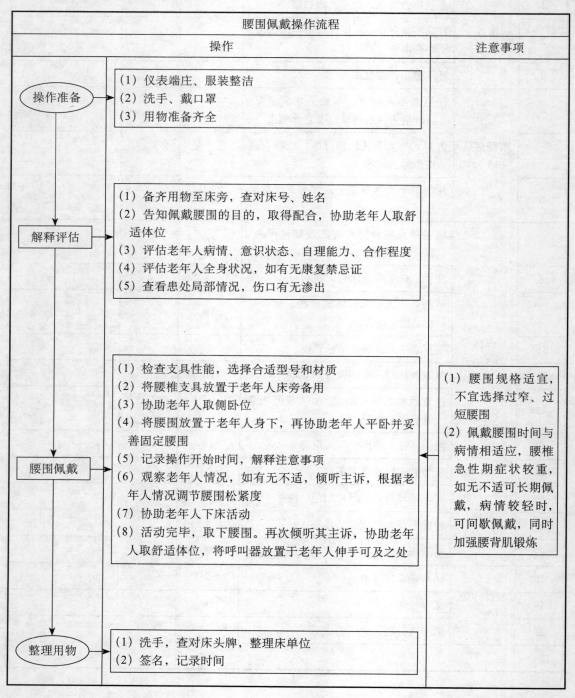

腰围佩戴操作流程	
操作	注意事项
操作准备 → (1) 仪表端庄、服装整洁 (2) 洗手、戴口罩 (3) 用物准备齐全	
解释评估 → (1) 备齐用物至床旁，查对床号、姓名 (2) 告知佩戴腰围的目的，取得配合，协助老年人取舒适体位 (3) 评估老年人病情、意识状态、自理能力、合作程度 (4) 评估老年人全身状况，如有无康复禁忌证 (5) 查看患处局部情况，伤口有无渗出	
腰围佩戴 → (1) 检查支具性能，选择合适型号和材质 (2) 将腰椎支具放置于老年人床旁备用 (3) 协助老年人取侧卧位 (4) 将腰围放置于老年人身下，再协助老年人平卧并妥善固定腰围 (5) 记录操作开始时间，解释注意事项 (6) 观察老年人情况，如有无不适，倾听主诉，根据老年人情况调节腰围松紧度 (7) 协助老年人下床活动 (8) 活动完毕，取下腰围。再次倾听其主诉，协助老年人取舒适体位，将呼叫器放置于老年人伸手可及之处	(1) 腰围规格适宜，不宜选择过窄、过短腰围 (2) 佩戴腰围时间与病情相适应，腰椎急性期症状较重，如无不适可长期佩戴，病情较轻时，可间歇佩戴，同时加强腰背肌锻炼
整理用物 → (1) 洗手，查对床头牌，整理床单位 (2) 签名，记录时间	

3. 腰围佩戴操作考核评分标准

序号	检查项目	标准	标准分值	得分	备注（要点及扣分说明）
1	准备（10分）	着装符合要求，洗手、戴口罩	3		
2		物品准备齐全：腰围，速干手消毒液	3		
3		环境整洁、温度适宜	4		
4	解释评估（10分）	评估老年人病情、年龄、意识状态、自理能力、心理状态及合作程度	4		
5		告知老年人腰围佩戴目的，选取合适的型号、材质	3		
6		评估老年人全身情况，如有无康复禁忌证	3		
7	操作（65分）	向老年人解释操作方法及如何配合，检查支具性能	10		
8		洗手，携用物至床旁，核对	5		
9		协助老年人取侧卧位，将腰椎支具放置于老年人身下	10		
10		协助老年人取平卧位，将腰围妥善固定	5		
11		根据老年人情况调节腰围松紧度	10		
12		注意观察老年人情况，如有无不适，倾听主诉	10		
13		协助老年人卧床，撤下支具方法正确，协助老年人取舒适体位	10		
14		告知老年人注意事项	5		
15	整理（10分）	妥善清理用物，腰围归位，洗手	3		
16		协助老年人恢复舒适体位	4		
17		整理床单位	3		
18	整体印象（5分）	动作轻柔、节力	2		
19		床单位整洁	1		
20		老年人舒适，无不适主诉	2		
总分			100		

第6章 / 康复照护

一、呼吸功能康复训练

1. 用物准备　准备枕头2个、秒表。

2. 呼吸功能康复训练技术操作流程图

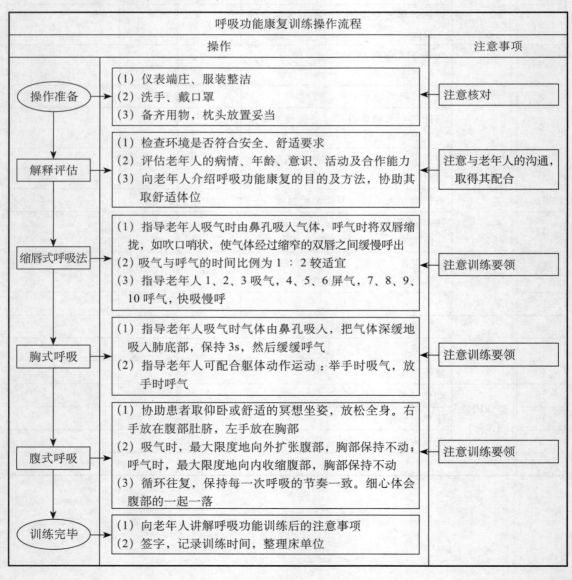

呼吸功能康复训练操作流程	
操作	注意事项
操作准备 → (1) 仪表端庄、服装整洁 (2) 洗手、戴口罩 (3) 备齐用物，枕头放置妥当	← 注意核对
解释评估 → (1) 检查环境是否符合安全、舒适要求 (2) 评估老年人的病情、年龄、意识、活动及合作能力 (3) 向老年人介绍呼吸功能康复的目的及方法，协助其取舒适体位	← 注意与老年人的沟通，取得其配合
缩唇式呼吸法 → (1) 指导老年人吸气时由鼻孔吸入气体，呼气时将双唇缩拢，如吹口哨状，使气体经过缩窄的双唇之间缓慢呼出 (2) 吸气与呼气的时间比例为1∶2较适宜 (3) 指导老年人1、2、3吸气，4、5、6屏气，7、8、9、10呼气，快吸慢呼	← 注意训练要领
胸式呼吸 → (1) 指导老年人吸气时气体由鼻孔吸入，把气体深缓地吸入肺底部，保持3s，然后缓缓呼气 (2) 指导老年人可配合躯体动作运动：举手时吸气，放手时呼气	← 注意训练要领
腹式呼吸 → (1) 协助患者取仰卧或舒适的冥想坐姿，放松全身。右手放在腹部肚脐，左手放在胸部 (2) 吸气时，最大限度地向外扩张腹部，胸部保持不动；呼气时，最大限度地向内收缩腹部，胸部保持不动 (3) 循环往复，保持每一次呼吸的节奏一致。细心体会腹部的一起一落	← 注意训练要领
训练完毕 → (1) 向老年人讲解呼吸功能训练后的注意事项 (2) 签字，记录训练时间，整理床单位	

3. 呼吸功能康复训练操作考核评分标准

序号	检查项目	标　准	标准分值	得分	备注（要点及扣分说明）
1	准备（10分）	(1) 仪表端庄、服装整洁 (2) 洗手、戴口罩，核对医嘱	5		
2		备齐用物，枕头干净充实，秒表正常运转	5		
3	解释评估（15分）	检查环境是否符合安全、舒适要求	5		
4		评估老年人的病情、年龄、意识、活动及合作能力	5		
5		向老年人介绍呼吸功能康复的目的及方法，协助老年人取舒适体位	5		
6	缩唇式呼吸（20分）	指导老年人吸气时由鼻孔吸入气体，呼气时将双唇缩拢，如吹口哨状	10		
7		使气体经过缩窄的双唇之间缓慢呼出，吸气与呼气的时间比例为 1：2 较适宜	5		
8		指导老年人1、2、3吸气，4、5、6屏气，7、8、9、10呼气，快吸慢呼	5		
9	胸式呼吸（20分）	指导老年人吸气时气体由鼻孔吸入，把气体深缓地吸入肺底部，保持3s，然后缓慢呼气	10		
10		指导老年人可配合躯体动作运动：举手时吸气，放手时呼气	10		
11	腹式呼吸（20分）	协助患者取仰卧或舒适的冥想坐姿，放松全身。右手放在腹部肚脐，左手放在胸部吸气时，最大限度地向外扩张腹部，胸部保持不动；呼气时，最大限度地向内收缩腹部，胸部保持不动	10		
12		循环往复，保持每一次呼吸的节奏一致	10		
13	训练完毕整理（10分）	向老年人讲解呼吸功能训练后的注意事项	5		
14		签字，记录老年人训练时间，整理床单位	5		
15	整体印象（5分）	语言通畅，条理清晰，老年人能够接受并理解	5		
总分			100		

二、肢体平衡康复训练

1. 用物准备　准备训练室、镜子。
2. 肢体平衡康复训练技术操作流程图

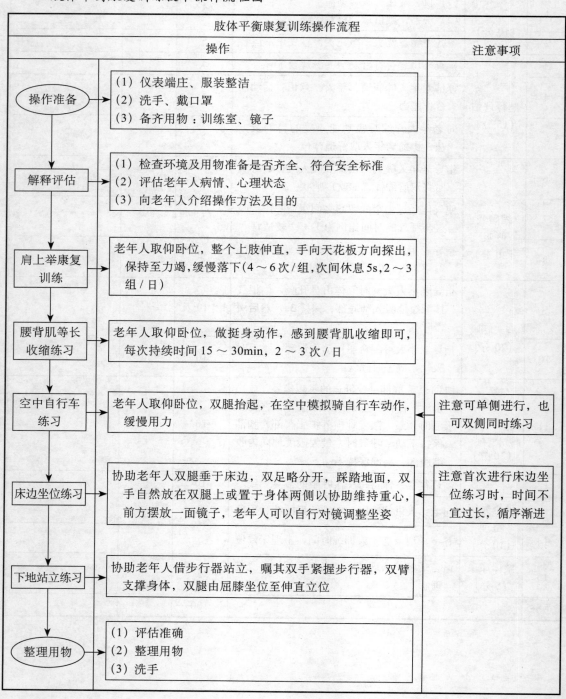

| 肢体平衡康复训练操作流程 | |
操作	注意事项
操作准备 （1）仪表端庄、服装整洁 （2）洗手、戴口罩 （3）备齐用物：训练室、镜子	
解释评估 （1）检查环境及用物准备是否齐全、符合安全标准 （2）评估老年人病情、心理状态 （3）向老年人介绍操作方法及目的	
肩上举康复训练 老年人取仰卧位，整个上肢伸直，手向天花板方向探出，保持至力竭，缓慢落下（4～6次/组，次间休息5s，2～3组/日）	
腰背肌等长收缩练习 老年人取仰卧位，做挺身动作，感到腰背肌收缩即可，每次持续时间15～30min，2～3次/日	
空中自行车练习 老年人取仰卧位，双腿抬起，在空中模拟骑自行车动作，缓慢用力	注意可单侧进行，也可双侧同时练习
床边坐位练习 协助老年人双腿垂于床边，双足略分开，踩踏地面，双手自然放在双腿上或置于身体两侧以协助维持重心，前方摆放一面镜子，老年人可以自行对镜调整坐姿	注意首次进行床边坐位练习时，时间不宜过长，循序渐进
下地站立练习 协助老年人借步行器站立，嘱其双手紧握步行器，双臂支撑身体，双腿由屈膝坐位至伸直立位	
整理用物 （1）评估准确 （2）整理用物 （3）洗手	

3. 肢体平衡康复训练操作考核评分标准

序号	检查项目	标 准		标准分值	得分	备注（要点及扣分说明）
1	准备（8分）	仪表端庄、服装整齐		4		
2		洗手、戴口罩		4		
3	解释评估（15分）	检查环境及用物准备是否齐全、符合安全标准		5		
4		评估老年人病情、心理状态		5		
5		向老年人介绍操作方法及目的		5		
6	操作（65分）	肩上举练习（15分）	老年人取仰卧位，整个上肢伸直	5		
7			手向天花板方向探出	5		
8			保持至力竭，缓慢落下	5		
9		床边坐位练习（20分）	佩戴相应支具，双腿垂于床边，双足略分开，踩踏地面或小凳等，双手自然放在双腿上或置于身体两侧以协助维持重心	10		
10			前方摆放一面镜子，老年人可以自行对镜调整坐姿	10		
11		腰背肌等长收缩练习（10分）	老年人取仰卧位	5		
12			做挺身动作，感到腰背肌收缩即可	5		
13		空中自行车练习（10分）	老年人取仰卧位	5		
14			双腿抬起，在空中模拟骑自行车动作，缓慢用力	5		
15		下地站立练习（10分）	老年人借步行器站立	5		
16			双手紧握步行器，双臂支撑身体，双腿由屈膝坐位至伸直立位	5		
17	评估心理（8分）	评估老年人病情准确		4		
18		评估老年人心理状态准确		4		
19	整理（4分）	整理用物，保持用物整齐、洁净		4		
总分				100		

三、四肢肌力康复训练

1. 用物准备　准备硬板床、哑铃、沙袋、计时器。
2. 四肢肌力康复训练技术操作流程图

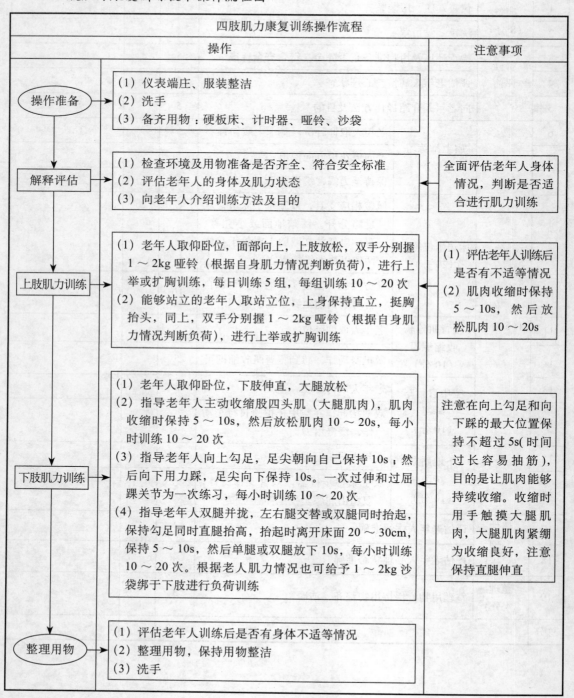

四肢肌力康复训练操作流程

操作	注意事项

操作准备
（1）仪表端庄、服装整洁
（2）洗手
（3）备齐用物：硬板床、计时器、哑铃、沙袋

解释评估
（1）检查环境及用物准备是否齐全、符合安全标准
（2）评估老年人的身体及肌力状态
（3）向老年人介绍训练方法及目的

注意事项：全面评估老年人身体情况，判断是否适合进行肌力训练

上肢肌力训练
（1）老年人取仰卧位，面部向上，上肢放松，双手分别握1～2kg哑铃（根据自身肌力情况判断负荷），进行上举或扩胸训练，每日训练5组，每组训练10～20次
（2）能够站立的老年人取站立位，上身保持直立，挺胸抬头，同上，双手分别握1～2kg哑铃（根据自身肌力情况判断负荷），进行上举或扩胸训练

注意事项：
（1）评估老年人训练后是否有不适等情况
（2）肌肉收缩时保持5～10s，然后放松肌肉10～20s

下肢肌力训练
（1）老年人取仰卧位，下肢伸直，大腿放松
（2）指导老年人主动收缩股四头肌（大腿肌肉），肌肉收缩时保持5～10s，然后放松肌肉10～20s，每小时训练10～20次
（3）指导老年人向上勾足，足尖朝向自己保持10s；然后向下用力踩，足尖向下保持10s。一次过伸和过屈踝关节为一次练习，每小时训练10～20次
（4）指导老年人双腿并拢，左右腿交替或双腿同时抬起，保持勾足同时直腿抬高，抬起时离开床面20～30cm，保持5～10s，然后单腿或双腿放下10s，每小时训练10～20次。根据老人肌力情况也可给予1～2kg沙袋绑于下肢进行负荷训练

注意事项：注意在向上勾足和向下踩的最大位置保持不超过5s（时间过长容易抽筋），目的是让肌肉能够持续收缩。收缩时用手触摸大腿肌肉，大腿肌肉紧绷为收缩良好，注意保持直腿伸直

整理用物
（1）评估老年人训练后是否有身体不适等情况
（2）整理用物，保持用物整洁
（3）洗手

3. 四肢肌力康复训练操作考核评分标准

序号	检查项目	标准		标准分值	得分	备注（要点及扣分说明）
1	准备(10分)	仪表端庄、服装整齐		5		
2		洗手		5		
3	解释评估(15分)	检查环境及用物准备是否齐全、符合安全标准		5		
4		全面评估老年人身体、心理状态		5		
5		向老年人介绍训练方法及目的		5		
6	操作(60分)	上肢肌力训练(15分)	老年人取仰卧位，面部向上，下肢伸直，大腿放松	5		
7			根据自身肌力情况双手分别握1～2kg哑铃进行上举或扩胸训练	10		
8		下肢肌力训练(45分)	老年人取平卧位，下肢伸直，大腿放松	5		
9			老年人主动收缩股四头肌（大腿肌肉），保持肌肉收缩5～10s，然后放松肌肉5～10s，每小时训练10～20次	10		
10			指导老年人向上勾足，让足尖朝向自己保持10s；然后向下用力踩，让足尖向下保持10s。一次过伸和过屈踝关节为一次练习，每小时训练10～20次	10		
11			指导老年人双腿并拢，左右腿交替或双腿同时抬起，保持勾足直腿抬高，抬起时离开床面20～30cm，保持5～10s，然后单腿或双腿放下10s，每小时训练10～20次。根据老人情况也可给予1～2kg沙袋绑于下肢进行负荷训练	20		
12	评估(10分)	评估老年人病情及训练后是否有不适等情况		10		
13	整理(5分)	整理用物，洗手		5		
总分				100		

四、良肢位摆放

（一）卧床仰卧位良肢位摆放

1. 用物准备　准备枕头、抱枕、荞麦枕。

2. 卧床仰卧位良肢位摆放技术操作流程图

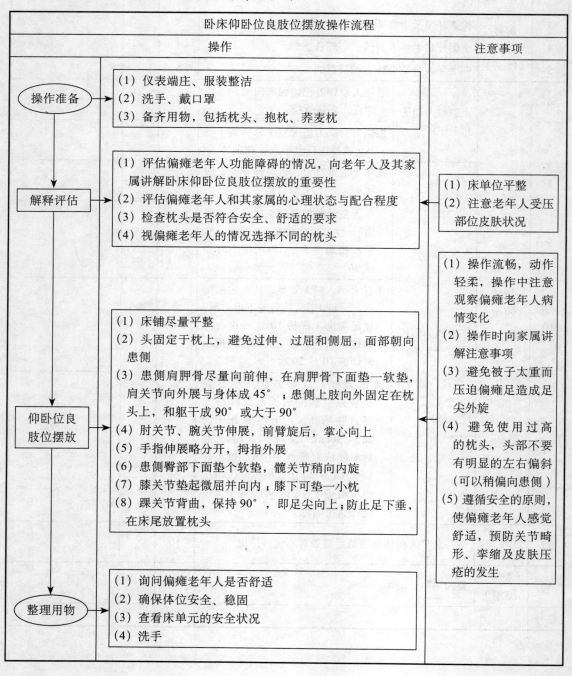

卧床仰卧位良肢位摆放操作流程

操作	注意事项
操作准备 （1）仪表端庄、服装整洁 （2）洗手、戴口罩 （3）备齐用物，包括枕头、抱枕、荞麦枕	
解释评估 （1）评估偏瘫老年人功能障碍的情况，向老年人及其家属讲解卧床仰卧位良肢位摆放的重要性 （2）评估偏瘫老年人和其家属的心理状态与配合程度 （3）检查枕头是否符合安全、舒适的要求 （4）视偏瘫老年人的情况选择不同的枕头	（1）床单位平整 （2）注意老年人受压部位皮肤状况
仰卧位良肢位摆放 （1）床铺尽量平整 （2）头固定于枕上，避免过伸、过屈和侧屈，面部朝向患侧 （3）患侧肩胛骨尽量向前伸，在肩胛骨下面垫一软垫，肩关节向外展与身体成45°；患侧上肢向外固定在枕头上，和躯干成90°或大于90° （4）肘关节、腕关节伸展，前臂旋后，掌心向上 （5）手指伸展略分开，拇指外展 （6）患侧臀部下面垫个软垫，髋关节稍向内旋 （7）膝关节垫起微屈并向内；膝下可垫一小枕 （8）踝关节背曲，保持90°，即足尖向上；防止足下垂，在床尾放置枕头	（1）操作流畅，动作轻柔，操作中注意观察偏瘫老年人病情变化 （2）操作时向家属讲解注意事项 （3）避免被子太重而压迫偏瘫足造成足尖外旋 （4）避免使用过高的枕头，头部不要有明显的左右偏斜（可以稍偏向患侧） （5）遵循安全的原则，使偏瘫老年人感觉舒适，预防关节畸形、挛缩及皮肤压疮的发生
整理用物 （1）询问偏瘫老年人是否舒适 （2）确保体位安全、稳固 （3）查看床单元的安全状况 （4）洗手	

（二）卧床健侧卧位良肢位摆放

1. 用物准备　准备枕头、抱枕、荞麦枕。

2. 卧床健侧卧位良肢位摆放技术操作流程图

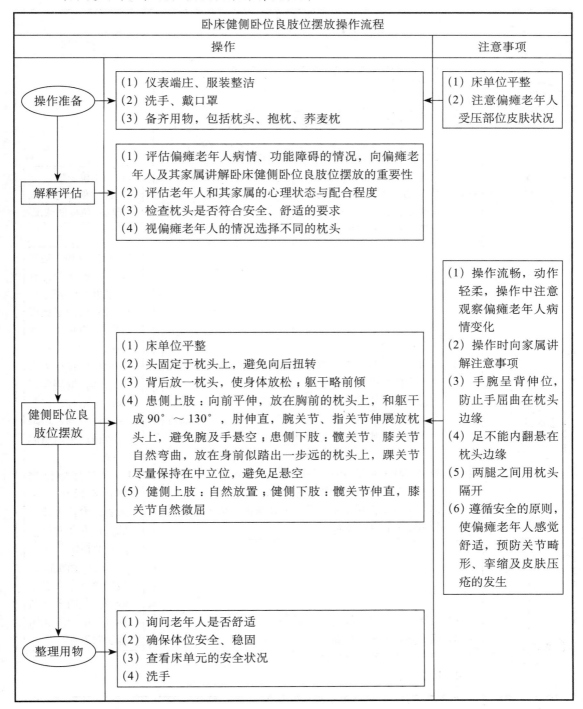

卧床健侧卧位良肢位摆放操作流程		
操作		注意事项

操作准备
- (1) 仪表端庄、服装整洁
- (2) 洗手、戴口罩
- (3) 备齐用物，包括枕头、抱枕、荞麦枕

注意事项：
- (1) 床单位平整
- (2) 注意偏瘫老年人受压部位皮肤状况

解释评估
- (1) 评估偏瘫老年人病情、功能障碍的情况，向偏瘫老年人及其家属讲解卧床健侧卧位良肢位摆放的重要性
- (2) 评估老年人和其家属的心理状态与配合程度
- (3) 检查枕头是否符合安全、舒适的要求
- (4) 视偏瘫老年人的情况选择不同的枕头

健侧卧位良肢位摆放
- (1) 床单位平整
- (2) 头固定于枕头上，避免向后扭转
- (3) 背后放一枕头，使身体放松；躯干略前倾
- (4) 患侧上肢：向前平伸，放在胸前的枕头上，和躯干成 90°～130°，肘伸直，腕关节、指关节伸展放枕头上，避免腕及手悬空；患侧下肢：髋关节、膝关节自然弯曲，放在身前似踏出一步远的枕头上，踝关节尽量保持在中立位，避免足悬空
- (5) 健侧上肢：自然放置；健侧下肢：髋关节伸直，膝关节自然微屈

注意事项：
- (1) 操作流畅，动作轻柔，操作中注意观察偏瘫老年人病情变化
- (2) 操作时向家属讲解注意事项
- (3) 手腕呈背伸位，防止手屈曲在枕头边缘
- (4) 足不能内翻悬在枕头边缘
- (5) 两腿之间用枕头隔开
- (6) 遵循安全的原则，使偏瘫老年人感觉舒适，预防关节畸形、挛缩及皮肤压疮的发生

整理用物
- (1) 询问老年人是否舒适
- (2) 确保体位安全、稳固
- (3) 查看床单元的安全状况
- (4) 洗手

（三）卧床患侧卧位良肢位摆放

1. 用物清单　准备枕头、抱枕、荞麦枕。

2. 卧床患侧卧位良肢位摆放技术操作流程图

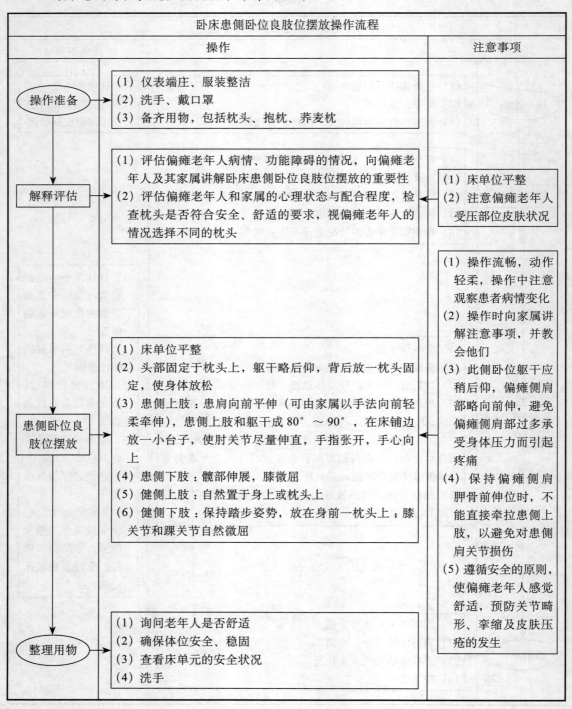

卧床患侧卧位良肢位摆放操作流程	
操作	注意事项
操作准备 (1) 仪表端庄、服装整洁 (2) 洗手、戴口罩 (3) 备齐用物，包括枕头、抱枕、荞麦枕	
解释评估 (1) 评估偏瘫老年人病情、功能障碍的情况，向偏瘫老年人及其家属讲解卧床患侧卧位良肢位摆放的重要性 (2) 评估偏瘫老年人和家属的心理状态与配合程度，检查枕头是否符合安全、舒适的要求，视偏瘫老年人的情况选择不同的枕头	(1) 床单位平整 (2) 注意偏瘫老年人受压部位皮肤状况
患侧卧位良肢位摆放 (1) 床单位平整 (2) 头部固定于枕头上，躯干略后仰，背后放一枕头固定，使身体放松 (3) 患侧上肢：患肩向前平伸（可由家属以手法向前轻柔牵伸），患侧上肢和躯干成80°～90°，在床铺边放一小台子，使肘关节尽量伸直，手指张开，手心向上 (4) 患侧下肢：髋部伸展，膝微屈 (5) 健侧上肢：自然置于身上或枕头上 (6) 健侧下肢：保持踏步姿势，放在身前一枕头上；膝关节和踝关节自然微屈	(1) 操作流畅，动作轻柔，操作中注意观察患者病情变化 (2) 操作时向家属讲解注意事项，并教会他们 (3) 此侧卧位躯干应稍后仰，偏瘫侧肩部略向前伸，避免偏瘫侧肩部过多承受身体压力而引起疼痛 (4) 保持偏瘫侧肩胛骨前伸位时，不能直接牵拉患侧上肢，以避免对患侧肩关节损伤 (5) 遵循安全的原则，使偏瘫老年人感觉舒适，预防关节畸形、挛缩及皮肤压疮的发生
整理用物 (1) 询问老年人是否舒适 (2) 确保体位安全、稳固 (3) 查看床单元的安全状况 (4) 洗手	

（四）卧床坐位良肢位摆放

1. 用物准备　准备枕头、抱枕、荞麦枕。

2. 卧床坐位良肢位摆放技术操作流程图

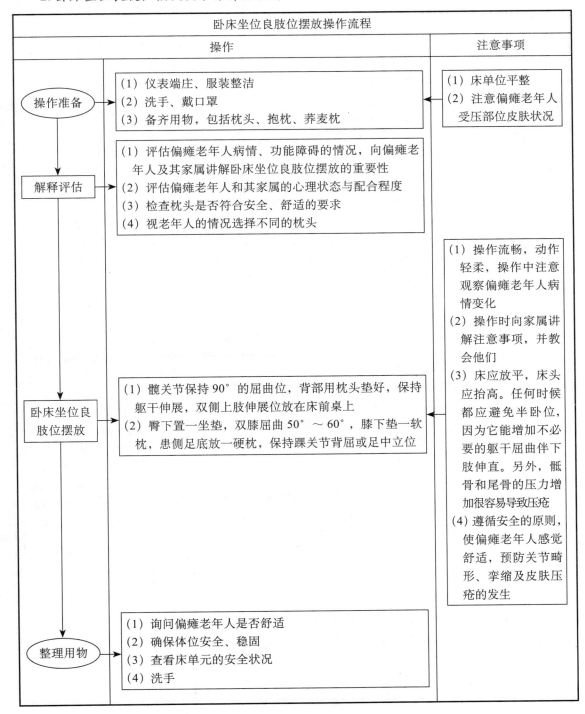

卧床坐位良肢位摆放操作流程	
操作	注意事项
操作准备 (1) 仪表端庄、服装整洁 (2) 洗手、戴口罩 (3) 备齐用物，包括枕头、抱枕、荞麦枕	(1) 床单位平整 (2) 注意偏瘫老年人受压部位皮肤状况
解释评估 (1) 评估偏瘫老年人病情、功能障碍的情况，向偏瘫老年人及其家属讲解卧床坐位良肢位摆放的重要性 (2) 评估偏瘫老年人和其家属的心理状态与配合程度 (3) 检查枕头是否符合安全、舒适的要求 (4) 视老年人的情况选择不同的枕头	
卧床坐位良肢位摆放 (1) 髋关节保持 90° 的屈曲位，背部用枕头垫好，保持躯干伸展，双侧上肢伸展位放在床前桌上 (2) 臀下置一坐垫，双膝屈曲 50° ～ 60°，膝下垫一软枕，患侧足底放一硬枕，保持踝关节背屈或足中立位	(1) 操作流畅，动作轻柔，操作中注意观察偏瘫老年人病情变化 (2) 操作时向家属讲解注意事项，并教会他们 (3) 床应放平，床头应抬高。任何时候都应避免半卧位，因为它能增加不必要的躯干屈曲伴下肢伸直。另外，骶骨和尾骨的压力增加很容易导致压疮 (4) 遵循安全的原则，使偏瘫老年人感觉舒适，预防关节畸形、挛缩及皮肤压疮的发生
整理用物 (1) 询问偏瘫老年人是否舒适 (2) 确保体位安全、稳固 (3) 查看床单元的安全状况 (4) 洗手	

（五）轮椅坐位良肢位摆放

1. 用物准备　准备枕头、抱枕、荞麦枕、木板。

2. 轮椅坐位良肢位摆放技术操作流程图

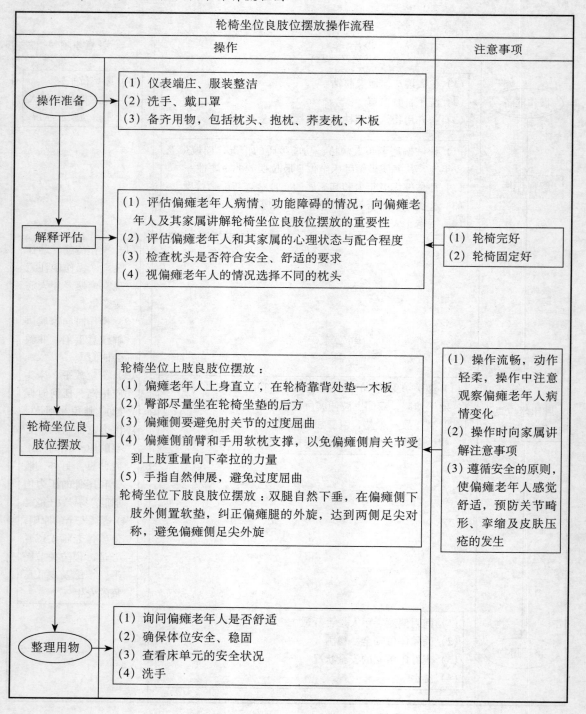

轮椅坐位良肢位摆放操作流程	
操作	注意事项
操作准备 （1）仪表端庄、服装整洁 （2）洗手、戴口罩 （3）备齐用物，包括枕头、抱枕、荞麦枕、木板	
解释评估 （1）评估偏瘫老年人病情、功能障碍的情况，向偏瘫老年人及其家属讲解轮椅坐位良肢位摆放的重要性 （2）评估偏瘫老年人和其家属的心理状态与配合程度 （3）检查枕头是否符合安全、舒适的要求 （4）视偏瘫老年人的情况选择不同的枕头	（1）轮椅完好 （2）轮椅固定好
轮椅坐位良肢位摆放 轮椅坐位上肢良肢位摆放： （1）偏瘫老年人上身直立，在轮椅靠背处垫一木板 （2）臀部尽量坐在轮椅坐垫的后方 （3）偏瘫侧要避免肘关节的过度屈曲 （4）偏瘫侧前臂和手用软枕支撑，以免偏瘫侧肩关节受到上肢重量向下牵拉的力量 （5）手指自然伸展，避免过度屈曲 轮椅坐位下肢良肢位摆放：双腿自然下垂，在偏瘫侧下肢外侧置软垫，纠正偏瘫腿的外旋，达到两侧足尖对称，避免偏瘫侧足尖外旋	（1）操作流畅，动作轻柔，操作中注意观察偏瘫老年人病情变化 （2）操作时向家属讲解注意事项 （3）遵循安全的原则，使偏瘫老年人感觉舒适，预防关节畸形、挛缩及皮肤压疮的发生
整理用物 （1）询问偏瘫老年人是否舒适 （2）确保体位安全、稳固 （3）查看床单元的安全状况 （4）洗手	

（六）良肢位摆放操作考核评分标准

序号	检查项目	标 准	标准分值	得分	备注（要点及扣分说明）
1	准备（10分）	着装符合要求，剪指甲、洗手、戴口罩	3		
2		物品准备齐全	3		
3		环境整洁、温度适宜	4		
4	解释评估（10分）	评估偏瘫老年人病情、功能障碍的情况	4		
5		评估偏瘫老年人和其家属的心理状态与配合程度，态度要和蔼	3		
6		检查枕头是否符合安全、舒适的要求，视偏瘫老年人的情况选择不同的枕头	3		
7	操作（65分）	良肢位摆放方法得当	10		
8		选择合适的枕头	5		
9		周围环境安全	10		
10		动作轻柔	5		
11		边操作边讲解	10		
12		注意观察偏瘫老年人病情变化	10		
13		摆放体位舒适	10		
14		给予老年人安全措施	5		
15	整理（10分）	向偏瘫老年人解释摆放良肢位的重要性	3		
16		妥善清理用物，洗手	4		
17		整理床单位	3		
18	整体印象（5分）	动作轻柔、节力	2		
19		床单位整洁	1		
20		偏瘫老年人感觉舒适，无不适主诉	2		
总分			100		

五、关节活动度康复训练

1. 用物准备　准备训练室、镜子。

2. 关节活动度康复训练技术操作流程图

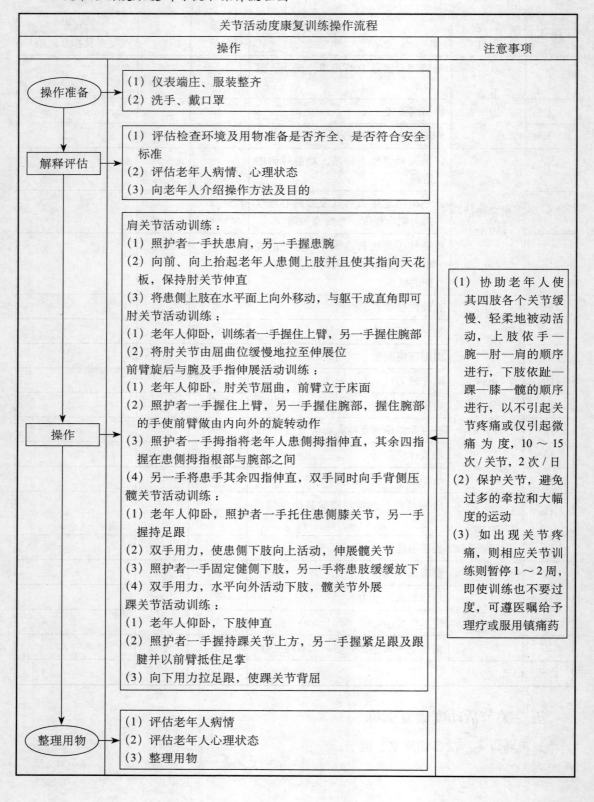

关节活动度康复训练操作流程		
操作		注意事项
操作准备	(1) 仪表端庄、服装整齐 (2) 洗手、戴口罩	
解释评估	(1) 评估检查环境及用物准备是否齐全、是否符合安全标准 (2) 评估老年人病情、心理状态 (3) 向老年人介绍操作方法及目的	
操作	肩关节活动训练： (1) 照护者一手扶患肩，另一手握患腕 (2) 向前、向上抬起老年人患侧上肢并且使其指向天花板，保持肘关节伸直 (3) 将患侧上肢在水平面上向外移动，与躯干成直角即可 肘关节活动训练： (1) 老年人仰卧，训练者一手握住上臂，另一手握住腕部 (2) 将肘关节由屈曲位缓慢地拉至伸展位 前臂旋后与腕及手指伸展活动训练： (1) 老年人仰卧，肘关节屈曲，前臂立于床面 (2) 照护者一手握住上臂，另一手握住腕部，握住腕部的手使前臂做由内向外的旋转动作 (3) 照护者一手拇指将老年人患侧拇指伸直，其余四指握在患侧拇指根部与腕部之间 (4) 另一手将患手其余四指伸直，双手同时向手背侧压 髋关节活动训练： (1) 老年人仰卧，照护者一手托住患侧膝关节，另一手握持足跟 (2) 双手用力，使患侧下肢向上活动，伸展髋关节 (3) 照护者一手固定健侧下肢，另一手将患肢缓缓放下 (4) 双手用力，水平向外活动下肢，髋关节外展 踝关节活动训练： (1) 老年人仰卧，下肢伸直 (2) 照护者一手握持踝关节上方，另一手握紧足跟及跟腱并以前臂抵住足掌 (3) 向下用力拉足跟，使踝关节背屈	(1) 协助老年人使其四肢各个关节缓慢、轻柔地被动活动，上肢依手—腕—肘—肩的顺序进行，下肢依趾—踝—膝—髋的顺序进行，以不引起关节疼痛或仅引起微痛为度，10～15次/关节，2次/日 (2) 保护关节，避免过多的牵拉和大幅度的运动 (3) 如出现关节疼痛，则相应关节训练则暂停1～2周，即使训练也不要过度，可遵医嘱给予理疗或服用镇痛药
整理用物	(1) 评估老年人病情 (2) 评估老年人心理状态 (3) 整理用物	

3. 关节活动度康复训练操作考核评分标准

序号	检查项目	标　准	标准分值	得分	备注(要点及扣分说明)
1	准备(6分)	仪表端庄、服装整齐	3		
2		洗手、戴口罩	3		
3	解释评估(8分)	评估检查环境及用物准备是否齐全、是否符合安全标准	3		
4		评估老年人病情、心理状态	2		
5		向老年人介绍操作方法及目的	3		
6	操作(75分)	肩关节活动训练(15分) 照护者一手扶患肩，另一手握患腕	5		
7		向前、向上抬起患侧上肢并且使其指向天花板，保持肘关节伸直	5		
8		将患侧上肢在水平面上向外移动，与躯干成直角	5		
9		肘关节活动训练(10分) 老年人仰卧，训练者一手握住上臂，另一手握住腕部	5		
10		将肘关节由屈曲位缓慢地拉至伸展位	5		
11		前臂旋后与腕及手指伸展活动训练(20分) 老年人仰卧，肘关节屈曲，前臂立于床面	5		
12		照护者一手握住上臂，另一手握住腕部，握住腕部的手使前臂做由内向外的旋转动作	5		
13		照护者一手拇指将老年人患侧拇指伸直，其余四指握在患侧拇指根部与腕部之间	5		
14		另一手将患手其余四指伸直，双手同时向手背侧压	5		
15		髋关节活动训练(15分) 老年人仰卧，训练者一手托住患侧膝关节，另一手握持足跟	5		
16		两手用力，使患侧下肢向上活动，伸展髋关节	5		
17		照护者一手固定健侧下肢，另一手将患肢缓缓放下；双手用力，水平向外活动下肢，髋关节外展	5		
18		踝关节活动训练(15分) 老年人仰卧，下肢伸直	5		
19		照护者一手握持踝关节上方，另一手握紧足跟及跟腱并以前臂抵住足掌	5		
20		向下用力拉足跟，使踝关节背屈	5		

续表

序号	检查项目	标　准	标准分值	得分	备注（要点及扣分说明）
21	评估心理（8 分）	评估病情准确	4		
22		评估心理状态准确	4		
23	整理（3 分）	整理用物，保持用物整齐、洁净	3		
总分			100		

六、膀胱功能康复训练

1. 用物准备　准备枕头 2 个、秒表 1 个。

2. 膀胱功能康复训练技术操作流程图

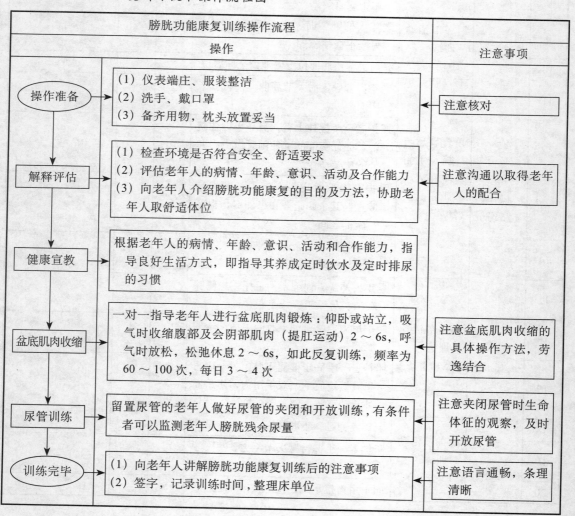

3. 膀胱功能康复训练操作考核评分标准

序号	检查项目	标　准	标准分值	得分	备注（要点及扣分说明）
1	准备（10分）	（1）仪表端庄、服装整洁 （2）洗手、戴口罩	5		
2		备齐用物，枕头干净充实，秒表正常运转	5		
3	解释评估（15分）	检查环境是否符合安全、舒适要求	5		
4		评估老年人的病情、年龄、意识、活动及合作能力	5		
5		向老年人介绍膀胱功能康复的目的及方法，协助老年人取舒适体位	5		
6	健康宣教（10分）	根据老年人的病情、年龄、意识、活动和合作能力，指导良好生活方式	5		
7		指导老年人养成定时饮水及定时排尿的习惯	5		
8	盆底肌肉收缩（30分）	仰卧或站立，吸气时收缩腹部及会阴部肌肉（提肛运动）2～6s，呼气时放松，松弛休息2～6s	20		
9		取仰卧位或舒适的冥想坐姿，放松全身。右手放在腹部脐，左手放在胸部	10		
10	尿管训练（20分）	留置尿管的老年人做好尿管的夹闭和开放训练，有条件者可以监测老年人膀胱残余尿量	10		
11		老年人憋尿时打开尿管，排尿后及时夹闭尿管	10		
12	训练完毕整理（10分）	向老年人讲解膀胱功能康复训练后的注意事项	5		
		签字，记录训练时间；整理床单位	5		
13	整体印象（5分）	语言通畅，条理清晰，老年人能够接受并理解	5		
总分			100		

七、语言功能康复训练

1. 用物清单　准备训练室（单独的房间，一面镜子）、黑板（1个）、图片（若干）、识字卡片（若干）、录音机及牙刷、气球。

2. 语言功能康复训练技术操作流程图

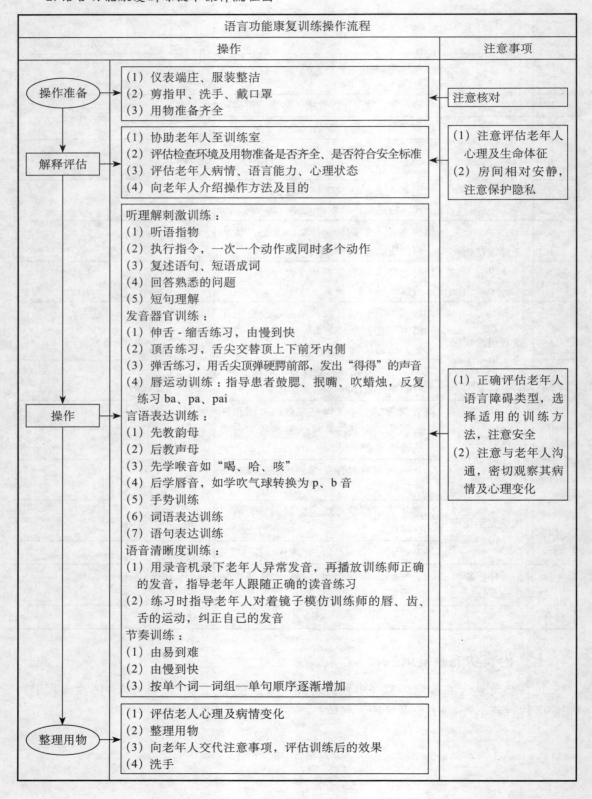

语言功能康复训练操作流程	
操作	注意事项
操作准备 (1) 仪表端庄、服装整洁 (2) 剪指甲、洗手、戴口罩 (3) 用物准备齐全	注意核对
解释评估 (1) 协助老年人至训练室 (2) 评估检查环境及用物准备是否齐全、是否符合安全标准 (3) 评估老年人病情、语言能力、心理状态 (4) 向老年人介绍操作方法及目的	(1) 注意评估老年人心理及生命体征 (2) 房间相对安静，注意保护隐私
操作 听理解刺激训练： (1) 听语指物 (2) 执行指令，一次一个动作或同时多个动作 (3) 复述语句、短语成词 (4) 回答熟悉的问题 (5) 短句理解 发音器官训练： (1) 伸舌 - 缩舌练习，由慢到快 (2) 顶舌练习，舌尖交替顶上下前牙内侧 (3) 弹舌练习，用舌尖顶弹硬腭前部，发出"得得"的声音 (4) 唇运动训练：指导患者鼓腮、抿嘴、吹蜡烛，反复练习 ba、pa、pai 言语表达训练： (1) 先教韵母 (2) 后教声母 (3) 先学喉音如"喝、哈、咳" (4) 后学唇音，如学吹气球转换为 p、b 音 (5) 手势训练 (6) 词语表达训练 (7) 语句表达训练 语音清晰度训练： (1) 用录音机录下老年人异常发音，再播放训练师正确的发音，指导老年人跟随正确的读音练习 (2) 练习时指导老年人对着镜子模仿训练师的唇、齿、舌的运动，纠正自己的发音 节奏训练： (1) 由易到难 (2) 由慢到快 (3) 按单个词—词组—单句顺序逐渐增加	(1) 正确评估老年人语言障碍类型，选择适用的训练方法，注意安全 (2) 注意与老年人沟通，密切观察其病情及心理变化
整理用物 (1) 评估老人心理及病情变化 (2) 整理用物 (3) 向老年人交代注意事项，评估训练后的效果 (4) 洗手	

3.语言康复训练操作考核评分标准

序号	检查项目	标准	标准分值	得分	备注（要点及扣分说明）
1	准备（6分）	着装符合要求，剪指甲、洗手、戴口罩	3		
2		用物准备齐全	3		
3	解释评估（14分）	环境整洁、温度适宜	4		
4		了解老年人病情变化、自理能力及心理状态与配合程度	4		
5		认真倾听老年人的需求和观察反应	3		
6		与老年人沟通时语言规范、态度和蔼	3		
7	操作（65分）	房间选择适宜（安静、光线充足、温湿度合适）	5		
8		评估语言障碍类型正确	10		
9		训练方法、用物使用得当	10		
10		注意观察老年人病情变化	10		
11		注意评估老年人心理变化	10		
12		照护者动作、语调轻柔	10		
13		训练过程有操作、讲解，与老年人互动有效	10		
14	整理（10分）	妥善整理用物、洗手	3		
15		评估老年人训练后的接受程度	3		
16		评估老年人的一般情况及心理状况	4		
17	整体印象（5分）	训练方法正确、流畅	2		
18		训练用物使用得当	2		
19		老年人无不适主诉，训练过程愉悦	1		
总分			100		

八、认知障碍康复训练

1.用物准备　准备图片若干、电子记忆辅助用具1台、实物用具若干、笔1只、笔记本1个、电话簿1个。

2. 认知障碍康复训练技术操作流程图

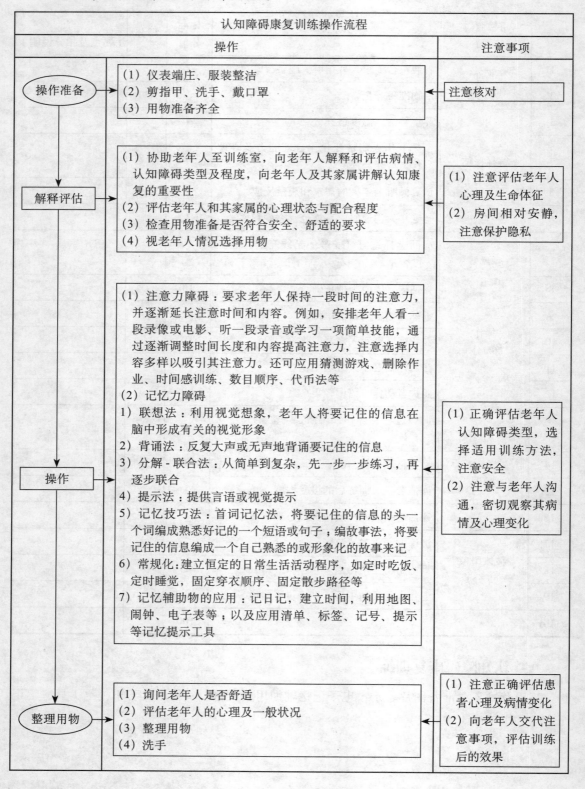

认知障碍康复训练操作流程	
操作	注意事项
操作准备 (1) 仪表端庄、服装整洁 (2) 剪指甲、洗手、戴口罩 (3) 用物准备齐全	注意核对
解释评估 (1) 协助老年人至训练室，向老年人解释和评估病情、认知障碍类型及程度，向老年人及其家属讲解认知康复的重要性 (2) 评估老年人和其家属的心理状态与配合程度 (3) 检查用物准备是否符合安全、舒适的要求 (4) 视老年人情况选择用物	(1) 注意评估老年人心理及生命体征 (2) 房间相对安静，注意保护隐私
操作 (1) 注意力障碍：要求老年人保持一段时间的注意力，并逐渐延长注意时间和内容。例如，安排老年人看一段录像或电影、听一段录音或学习一项简单技能，通过逐渐调整时间长度和内容提高注意力，注意选择内容多样以吸引其注意力。还可应用猜测游戏、删除作业、时间感训练、数目顺序、代币法等 (2) 记忆力障碍 1) 联想法：利用视觉想象，老年人将要记住的信息在脑中形成有关的视觉形象 2) 背诵法：反复大声或无声地背诵要记住的信息 3) 分解 - 联合法：从简单到复杂，先一步一步练习，再逐步联合 4) 提示法：提供言语或视觉提示 5) 记忆技巧法：首词记忆法，将要记住的信息的头一个词编成熟悉好记的一个短语或句子；编故事法，将要记住的信息编成一个自己熟悉的或形象化的故事来记 6) 常规化：建立恒定的日常生活活动程序，如定时吃饭、定时睡觉，固定穿衣顺序、固定散步路径等 7) 记忆辅助物的应用：记日记，建立时间，利用地图、闹钟、电子表等；以及应用清单、标签、记号、提示等记忆提示工具	(1) 正确评估老年人认知障碍类型，选择适用训练方法，注意安全 (2) 注意与老年人沟通，密切观察其病情及心理变化
整理用物 (1) 询问老年人是否舒适 (2) 评估老年人的心理及一般状况 (3) 整理用物 (4) 洗手	(1) 注意正确评估患者心理及病情变化 (2) 向老年人交代注意事项，评估训练后的效果

3. 认知康复训练操作考核评分标准

序号	检查项目	标准	标准分值	得分	备注（要点及扣分说明）
1	准备（6分）	着装符合要求，剪指甲、洗手、戴口罩	3		
2		用物准备齐全	3		
3	解释评估（14分）	环境整洁、温度适宜	4		
4		了解老年人病情变化、自理能力及心理状态与配合程度	4		
5		认真倾听老年人的需求和观察反应	3		
6		与老年人沟通时语言规范、态度和蔼	3		
7	操作（65分）	房间选择适宜（安静、光线充足、温湿度合适）	5		
8		评估认知障碍类型正确	10		
9		训练方法、用物使用得当	10		
10		注意观察老年人病情变化	10		
11		注意评估老年人心理变化	10		
12		照护者动作、语调轻柔	10		
13		训练过程有操作、讲解，与老年人互动有效	10		
14	整理（10分）	妥善整理用物、洗手	3		
15		评估老年人训练后的接受程度	3		
16		评估老年人的一般情况及心理状况	4		
17	整体印象（5分）	训练方法正确、流畅	2		
18		训练用物使用得当	2		
19		老年人无不适主诉，训练过程愉悦	1		
总分			100		

第7章 / 中医养生照护

一、调摄环境

（一）居室宜空气流通

居室要经常通风，这样可使人神清气爽、肺气宣通、气血通畅、食欲增进。应根据四季气候及一日四时阴阳消长的变化规律，适时开窗通风换气，但忌强风对流袭击老年人。对身体虚弱或已感受寒邪者，要在通风时注意保暖，避免寒邪侵犯；在服用发汗解表药后，暂时不宜通风换气，待汗出热退以后，先穿衣、盖被或遮挡窗帘后，再通风，避免重感风寒之邪而加重病情。

（二）居室应保持安静整洁

安静的环境不但能使人心情愉快和身体舒适，还能使睡眠充足、饮食增加，有利于健康。反之，嘈杂的环境不利于休息，会使人出现心悸、坐卧不安，甚至四肢发抖、全身冷汗等症状。居室的陈设要简单、实用、易清洁、易搬动，并保持地面、床、桌椅等用品的整洁。

（三）居室温湿度要适宜

居室的温度一般以 18 ～ 22℃为宜，在适宜的室温中，可以感到轻松、舒适、安宁。室温过高，使人感到燥热难耐；温度过低，使人感到寒冷，易感寒邪。对于已感风寒之邪或年老、体弱、阳虚的老年人，常怕冷、怕风，故室温宜高，以 20 ～ 26℃为宜；感受暑热者及阴虚或实热证老年人，常怕热、喜凉，故室温宜低，以 16 ～ 20℃为宜。

居室内的相对湿度以 50% ～ 60% 为宜，室内湿度适中，使人感到舒适。湿度过高，汗液蒸发受阻，常使人感到胸中满闷、困倦乏力，特别是对于风寒湿痹、脾虚湿盛的老年人，易加重病情，故对此类人群室内湿度宜低；如果湿度过低，则引起口干唇燥、咽喉干痛，特别是阴虚肺热者，会因此而出现呛咳不止，故此类人群室内湿度宜高。此外阳虚证多寒而湿，湿度宜低；阴虚证多热而燥，湿度宜高。

（四）居室光线要适宜

天然的光照在视觉上带来舒适、欢快和明朗的感觉，有利于康复。对于感受风寒、风湿之邪，或有阳虚证、里寒证的老年人，室内光线宜充足；对于热证、肝阳上亢、肝风内动、有眼病者，室内光线宜暗。

二、起居有常

起居有常主要是指起卧作息和日常生活中的各个方面都有一定的规律并合乎自然界和人体的生理常度。人们生活要有规律，这有利于强身健体、延年益寿。《素问·上古天真论》指出："上古之人，其知道者，法于阴阳，和于术数，食饮有节，起居有常，不妄作劳，故能形与神俱，而尽终其天年，度百岁乃去。今时之人不然也，以酒为浆，以妄为常，醉以入房，以欲竭其精，以耗散其真，不知持满，不时御神，务快其心，逆于生乐，起居无节，故半百而衰也。"由此可见，如果人们生活作息很不规律，夜卧晨起没有定时，贪图一时舒适，放纵淫欲，必然加速人体机能老化和衰老；反之，如果人们建立合理的作息制度，并持之以恒，就会尽终其天年。

劳逸适度是指要保持适度的活动与休息，做到动静结合，形劳而不倦。孙思邈在《备急千金要方•养性》中指出："养性之道，常欲小劳，但莫大疲及强所不能堪耳。且流水不腐，户枢不蠹，以其运动故也。"适度的活动有利于通畅气血，活动筋骨，增强体质，健脑强身；必要的休息，可以消除疲劳，恢复体力和脑力，是调节身心必不可少的方法。

四时气候的变化对人体的生理活动也会产生一定的影响，善于养生者就要顺从四时阴阳寒暑的变化及四季生、长、化、收、藏的规律，按照"春夏养阳，秋冬养阴"的原则来适应四时气候变化，保持人与自然的协调统一，才能防止疾病的发生，保持身体健康。

阳春三月，春回大地，气候转暖，万物复苏，自然界各种生物萌生发育，此时人体内的阳气也随着春天阳气的生发而向上、向外生发，因此人们应顺应自然界春生之势，夜卧早起，宽衣松带，舒展形体，在庭院中散步，使心胸开阔，精神愉快，保持生机。此外，春季阳气刚升而未盛，乍暖乍寒，不宜过早地脱去棉衣，以防寒气乘虚而入，应尽可能晚一点减去冬装，做到"春捂"，以保证阳气生发的体内环境。

夏季气候炎热，雨水充沛，万物竞长，群芳斗艳，是一年中阳气最盛的季节。此时人体新陈代谢旺盛，阳气最易外泄，导致各种虚证，所以夏季应注意养护阳气。人们宜晚卧早起，不厌晨光，保持心情愉快，勿发怒，使气机宣畅，通泄自如，同时夏季不宜贪凉，以免损伤阳气。此外夏季还要防湿邪侵袭，湿邪与热邪相缠绕，极易损伤人体脾胃之阳气，易使水液在体内停滞，发生各种病变。同时应注意预防一些常见病证，如夏季感冒、中暑、细菌性痢疾、急性胃肠炎等。

秋季是热与凉交替的季节，自然界阳气渐收，阴气渐长，燥为秋令主气，其气清肃，其性干燥。此时应注意保养内守人体之阴气，皆以"养收"为调摄原则。人们应早睡早起，控制情绪，保持神志安宁，舒张收敛有序，不仅有利于减缓秋季肃杀之气对人体的影响，而且有助于保持肺气的清肃功能，使身体更加强健。此外秋气虽凉还不至于寒，避免因穿衣过多引起身热汗出，而致阴津伤耗、阳气外泄，人们应有意识地进行防寒锻炼，逐渐增强体质，做到"秋冻"，以顺应秋天阴精内蓄、阳气内守的需要。

冬季是一年中气候最为寒冷的季节，寒风凛冽，草木凋零，蛰虫伏藏，阴气盛极，阳气潜藏。此时人体的新陈代谢也相对缓慢，以养精蓄锐，安度隆冬，为来春生机勃勃做好准备。冬季养生应注意避寒就温，敛阳护阴，注意收藏，使人体的阴阳保持相对的平衡。人们应早睡晚起，以待日光，不轻易扰动阳气，不妄事操劳，使神志深藏于内，安静自如。注意防寒保暖，使阴精闭藏而不外泄。此外严寒季节，寒气最易伤人，可诱发多种疾病。过度的寒冷刺激，可诱发高血压、心脏病、脑血管病等，应注意防范。

三、饮食调护

饮食调护是指根据辨证施治的原则，进行营养膳食方面的护理，注重调整阴阳，协调脏腑，损有余而补不足，使五脏功能旺盛，气血充实。合理的饮食，不仅能促使疾病早日康复，而且能调治疾病，尤其是对于慢性疾病和重病恢复期者，能起到巩固疗效的作用。

（一）因时施食

1. **春季**　饮食宜选辛、甘、温之品，忌酸涩；宜清淡可口，忌油腻生冷之物。初春阳气之发，辛、甘、温之品可发散为阳以助春阳，温食利于护阳，但大热大辛之物不宜食。春为肝气当令，肝过旺则伤脾，使脾气衰落，故春宜"省酸增甘，以养脾气"。饮食宜甘甜少酸，饭不宜过饱，酒不可过量，多食易消化之品及含维生素 B 较多的食物，有利春季身体的调养。

2. **夏季**　阳气在外而阴气在内，人体消化功能弱。食养应着眼于清热消暑，健脾益气。要适当选用酸味、辛香食物，增强食欲。宜食清爽可口、少油腻易消化的食物。

3. **秋季**　应贯彻"少辛增酸"的原则。肺气盛于秋，故肺气太过乘肝，使肝气郁结。秋燥易伤津液，故饮食要以防燥护阴、滋养肺脏为基本标准。初秋饮食宜温食，少寒凉之物，温食以护肺胃之气，凉食、寒食则伤肺胃之气，使肺失清肃，饮邪内留。过食寒凉之品可造成湿热内蕴，毒滞肠中，易引起腹泻等。平时饮用牛乳、果汁，可保持黏膜正常分泌功能，呼吸道湿润，皮肤润泽。

4. **冬季**　肾主咸味，心主苦味，咸能胜苦。"冬日肾水味咸，恐水克火，故宜养心"。饮食宜减咸增苦以养心气，可使肾气固实。冬季虽宜热食，但燥热之物不可过食，以免内伏之阳气郁而化热。冬季饮食基本原则为保阴潜阳，如鳖、龟、藕、木耳等都是有益的食物。冬季饮食可以浓重一些，有一定的脂类，此外要多食黄绿色的蔬菜，以补充维生素 A、维生素 B_2、维生素 C 等，晨起宜服热粥，晚餐宜节食。

（二）辨证施食

1. **阴虚体质**

（1）体质特点：形体消瘦，面色潮红，口燥咽干，心中时烦，手足心热，少眠，便干，尿黄，不耐春夏，多喜冷饮，脉细数，舌红少苔。

（2）养生原则：补阴清热，滋养肝肾，关键在补阴。五脏之中，肝藏血，肾藏精，同居下焦，故以滋养肝肾二脏为要。

（3）饮食调护方法：应多吃瘦猪肉、鸭肉、荸荠、银耳等，少食羊肉、韭菜、辣椒、葵花籽等性温燥烈之品。

2. **阳虚体质**

（1）体质特点：形体白胖或面色淡白无华，平素怕寒喜暖，四肢倦怠，小便清长，大便时稀，唇淡口和，常自汗出，脉沉乏力，舌淡胖。

（2）养生原则：扶阳祛寒，温补脾肾，关键在补阳。五脏之中，肾为一身的阳气之根，脾为阳气生化之源，故当着重补之。

（3）饮食调护方法：可多吃牛肉、羊肉、韭菜、生姜等温补阳气的食物，少吃梨、西瓜、荸荠等生冷寒凉的食物。

3. **气虚体质**

（1）体质特点：形体消瘦或偏胖，体倦乏力，面色苍白，语声低怯，常自汗出，且动则尤甚，心悸食少，舌淡苔白，脉虚弱。

（2）养生原则：补气养气。因肺主一身之气，肾藏元气，脾胃为"气血生化之源"，故脾、胃、肺、肾皆当温补。

（3）饮食调护方法：要注意多吃益气健脾的食物，如山药、黄豆、白扁豆、鸡肉、香菇、大枣、蜂蜜等，少吃具有耗气作用的食物，如空心菜、生萝卜等。

4. 血虚体质

（1）体质特点：面色苍白无华或萎黄，唇色淡白，头晕眼花，心悸失眠，手足发麻，舌质淡，脉细无力。

（2）养生原则：补血养肝和补血养心，补血要注意健脾与益肾。气能生血，故补血应兼于益气。

（3）饮食调护方法：可常食桑椹、荔枝、松子、黑木耳、菠菜、胡萝卜、猪肉、羊肉、牛肝、羊肝、甲鱼、海参、平鱼等补血养血的食物。

5. 阳盛体质

（1）体质特点：形体壮实，面赤时烦，声高气粗，喜凉怕热，口渴喜冷饮，小便热赤，大便熏臭为其特点。

（2）养生原则：应注意泻阳火，解燥热。

（3）饮食调护方法：在平时要多食用滋阴、清淡食品。宜食用的蔬菜有芹菜、菠菜、油菜、黄花菜、生菜、丝瓜、黄瓜、芦笋、百合、荸荠、番茄、苜蓿、葫芦、苦瓜、莲藕；适宜吃的肉食有鸭肉、兔肉、牡蛎、蟹、蚌等；适宜吃的水果有梨、李子、枇杷、柿子、香蕉、西瓜、柚子、柑、橙子、甜瓜、罗汉果、杨桃、芒果、草莓。忌辛辣燥热的食物，如辣椒、姜、葱等，牛肉、狗肉、鸡肉、鹿肉等温阳食物宜少吃。

6. 血瘀体质

（1）体质特点：面色晦滞，口唇色暗，眼眶暗黑，肌肤甲错，易出血，舌紫暗或有瘀点，脉细涩或结代。

（2）饮食调护方法：应多吃山楂、醋、玫瑰花、金橘等具有活血、散结、行气、疏肝解郁作用的食物，少吃肥肉等油腻之品。

7. 痰湿体质

（1）体质特点：形体肥胖，嗜食肥甘，神倦，懒动，嗜睡，身重如裹，口中黏腻或便溏，脉濡而滑，舌体胖，苔滑腻。

（2）饮食调护方法：饮食要以清淡为主，控制肥肉及甜、黏、油腻食物的摄入，可多食海带、冬瓜等。

8. 气郁体质

（1）体质特点：形体消瘦或偏胖，面色苍暗或萎黄，平素性情急躁易怒，易于激动，或忧郁寡欢，胸闷不舒，时而太息，舌淡红，苔白，脉弦。

（2）饮食调护方法：应多吃黄花菜、海带、山楂、玫瑰花等行气、解郁、消食、醒神作用的食物。睡前一定避免饮用茶、咖啡等具有提神醒脑作用的饮料。

四、推拿按摩

(一)自我按摩

自我按摩是指在自己身体某些部位或穴位上运用一定的手法进行按摩的一种方法。此法有简便易学、安全有效等优点,适于各层次的人群进行防病治病。其具有消除疲劳、振奋精神、增强肌力、滑利关节、促进气血流畅、调节脾胃功能等作用。具体操作如下。

1. 操作前准备   先静坐 3min,排除杂念,思想清静,全身放松,然后意气相随,与动作相结合,进行自然按摩。

2. 手法   通过不同的手法以达到不同目的。

(1)按摩耳:两平掌按压耳孔,再骤然放开,连续做十几次后,用双手拇指、示指循耳郭自上而下按摩 20 次(拇指在耳郭后,示指在前),再按摩耳垂 30 次,以耳部感觉发热为度。早、晚各 1 次,其可强身祛病,益寿延年。此法如能配合"鸣天鼓"运动更佳,即用双手掌心紧紧地按住两耳孔,五指置于脑后,然后用两手中间三指轻轻叩击后脑部数十次,或将两手示指各压在中指上,用示指向下滑弹后脑部数十次。"鸣天鼓"时,自始至终要闭目养神,手法由轻至重,坚持下去,可收到强壮元气、醒脑强力、防治耳病等功效。

(2)浴面:先将手搓热,然后两手掌由鼻翼迎香穴按摩至双眼睛明穴,再上擦至印堂穴、两额太阳穴,过两耳前下擦回鼻翼。如此上下左右按摩,具有提神醒脑的作用。

(3)揉太阳:以双拇指或示指分别吸定两侧太阳穴上,做小幅度的环旋转动,使着力部分带动该处的皮下组织,进行反复不间断的、有节律的轻柔缓和的回旋揉动。其具有醒脑作用,并可治疗感冒、眼病。

(4)按摩腹:以单掌或叠掌按摩脘腹,以中脘为中心,做顺时针环形节律的抚摩,其有健脾和胃的作用。

(5)搓四肢:上肢内侧由上往下,外侧由下往上;下肢外侧由上往下,内侧由下往上,各 3 ~ 5 遍即可。其有疏通经络、调和气血等保健作用。

(6)揉搓风池:将双手搓热后,于颈项部风池、风府等处来回搓 30 次,有提神醒脑、治疗感冒、头痛及颈椎病的作用。

(7)揉搓肾俞:两手掌紧按两侧腰部,由上而下搓至腰骶部,有温热感即可,有壮腰固肾的作用,可治疗腰痛、夜间小便多等症。

(8)揉搓涌泉:先将两手掌搓热,然后分别搓摩脚心涌泉穴,此法有保健作用,多用于治疗神经衰弱、失眠症等。

(二)穴位按摩

穴位按摩法是在中医基本理论指导下,运用手法作用于人体穴位。通过局部刺激,疏通经络,调动机体抗病能力,达到防病治病、保健强身的一种技术操作。

1. 常用穴位

(1)印堂:醒脑、祛除头痛、通血络。

(2)阳白:清头明目、祛风泻热。

(3)太阳:解除疲劳、振奋精神、镇痛醒脑。

(4)迎香:祛风通窍、理气镇痛。

(5) 合谷：调经气、和胃腑、平复呃逆、补气固脱、益气回阳、补气安神。

(6) 百会：调节机体阴阳平衡、醒脑开窍、安神定志、升阳举陷、通督定痫。

(7) 涌泉：散热生气。

(8) 手三里：润化脾燥、生发脾气、通经活络、清热明目、调理肠胃。

(9) 足三里：调理脾胃，补中益气，通经活络，疏风化湿，扶正祛邪。

(10) 水沟：急救晕厥要穴。

(11) 天枢：益气健脾。

(12) 委中：行气镇痛。

(13) 内关：保护心脏。

(14) 尺泽：散热去痛。

(15) 期门、中脘：疏肝理气、健脾和胃。

2. 功效　穴位按摩通过局部刺激，疏通经络，达到调节阴阳、补虚泻实、消积除满、舒经活血，具有止逆、止吐、镇痛等功效。

3. 操作要点

(1) 操作前修剪指甲，以防损伤患者皮肤。

(2) 根据症状、发病部位、年龄及耐受性，选用适宜的手法和刺激强度进行按摩，手法运用正确，压力、频率、摆动幅度均匀，动作灵活，时间合理。

(3) 在行腹部、腰部按摩前，需让患者排空二便。

(4) 操作过程中若有不适，应及时调整手法或停止操作，以防止发生意外。

4. 注意事项　凡各种出血性疾病、感染、急性传染病、皮肤破损及瘢痕处、骨折早期等不应按摩。

五、熏洗敷贴

(一) 熏洗法

熏洗法是中药煎煮后，先用蒸汽熏疗，待温后再用药物淋洗、浸浴全身或局部患处的一种外治方法。本疗法起源甚早，马王堆汉墓出土的《五十二病方》中已载有熏洗方八首。唐代《千金翼方》《外台秘要》中，熏洗疗法已推广应用于痈疽、瘾疹、白屑、丹毒、漆疮、烫伤、冻疮、手足皲裂及妇科、眼科等疾病。金元时期张子和把熏洗疗法列为治病之大法。根据熏洗的部位分为全身药浴和局部药浴。局部药浴又分坐浴、四肢熏洗、眼部熏洗等。随着中医药外用仪器地不断研发，熏洗机、熏洗床、熏洗舱推陈出新、琳琅满目。现主要介绍传统的熏洗法。

1. 目的　熏洗法以中药性味功能和脏腑经络学说理论为依据，选用一定的方药经过不同加热方法而产生温热药气，利用中草药的热力或蒸汽熏洗，可直接作用于皮肤、腠理，起到开泄腠理、驱邪解肌、清热解毒、消肿镇痛、杀虫止痒、温经通络、活血化瘀、疏风散寒、祛风除湿、协调脏腑功能的目的。

2. 适应证与禁忌证

(1) 适应证：熏洗法的适用范围很广，涉及内科、外科、妇科、儿科、骨伤科、五官科、皮肤科的多种疾病。

  1）内科疾病：感冒、咳嗽、哮喘、肺痈、中风、高血压、头痛、呕吐、腹胀、便秘、淋证、脚气等。

  2）外科疾病：疔疮、痈疽、乳痈、烫伤、痔疮、肛裂、流火、软组织损伤、血栓闭塞性脉管炎、腱鞘炎等。

  3）妇科疾病：闭经、痛经、带下病、外阴瘙痒、外阴溃疡、外阴白斑、阴肿、阴疮、宫颈糜烂、盆腔炎、子宫脱垂等。

  4）骨伤科疾病：骨折、脱臼、外伤性关节僵化症、外伤性关节滑囊炎、肋软骨炎、肩周炎、网球肘、骨质增生、化脓性骨髓炎等。

  5）五官科疾病：睑缘炎、结膜炎、睑腺炎（麦粒肿）、巩膜炎、急慢性结膜炎、泪囊炎、鼻衄、鼻窦炎、唇炎、耳疮等。

  6）皮肤科疾病：湿疹、脓疱疮、皮肤瘙痒、手足癣、银屑病、扁平疣等。

  7）美容美发：痤疮、头疮、斑秃；并可用于增白悦颜、祛斑等。

  （2）禁忌证：发热、急性炎症、昏迷、精神病老年人、恶性肿瘤、黄疸，有出血倾向、气血两亏、严重心脏病、哮喘发作者禁熏洗。

  3. 操作前准备

  （1）老年人准备：核对老年人姓名、疾病诊断、操作部位及具体方法，做好解释工作，取得老年人合作；了解老年人的主要症状及既往史；详细询问老年人的中药用药史、中药药物过敏史；了解老年人的意识、心理状态及配合程度；向老年人说明所用中药的作用及可能产生的副作用，以取得老年人和（或）家属对执行操作的知情同意；女性老年人要了解胎、产、经、带情况；根据病情取合适安全体位，并检查局部皮肤状况。

  （2）用物准备

  1）中药熏洗剂的准备：中药剂量一般为内服药量的 3 倍左右。其用法是将每剂中药煎 3 次，合并煎液加入浴水中，其浓度比为 1：10，即每剂中药 3 次煎液合并 3L，加入 30L 浴水中。

  2）全身药浴法的准备：浴缸或大浴盆（可浸入全身露出头部）、药液、水温计、座架、罩单、浴巾、软毛巾、拖鞋、衣裤等。

  3）坐浴法的准备：治疗盘、小毛巾、药液、水温计、坐浴盆、坐浴椅、有孔木盖等，必要时备屏风。

  4）四肢熏洗法的准备：面盆、药液、大毛巾或中单、卵圆钳、水温计、小毛巾等，必要时备屏风。如有条件可用中草药熏蒸治疗机。

  5）眼部熏洗法的准备：治疗盘，治疗碗（内盛煎好的中药滤液），纱布，镊子，胶布，眼罩。

  （3）环境准备：环境应光线充足、清洁、安静，有条件者最好在治疗室或专用浴室进行。调节浴室的温度。浴室空气要流通。

  （4）操作者准备：操作者应仪表整洁，洗手，戴口罩。

  4. 操作步骤

  （1）全身药浴法

  1）备齐用物携至老年人所在浴室。根据老年人的具体情况调节浴室的温度。

2）浴缸内的水温为 50℃，将过滤后的药液倒入浴盆或浴缸内，稳妥放好座架，试温，保证设备安全。

3）必要时协助老年人脱掉衣服，用浴巾裹身进入浴室。

4）去浴巾，扶老年人坐在浴盆座架上，用罩单围住全身，仅露出头面，使药液蒸气熏蒸全身。

5）待药液降温后，将全身浸泡于药液中，协助老年人用软毛巾拭洗，活动四肢关节。

6）密切观察老年人的面色、呼吸、脉搏，询问老年人是否有不适感，及时调节药液温度，浸泡时间一般为 20 ～ 40min。全身蒸气浴室应设观察窗口，以便随时观察老年人情况。全身熏蒸者不宜出汗过多，注意观察出汗的量，在熏蒸前适量饮水可防因过多出汗而虚脱。如老年人出现心悸、气促、面色赤热或苍白、出大汗等情况应马上出浴，进行对症处理。对体质虚弱、年老或肢体活动不便者应协助洗浴并严密观察。

7）洗浴结束后，用温水冲去皮肤上的药液，擦干，协助老年人穿好衣服，送回病房休息。

8）清理用物，按医院消毒隔离原则处理；洗手；观察并记录结果。

（2）坐浴法

1）备齐用物携至老年人病房。

2）将滤去药渣的药液倒入盆内，盖上有孔木盖。

3）协助老年人将裤子脱至膝盖，露出臀部，坐在木盖上熏蒸，待药液降温后移去木盖，坐入盆中泡洗，时间为 20 ～ 30min。坐浴时根据病情安排陪伴，嘱老年人如有不适感应立即停止坐浴，并协助老年人卧床休息。

4）坐浴结束后，用毛巾擦干，协助老年人穿好衣裤，安排舒适体位；清理用物，按照医院消毒隔离原则处理；洗手，观察并记录结果。

（3）四肢熏洗法

1）备齐用物携至老年人床前。

2）上肢熏洗法：床上铺好胶单，将药液趁热倒入盆内放于胶单上。将患肢架于盆上，用浴巾或布单围盖住患肢及盆，使药液蒸气熏蒸患肢。待温度下降后，将患肢浸泡于药液中，时间约为 10min。

3）下肢熏洗法：将煎好的药液趁热倒入木桶或铁桶中，桶内置 1 只小木凳，略高出药液面。老年人取坐位，将患足放在桶内小木凳上，用布单将桶口及腿盖严，进行熏蒸。待药液温度下降后，取出小木凳，将患足浸泡药液中，时间为 10 ～ 20min。根据病情需要，药液可浸至踝关节或膝关节部位。

4）采用中草药治疗机熏蒸时，先检查机器的性能及有无漏电现象，以防发生意外。用冷水浸泡药物 20 ～ 60min 后，放入熏蒸机储药罐内，接通电源预热机身（夏季 15min，冬季 20 ～ 25min），然后调好机器参数，如夏季 32℃，秋冬季节 32 ～ 35℃。老年人暴露躯体坐在椅上或卧于治疗床上熏蒸，每日 1 ～ 2 次。协助老年人随时擦干汗液。熏蒸过程中若感到不适，应立即停止，协助老年人卧床休息。

5）熏洗结束，擦干患肢，协助老年人穿衣，安排舒适体位；清理用物，按医院消毒隔离原则处理；洗手；观察并记录结果。

　　（4）眼部熏洗法

　　1）备好用物携至老年人床前。

　　2）将煎好的药液趁热倾倒入治疗碗中，老年人取端坐姿势，向前微微弯腰，面向药液，老年人将患眼对准碗口先熏，测量药液温度，待药液降温至不烫时，用消毒纱布蘸药液频频淋洗患眼。

　　3）也可用洗眼杯盛温热药液（约为全杯容积的 2/3），老年人先低头，使洗眼杯口紧扣在患眼上，接着紧持洗眼杯随同抬头，不断开合眼睑，转动眼球，使眼部与药液接触。如患眼分泌物过多，应用新鲜药液多洗几次。

　　4）熏洗完毕后，用干毛巾轻轻擦干眼部，然后闭目休息 5～10min。清理用物，按医院消毒隔离原则处理；洗手；观察并记录结果。

　　5. 注意事项

　　（1）在伤口部位进行熏洗时，按无菌操作技术进行。熏蒸的药液温度不宜过高，一般为 50～70℃，以防烫伤。淋洗的药液温度一般为 38～41℃。熏洗一般每日 1 次，每次 20～30min，视病情也可每日 2 次。药液不要沾湿老年人衣裤、被单。

　　（2）老年人不宜空腹熏洗，进餐前后 30min 内不宜熏洗。年老、心肺脑病、体质虚弱、水肿老年人不可单独熏洗，且熏洗的时间不可过长，以防虚脱。熏洗后应静卧休息 30min。忌同时应用肥皂或其他浴液、香波、浴露，以免影响药效。

　　6. 熏洗法常见的不良反应及处理

　　（1）低血糖反应：头晕、胸闷、心悸、气促等，应立即停止熏洗，喝糖水或热水，平卧，更换干衣服，保暖。

　　（2）皮肤过敏反应：出现皮疹、瘙痒等，要停止熏洗，并予以相应抗过敏处理。

　　（3）烫伤按烧伤处理。

　　（4）摔伤按损伤处理。

　　（二）中药外敷法

　　中药外敷法是将中药研成细末，并与各种不同的基质调成糊状制剂敷布于穴位或患处以治疗疾病的一种外治法，又称敷贴。中药可选用干药或鲜药，干药应研成粉剂，新鲜中草药应洗净后在乳钵内捣烂。本疗法源远流长，在远古时代，先民就已学会用泥土、草根、树皮外敷伤口止血。马王堆汉墓出土的《五十二病方》载有许多外敷方剂，用于治疗创伤、疮疡等病证；晋代葛洪《肘后备急方》载有用鸡蛋清、醋、猪油、水、蜂蜜、酒等作为基质调和外敷药治疗皮肤病；唐代孟诜《食疗本草》用胡桃研成泥状，用醋调和外敷治疗白发；宋代《太平惠民方》有用地龙粪研饼敷在小儿囟门，治疗小儿头热、鼻塞的记载；明代《普济方》用生附子研末和葱研为泥，敷涌泉穴，治疗鼻渊等；清代吴尚先《理瀹骈文》集敷贴疗法之大成，标志着本疗法的临床应用更为完善。

　　1. 目的　中药外敷法根据药物性味的不同，分别具有通经活络、活血化瘀、消肿镇痛、清热解毒和祛瘀生新等作用。外敷的中药通过刺激相应的穴位，调和营卫，疏通经络，协调脏腑的功能。由于经络有"内属脏腑，外络肢节，沟通表里，贯穿上下"的作用，因此，敷药法不仅可以治疗局部病证，还能治疗全身。

2. 适应证与禁忌证

（1）适应证：适用于外科疮疡、跌打损伤、烫伤、肠痈等病证；或内科的哮喘、肺痈、头痛等病证；或儿科的时行感冒、发热、咳嗽、腮腺炎等病证；或妇科带下病等病证。

（2）禁忌证：对所敷药物过敏者禁止使用。

3. 操作前准备

（1）老年人准备：核对姓名、床号、药名、用药方法等；向老年人解释操作目的、简单步骤、需要配合的相关事项，说明所用中药的作用及可能产生的副作用，以取得老年人或其家属知情同意；检查老年人敷药局部的皮肤情况；详细询问老年人的中药用药史、中药药物过敏史；了解老年人的心理状态及合作程度；根据病情将老年人安置于舒适安全体位。若头部敷药，需剃净头发，范围是多出药贴 2cm。

（2）用物准备：治疗盘，治疗碗，药物（粉）及调和剂，绵纸或玻璃纸，棉花若干，胶布或绷带，弯盘，油膏刀，开水（70℃以上）。若敷新鲜中草药，需备乳钵将鲜药捣烂；躯体及会阴部敷药需备屏风；头部敷药需备剃刀。

（3）环境准备：环境应光线充足、清洁、干燥、安静，有条件者在治疗室操作。

（4）操作者准备：操作者应仪表整洁，洗手。

4. 操作步骤

（1）备齐用物携至老年人床旁，核对老年人姓名、床号及药名、用药方法等。

（2）协助老年人暴露患处，清洁患处。躯体及会阴部敷药时，用屏风遮挡，保暖，防止直接吹风受凉。

（3）根据患处面积或穴位部位取合适的玻璃纸或绵纸，用油膏刀将所需药物糊剂均匀地铺于玻璃纸或绵纸上，厚度为 1.5 ～ 2cm，并在药物周围围上棉花。药物摊制厚薄要均匀，太薄则药力不够，太厚则浪费药物，且易溢出污染衣被。掌握好药物的干湿程度，免于流淌污染衣被。

（4）敷药前操作者在自身前臂内侧试温，再在老年人患处或穴位试温，温度以老年人可以接受为度，轻敷于患处或穴位，以胶布或绷带固定。感觉异常的老年人药贴温度宜 50℃。

（三）中药泡洗技术

中药泡洗技术在临床上常用于消除疲劳、改善睡眠，缓解关节疼痛、肿胀、寒凉、屈伸不利等症状的护理干预措施，并起到协同治疗的目的。此技术是将足部浸泡在中药药液中，借助洗液的温热之力及药物本身的功效，浸洗全身或局部皮肤，达到活血、消肿、镇痛、祛瘀生新等作用的一种操作方法（见附录 2）。

（四）穴位敷贴

穴位贴敷技术是将药物制成一定剂型，敷贴到人体穴位，通过刺激穴位，激发经气，达到通经活络、清热解毒、活血化瘀、消肿镇痛、行气消痞、扶正强身作用的一种操作方法。（见附录 3）。

第 8 章 消毒隔离与监测制度

一、养老机构环境卫生学监测及消毒隔离制度

（一）医疗环境分类

1. 清洁区　行政机关办公室、会议室、洁净病房、各科室资料室、值班室、配餐间、无菌物品存放室、治疗室、各类药房、各类库房、图书馆、餐室、营养科、信息科、计算机室等。

2. 潜在污染区　医务人员办公室、换药室、更衣室、辅助间、洗衣房、清洁衣被存放间、门（急）诊诊察室等。

3. 污染区　门诊部候诊室、处置室、实验室、各类污物回收间、厕所、洗衣房洗涤间、门诊诊疗室等。

（二）养老机构环境卫生学监测制度

1. 涉及治疗区域的空气应定时通风换气，定期行空气消毒。各功能不同室内的拖布、抹布应分别使用。物体表面和医护人员手、治疗室、换药室、注射室等Ⅲ类环境部位每季度进行环境卫生学监测。细菌菌落总数应符合卫生学标准（见附录4）。

2. 当有养老机构感染流行，怀疑与养老机构环境卫生学因素有关时，应及时进行监测。

3. 各养老机构环境监测应有监测记录，包括监测日期、对象、结果等，监测资料应妥善保存，以备检查。

（三）消毒隔离制度

1. 各诊室、治疗室、换药室、抢救室、处置室、配药室、隔离观察室等高危区，均应按要求定期消毒，定期监测，使各项卫生学标准符合国家规定。

2. 在班医护人员进行临床治疗工作时必须穿戴工作衣、帽，着装整洁。诊疗工作前后均应洗手（或用速干手消毒液擦洗）（见附录5）。下班、就餐、购物时均不得穿着工作服。

3. 床位应湿式清扫，一床一巾；擦拭一桌一布；注射（抽血、针灸）一人一针一管一巾一止血带；采血标本一人一针一管；口腔科手术器械、漱口杯一人一份，一用一消毒。

4. 检验科各废弃标本应经灭菌处理。

5. 疑诊传染病时应在观察室隔离观察，非传染病科检出传染病时，应及时会诊、转诊。

6. 凡厌氧菌、铜绿假单胞菌、破伤风、气性坏疽等特殊感染的老年人应严格隔离，其用过的器械、被服、病室应彻底消毒处理。其用过的敷料应使用双层包装，及时密封并做污染标志。

7. 老年人入院后需进行洗澡、洗头发、剪指甲等个人卫生措施。

8. 老年人出院、转院或死亡后，床单位要进行终末消毒处理，床垫、枕芯、棉絮暴晒，或紫外线消毒，或环氧乙烷消毒；床单位用消毒液擦拭。

9. 洗衣房各类衣物分类清洗，洗涤时，工作人员与老年人的衣服分开；感染者与普通者的衣物分开，污衣被不得在房间内清点，运送车辆应洁、污分开。

10. 餐具、便器应固定使用，保持清洁，定期消毒和终末消毒。

11. 对传染病患者及其用物按传染病管理的有关规定，采取相应的消毒隔离和处理措施。

12. 传染性引流液、体液等标本需消毒后排入下水道。

13. 治疗室、配餐室、病室、厕所等应分别设置专用拖布，标记明确，分开清洗，悬挂晾干，定期消毒。

14. 垃圾置塑料袋内，封闭运送。医用垃圾与生活垃圾应分开装运；感染性垃圾置黄色或有明显标识的塑料袋内，必须进行无害化处理。

15. 一次性医疗用品严格把好质量关和保管关，每次购置必须检查"生产许可证""卫生许可证""推销员证件"及消毒日期、出厂日期、有效日期；物品专柜放置，不得包装破损和超过有效期。对静脉注射器抽样 0.5% 做热原检测，每个品种、每一批号抽样 5～10 件进行细菌培养。使用后必须按照医疗废物管理规定进行处理，严禁回流市场，重复使用。

16. 消毒灭菌工作，必须严格执行《感染管理规范》《消毒管理办法》和《消毒技术规范》。

（四）消毒灭菌制度

1. 进入人体组织或无菌器官的医疗用品必须灭菌。

2. 接触皮肤黏膜的器具和用品必须消毒。

3. 用过的医疗器材和物品，应彻底清洗干净再消毒或灭菌；其中感染性疾病患者用过的医疗器材和用品，应先消毒，彻底清洗干净后再消毒或灭菌。

4. 所有医疗器械在检修前应先消毒或灭菌处理。

5. 根据物品的性能选用消毒或灭菌方法。

6. 化学消毒或灭菌可根据不同情况合理选择高效、中效、低效消毒剂或灭菌剂；使用时必须掌握消毒剂的性能、作用、使用方法，以及影响消毒效果的因素。

7. 配制化学消毒剂必须监测有效浓度，并定期监测。

8. 用于浸泡消毒、灭菌的容器在更换消毒剂、灭菌剂时必须进行消毒、灭菌处理。

9. 连续使用的氧气湿化瓶、雾化器、呼吸机管道的湿化器等器材，必须每日消毒，用毕终末消毒，干燥保存。湿化液应用的灭菌水每日更换。

10. 地面应湿式清扫，保持清洁，当有血迹、粪便、体液等污染时，应立即以含氯消毒剂局部拖洗。拖洗工具使用后应先消毒、清洗，再晾干。

二、用物清洁消毒

（一）定义

1. 清洁　指用物理方法清除物体表面的污垢、尘埃和有机物。

2. 消毒　指用物理方法或化学方法清除或杀灭除芽孢外的所有病原微生物，使其数量达到无害化。

3. 灭菌　指用物理方法或化学方法杀灭所有微生物，包括致病的和非致病的，以及细菌的芽孢。

（二）常用诊疗用品消毒

1. **体温计**　使用后先在清洁基础上再用 75% 乙醇浸泡消毒 30min，晾干，清洁容器盛装备用（注：乙醇需每日更换，浸泡盒保持清洁，加盖密闭。收发体温计、盛装容器应分开）。

2. **止血带**　一次性止血带不得重复使用，非一次性止血带应流动水清洗、500mg/L 含氯消毒剂浸泡 30min 消毒、晾干处理（注：止血带一人一带一用一消毒）。

3. **压舌板**　尽量采用一次性的，重复使用的需高压灭菌（一人一用一灭菌）。

4. **可复用氧气湿化瓶、氧气连接管、氧气面罩、雾化器及连接管、各种口含嘴**　如为一次性物品不得复用，如反复持续使用的，应送消毒供应中心统一处理。

5. **血压计袖带、擦手小毛巾、各类小布袋**　流动水清洗，再用 500mg/L 含氯消毒剂浸泡 30min 消毒（注：不同物品分类浸泡，浸泡容器固定专用，标识清楚。有效含氯消毒剂现配现用，含量需用浓度试纸检测，必须达到规定浓度）。

6. **血压计、听诊器等各类仪器外表面及其导线**　使用中每日用清洁毛巾擦拭，有污染时用 0.05% 含氯消毒剂或 75% 乙醇擦拭，作用 3min（注：感染高风险科室每日消毒，一般科室每周消毒）。

7. **使用中的紫外线灯管**　每周用 95% 乙醇擦拭 1 次，每半年监测强度 1 次。

（三）环境与物体表面

1. **房间环境**：每日开窗通风，可采用人机共存式循环风紫外线空气消毒器，静电吸附式空气消毒器，无人状态下可使用紫外线消毒器消毒（每次时间大于 30min），地面应用清水湿式清扫，遇血液、体液等污染应使用 1000mg/L 含氯消毒剂即刻消毒（注：各消毒器表面保持清洁，如有明确污染则用 75% 乙醇擦拭消毒 2 遍）。

2. **对设置病房的养老机构**，患者使用的脸盆、拖鞋、拖布使用 0.05% 含氯消毒剂浸泡 15min 后清水冲洗晾干，患者衣服、床单、被套、枕套每周更换 1～2 次，枕芯、棉褥、床垫定期消毒，被血液、体液污染时及时更换。禁止在病房、走廊内清点更换下来的患者衣物。

3. **患者床单位**：如床头桌、床头柜、椅子、呼叫器、热水瓶等，每日湿式清洁，不同患者床单元物品之间应更换抹布，一床一巾一更换。出院或死亡后，床单位必须送供应室进行终末消毒处理（注：配制含氯为 500mg/L 的消毒液擦拭，作用 30min）。

4. **病房窗帘、隔帘**：每季度清洗，有污染时随时进行消毒清洗，送洗衣房热力清洗消毒。

5. **其他物体表面**：如平车、轮椅、各台面、病历夹、水龙头等，每日擦拭，有污染时随时进行消毒（500mg/L 含氯消毒剂作用 15min）。

6. **电话听筒**：每日用 75% 乙醇擦拭 1 次。

7. **洗手池**：每日进行清洁，盛放皂液的容器宜一次性使用，重复使用的容器应每周清洁与消毒。

8. **各类容器、餐具、尿壶、便器、污物桶等**：应固定使用，保持清洁，定期消毒和终末消毒。

9. 对**传染病患者及其用物**按传染病管理的有关规定，采取相应的消毒隔离和处理措施。

10. **治疗室、配餐室、病室、厕所等**应分别设置专用抹布，标识明确，分开清洗，悬挂晾干，定期消毒。

（四）消毒灭菌基本原则

1. 凡是可重复使用的诊疗器械、器具和物品，用后必须集中于养老机构相关科室进行规范处理，各单元不得自行处理，消毒供应中心对科室自行包装下送的物品包有责任拒收并重新作为污物回收后进行规范处理。

2. 被朊病毒、气性坏疽及突发不明原因的传染病病原体污染的诊疗器械、器具和物品，应先消毒和（或）灭菌后再进行规范处理。

3. 耐热、耐湿的手术器械，应首选压力蒸汽灭菌，不应选择化学消毒剂浸泡灭菌方法。

4. 环境与物体表面，一般情况下先清洁，再消毒；当受到患者的血液、体液等污染时，先去除污染物，再清洁与消毒。

5. 养老机构消毒工作中使用的消毒产品应经卫生行政部门批准或符合相应标准技术规范，并应遵循批准使用的范围、方法和注意事项。

三、垃圾分类处理

（一）医疗废物的分类及处理方法

医疗废物是指医疗机构在医疗、预防、保健及其他相关活动中产生的具有直接或间接感染性、毒性和其他危害性的废物，具体包括感染性、病理性、损伤性、药物性、化学性废物。

1. **感染性废物**　指携带病原微生物具有引发感染性疾病传播危险的医疗废物，包括被患者血液、体液、排泄物污染的物品（棉球、棉签、引流棉条、纱布及其他各种敷料、一次性使用医疗用品、一次性使用卫生用品等）及各种废弃的医学标本、血液、血清等。

处理方法如下：

（1）以上废物产生后放入有明显标识的医用垃圾袋，由专人定时、定路线用防渗漏、防遗洒的专用垃圾桶收集到养老机构医疗垃圾暂存点，然后由本市指定医疗垃圾处置单位集中处理。

（2）各种病原体的培养基、标本和菌种、毒种保存液等高危废物，在产生地点进行压力蒸汽灭菌或其他消毒方法消毒，然后按感染性废物处理。

（3）隔离的传染病患者或疑似传染病患者产生的具有传染性排泄物，按照国家规定严格消毒，达到国家规定排放标准后方可经污水处理系统排放；隔离的传染病患者或疑似传染病患者产生的医疗废物使用双层包装并及时密封后按感染性废物处理。

2. **损伤性废物**　能够刺伤或割伤人体的废弃的器皿，包括医用载玻片、玻璃试管、玻璃安瓿及一次性使用空针、输液器和输血器的针头部分等。

处理方法：产生后立即放入防刺、防渗漏的硬质容器中，然后放入有明显标识的医用垃圾袋中，由专人定时收集于养老机构医疗垃圾暂存点，然后由本市指定医疗垃圾处置单位集中处理。

3. **药物性废物**　过期、淘汰、变质或被污染的药品，其包括抗生素、非处方类药品、细胞毒性药物、遗传毒性药物、疫苗、血液制品等。

处理方法：由药房设专人管理，存入不合格药品区，及时上报药品管理部门，并按药品监督管理部门的意见处理，处理过程应有详细记录。

4. 化学性废物 具有毒性、腐蚀性、易燃易爆性的废弃的化学物品，包括医学影像室、实验室废弃的化学试剂等。

处理方法：用专用储存桶储存到一定量后交由本市指定的专门机构处理。

含有汞的体温计、血压计报废时，统一处理。废弃的消毒剂处理：含氯消毒剂可直接倒入下水道；2% 的戊二醛需与等量的 25% 的氨水中和后再倒入下水道，由污水处理系统进一步处理。

使用后的输液瓶不属于医疗废物。使用后的各种玻璃（一次性塑料）输液瓶（袋），未被老年人血液、体液、排泄物污染的，不属于医疗废物。

（二）养老机构废物处理流程

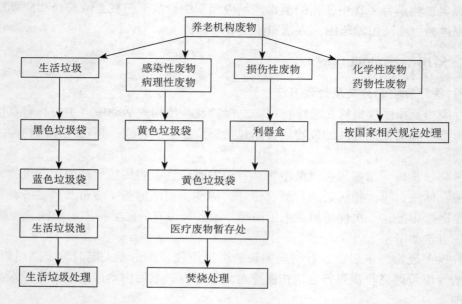

（三）医疗废物收集运送原则

1. 依据类别装入专用容器或包装物，禁止混装（利器放入利器盒内，非利器放入包装袋内）。

2. 确保包装物或容器完好无破损，禁止泄漏、污染。

3. 废物盛放应小于包装容积 3/4，不可过满，封口紧实严密，注明科室和数量。

4. 运送工具应有专用医疗废物标识，且防遗洒、防渗透、无锐利边角、易于装卸和清洁，防止流失、泄露、扩散和直接接触身体。

5. 不可露天存放，建立医疗废物暂存点，存放时间应＜2d，每日工作结束后对运送工具进行清洁消毒。并设专人负责管理，及时清洁、消毒垃圾暂存点，禁止转让买卖医疗废物。

6. 做好来源、种类、重量和数量、交接时间、最终去向及经办人签名等登记并保存 3 年。

7. 医疗废物流失、泄露、扩散和意外事故发生时，立即通知保卫科及医院感染科，必要时报上级卫生、环保部门。

第9章 / 长期照护制度及资格

一、长期照护保险制度

(一)长期照护保险制度概述

人口老龄化将是 21 世纪全世界最突出的社会现象,而老年人长期照护服务供不应求等问题也开始凸显,为解决这些问题,世界各国相继建立并不断完善长期照护保险制度。

长期照护保险,又称老年照护保险,主要针对因年老、疾病或伤残而丧失日常生活能力需要入住康复中心或需要在家中接受他人长期照护者,侧重于提供护理保障和经济补偿的制度安排。目前,全球有社会保险和商业保险两种形式。早期以个人长期照护保险为主,近年来团体型长期照护保险也有一定发展。

20 世纪 70 年代,长期照护保险险种起源于美国,随后进入法国、德国、英国、爱尔兰等欧洲国家和南非。随着人口老龄化趋势的增强和商业健康保险的发展,日本于 2000 年也将长期照护保险作为公共服务产品引入国家社会保障体系,要求 40 岁以上的人都要参加新的长期照护方案。

长期照护保险的保险责任,是为被保险人需要接受护理中心医护人员的看护服务或在家中接受日常生活的看护服务所需要的费用提供保险金的补偿。它与失能收入保险中对被保险人失能后收入损失的补偿是不同的。长期照护保险保障的护理项目一般包括照顾被保险人的吃饭、穿衣、入浴、如厕和行动等的护理费用。

典型长期照护保单要求被保险人不能完成吃饭、沐浴、穿衣、如厕、移动五项活动中的两项即可。除此之外,患有老年痴呆等认知能力障碍的人通常需要长期护理,但他们却能执行某些日常活动,为解决这一矛盾,目前国外长期照护保险已将老年痴呆和其他精神疾病也包括在内。

长期照护保险的保险合同中,一般规定每日最高的保险金数额。大多数长期照护保险都有一定的免责期,即看护保险金的给付要在失能发生一定时间以后进行,通常为 90d。此外,长期照护保险保险金的给付也有一定给付期限,保险金给付期从免责期结束后开始,一般到被保险人恢复生活自理能力后的 60d 为止。

长期照护保险还有严格的除外责任。由投保前就存在的既往症导致的生活自理能力丧失,一般作为除外责任。此外,由精神、神经疾病或情感障碍、酗酒、吸毒及自杀、自伤导致的生活自理能力丧失一般都在除外之列。

由于投保人购买长期照护保险时,无法准确估计当其需要接受他人照顾时的实际花费会达到何种水平,为了对抗通货膨胀的影响,某些长期照护保险会提供递增的保险金给付,增加的速度通常按照物价指数的大小确定或规定一个固定的增加比例。

随着人口老龄化趋势的增强和商业健康保险的发展,欧美等保险业发达的国家或地区,各类长期照护保险有非常迅速的发展。例如，1996 年底，根据美国医疗保险协会的统计，美国各健康保险公司长期照护保险的客户已达 496 万人，2012 年全美共卖出近 23 万份个人长期照护保险，新增销售额近 5.6 亿美元。在我国，长期照护保险还处于起步阶段，仅有少数保险公司开设这一险种，但是随着中国逐渐步入老龄化社会，预计长期照护保险在中国的潜在市场也是非常大的。

（二）国外长期照护保险经验

长期照护保险属于健康保险的范畴，但又别于医疗保险和养老保险，长期照护保险主要是为老年人提供日常的护理服务。国际上长期照护保险制度主要有以荷兰为代表的私营长期照护社会保险制度；以德国和日本为代表的公营长期照护社会保险制度；以美国为代表的长期照护商业保险制度；以英国为代表的国家负责的长期照护制度。我国目前对长期照护保险制度的研究和建立尚处于探索阶段，国外经验值得借鉴。

1. 荷兰　20 世纪 60 年代，荷兰经济发展迅速，为长期照护保险制度提供了物质基础，荷兰于 1968 年推出社会长期照护保险，并通过相应法律《特殊医疗费用支出法案》，是世界上第一个建立强制性长期照护保险制度的国家。50 年来荷兰一直对长期照护保险制度进行改革和完善，照护理念更强调个人责任，养老成为地方政府主要责任。医疗和养老照护的非营利性机构服务及广泛的社会参与是制度建立和改革的基础。

荷兰作为第一个为长期照护服务提供全面的强制性社会健康保险制度的国家，其选择建立一个单独的、全面的社会长期照护保险的原因主要是财力增长。

（1）长期照护制度主要包括两部分：社会健康保险制度和社会支持制度。社会健康保险制度是强制性的、基于供款的社会保险制度，是荷兰长期照护制度的核心。社会支持制度是将家庭帮助服务等从社会健康保险制度中分离出来，由地方政府负责运行。

长期照护制度面向的人群为 65 岁及以上的老年人口，约有 45% 的人受益于《特殊医疗费用支出法案》规定的各类服务项目。其中 9.5% 的人住在护理院或养老院接受机构服务，20% 的人接受不定期的居家护理服务，4.5% 的人接受长期居家护理服务，9% 的人接受家务帮助服务。2007 年，荷兰通过的《社会支持法案》增加个人及家庭在长期照护服务中的责任，引入"正常照护"概念，认为每周低于 8h 并低于 3 个月的照护服务，完全可以依靠家庭成员或亲戚等非正式照护渠道获得，并且不会给对方带来压力。

长期照护制度的筹资方式包括长期照护保险制度融资、社会支付服务融资。长期照护保险制度融资主要有三个渠道，其中 70% 来源于强制性保险费，22% 来源于一般性税收，8% 来源于使用者付费比例。社会支付服务融资主要来源于中央对地方的财政拨款及使用者付费，各地可自行确定服务使用者付费标准。当上述两个渠道存在缺口时，由地方政府负担，或调整使用者付费标准；当中央对地方拨款存在盈余时，地方政府可以自由支配。

长期照护制度费用中约 52% 的支出用于为老年人提供服务，约 48% 的支出用于为其他年龄人提供服务。

长期照护制度被保人资格评估，由照护服务评估中心对照护服务申请者进行资格审查，该机构没有任何财务激励，享有完全独立、客观的评审权。一般而言，服务评估中心评审分五个步骤：

1）对申请者身体失调或受限程度进行评估。

2）申请者的相关问题如何解决。

3）志愿照护服务者的角色。

4）决定居家照护还是机构照护。

5）做出正式的照护服务决定并告知申请者。

（2）荷兰长期照护制度服务类型分家庭照护和机构照护。家庭照护分为居家照护和家事服务。其主要由非营利机构提供，机构之间没有竞争。

居家照护包括照护服务和辅助工具租借。服务由具备公共健康背景的专业护士到照护需求者家中提供。服务时间根据老年人的需要调节，但最多不超过每日 3h（特殊情况者可延长至每日 8h）。家事服务包括家政服务、个人照护和精神支持。还有一种被称为"Alpha Care"的服务，由家庭主妇们提供，直接由被保险人支付，费用不高，每周不超过 16h。

机构照护由非营利机构提供服务，包括提供诊断和评估、照护服务、康复和临终服务的照护院，为不能单独居住的老年人提供合适的居住环境及行为治疗和药物治疗的养老院。照护院和养老院都面向社区提供设施，为社区老年人提供日间照护。在养老院的老年人都有自己的公寓，而照护院可几位老年人共住一个房间。在养老院的老年人比在照护院的老年人接受的照护服务频率少而且不太集中。

荷兰长期照护制度服务内容：有关日常生活能力的个人照护，包括洗澡、穿衣、如厕、吃饭、喝水等；护理，包括伤口处理、注射、应对疾病的咨询等；指导，包括帮助客户组织和管理日常生活以提高生活质量，日间照护、生活习惯和行为指导等；慢性病照护，包括失智症患者的照护服务；住宿，即居住在老年人房间进行连续监护服务等。

2. 德国　德国是第一个以立法形式实施社会保险的国家。20 世纪 60 年代德国人口老龄化程度开始加深，老龄化与少子化、家庭功能的弱化等问题严重冲击了当时的社会保障制度。接近 80% 的老年人无法承担护理院的费用，主要依靠公共援助及社会运行的社会福利资金。为了给予老年人更好的照护，德国政府采取了多项措施改革其社会保障制度，如实施替代的健康保险给付、允许民营的医疗保险公司参与社会保险事务、实施强制照护保险及年金改革。经过 20 多年的发展，德国于 1994 年立法通过《长期照护保险法》，并将其纳入社会保险体系，编入德国社会法典。1995 年居家照护开始实施，1996 年机构照护开始实施。至 2012 年，对失智症者和提供照护的家属给予更多支持、改善咨询与评估条件，为机构照护提供更好的医疗照顾等内容，并于 2013 年 1 月起实施。至此，德国建立起比较完整的社会保障制度。

德国长期照护保险的运作模式主要依附于原有的健康保险制度，长期照护保险基金属于健康保险基金的子部分。依据政府的"强制投保"规定，属于法定健康保险的被保险人必须加入州政府经营的公立机构提供的法定长期照护保险，其他属于私人健康保险的被保险人必须加入民营保险公司提供的私人长期照护保险。职工可自由选择加入公立或私立保险公司提供的长期照护保险。原则上，全体公民均为长期照护保障对象，但因被保险人职业与收入的差别而有不同的投保类别。除公务员适用公务员法相关社会保险规定外，凡收入未达到法定健康保险投保义务门槛者（2012 年为 508 500 欧元）必须依法加入法定长期照护保险，若收入高于德国社会保险规定的职工则加入私人长期照护保险。因为长期照护保险是为了帮助因身体、精神或心理上的疾病或残障，至少需要 6 个月以上日常生活照料的失能人口，所以，受益资格以失能情况为基准，而不受年龄的限制，只要符合资格均可提出申请。但实际上，超过 80% 的符合条件者均是 65 岁以上老年人。

德国长期照护法对于照护需求的认定非常严格，使得许多实际上有照护需求者被排除在外。长期照护法对于照护需求的认定以医疗模式为主，缺乏社会心理层面的评估，使得需求鉴定结果偏向因身体疾病导致无法料理日常生活的失能者。对于身体功能大致良好，但因精神、心理、失智等因素造成的认知能力受损、精神与心理障碍等，没有被列入照护需求鉴定与评估的项目，因此不利于精神疾病患者、失智症患者等。然而随着人口老龄化加快，现行评估制度的缺陷逐渐显露。从 2002 年开始，长期照护保险对于失智症患者及类似患者的照护服务，放宽了给付条件，使得很多不符合照护等级认定，但有实际照护需求的人获得了部分救助。

（1）德国长期照护保险申请人资格评定由两家机构负责。德国医疗评审委员会负责评定法定社会保险申请人资格。医疗审查有限公司则负责评定私人长期照护保险申请人资格。两家医疗评估机构从移动协助和家务协助项目中选择了四种典型项目进行组合，即卫生护理、营养膳食、个人移动与家务协助。以个人移动与家务协助组合作为评估个人照护需求程度的标准，划分为三个不同的照护等级。等级Ⅰ：中等照护等级，每周至少提供 90min 照护（至少 45min 整体照护）；等级Ⅱ：重度照护等级，每周至少提供 3h 照护（至少 2h 整体照护）；等级Ⅲ：极重度照护等级，每周至少提供 5h 照护（至少 4h 整体照护）。

（2）德国长期照护保险服务内容：主要是卫生护理，包括洗漱、淋浴、坐浴、牙齿护理、梳头、刮胡子、排尿与排便等。营养膳食护理，包括备食、辅助进食等。个人移动护理，包括自行起床、睡觉与变换姿势、穿衣与脱衣、站立与行走、爬楼梯、离家与回家等。家务协助，包括家务劳动、购物、做饭、清洁、清洗家具、换洗衣服、取暖等。

（3）德国长期照护保险长期照护服务提供居家照护和机构照护两种方式。申请者在选择上具有很大的灵活性，但是政府鼓励选择居家照护服务，只有严重失能且家庭照护无法满足其需求时才选择机构照护。无论是居家照护还是机构照护均有三种给付方式：现金给付、实物给付、现金与实物混合给付。

居家照护主要集中在卫生护理、营养膳食、家务协助等方面，不同的服务主体其给付方式也不尽相同，并且每种给付方式的现金额度和等值的实物额度也不同，实物的价值要高于现金额度。由照护服务中心的专业人员提供的服务大多采取实物给付。照护需求者依个人所需自行寻找照护人员，如家属、邻居、义工等，大多采用现金给付。同时，照护需求者也可选择现金与实物混合给付方式，自行决定其所需的实物给付与现金给付比例，但此比例须在决定采取混合给付方式的 6 个月内决定。

机构照护包括日间照护、夜间照护、短时照护与全机构照护。日间照护与夜间照护是为了避免照护需求者发生风险而让照护需求者暂时留在机构内，但为了落实长期照护保险法，按居家照护优先于机构照护的原则，仍有可能采取居家方式的照护。因为居家照护成本小于机构照护。而保险机构的给付有一定限制，被保险人需要自行承担部分费用。此外，当居家照护暂时无法提供或日间照护、夜间照护不能满足需求者时，其有权请求短时照护。如果居家照护或部分机构照护不能满足要求，照护需求者有权请求全机构照护服务。服务内容包括基本照护、医疗照护与社会照护。

德国自开展长期照护保险以来，非营利性福利机构主导着住院患者长期护理服务市场。获得提供住院患者长期护理和日间医疗护理许可的养老院，有 54% 属于非营利性机构，40% 属于私立营利性机构，6% 属于公立机构。非营利性疗养院为患者提供长期照护的平均容量为 69 位，私人疗养院为 55 位，公立疗养院为 75 位。与此同时，德国专业照护人员队伍也不断发展壮大，截至 2011 年，共 951 900 名人员受聘于长期照护行业，其中 290 700 名全职工作人员和众多的兼职人员受聘于合法的流动性照护机构，661 200 名工作人员受雇于疗养院。1999 ～ 2011 年，雇员的数量增加了 327 000 名。此外，在该行业中 85% 的雇员为女性。德国自实行长期照护保险后，众多德国居民从中获益。2011 年共有 250 万人享受长期照护保险，其中 65 岁以下占 17%；65 ～ 79 岁占 28%；80 岁以上占55%。约 74 万（占 30%）人接受机构照护，约 176 万（占 70%）人接受居家照护，其中62% 的居民享受 I 级照护；29% 享受 II 级照护；9% 享受 III 级照护。

3. 日本　日本也是世界上人口老龄化严重的国家之一。1970 年，日本 65 岁及以上的人口占总人口的比重首次超过 7%，开始成为老龄化国家。在当时发达国家中，其是人口老龄化水平最低的国家。此后，日本人口老龄化进入飞速发展时期，1995 年 65 岁及以上的人口占总人口的比重为 14.4%，2000 年又升至 17.2%。随着人口老龄化程度的加剧，卧床不起或罹患脑功能退化症的老年人越来越多。家庭结构的日益小型化，独居老年人口的比例提升，老年人的护理问题成为日本社会亟待解决的最大课题。2000 年日本颁布了《护理保险法》，日本法律定义为"介护保险制度"。该"介护保险制度"于 2000 年 4 月 1 日正式实施，标志着日本长期照护保险制度正式建立。

日本长期照护保险制度兼顾了非老龄残疾人和老年残疾人的群体，覆盖的对象包括两类人，一类是 65 岁及以上的老年人，另一类是 40 ～ 64 岁参加了医疗保险的人。该制度规定了参保者的身份、等级的认定、给付的方式、补偿的措施等各个方面。

《护理保险法》规定 40 岁以上国民为受保人，市町村为投保人。受保人分为第一受保人和第二受保人，第一受保人是指居住在市町村 65 岁以上的老年人，只要处于需要被护理的状态即可得到护理给付。第二受保人是指居住在市町村并加入医疗保险的 40 ～ 65 岁居民。受保人在认定为需要接受护理后，缴纳 10% 的护理费即可享有护理服务、使用护理用具。

进入 21 世纪以后，日本老年人口的增长速度远远超过预期，高龄老年人、独居老年人、失能老年人及残疾老年人所占比重不断攀升，研究表明至 2030 年和 2050 年，日本 65 岁及以上的老年人比例将达到 31.8% 和 39.6%。

为实现制度健康发展，政府采取了诸多改进措施，具体包括提高收费、减少保险津贴、增加有效新药物和医疗设备等。日本国民对长期照护保险制度实施效果总体评价较高，但日益加深的老龄化程度也给制度的稳定性和可持续性带来严峻挑战。2003 年，日本对长期照护保险制度进行了改进和完善，将老年照护从老年人医疗保险制度中剥离出来，减轻了财政的压力。改革后的照护保险制度，强调只对"因老年疾病"致残进行照护保障。

2005 年围绕如何完善照护保险制度体系，进行了法案修订，强调构建预防系统，包括将护理对象划为 7 级，由市町村护理认定审查委员进行级别鉴定，增加新的预防服务项目。实现长期照护保险制度主动预防功能的结果，既能满足轻度护理需求者的需求，增强他们的归属感和认同感，防止其护理需求等级上升，又能控制照护保险支出的增长，从而达到节约成本，保障长期照护保险制度长期、健康、可持续性发展。

2012年日本对前期改革进行了拓展及延伸，增加第一被保险人个人缴费基数。并且明确了机构照护保险的给付项目不再包括伙食费、住宿费，此类费用由被照护人员承担。这在一定程度上平衡了机构照护与居家照护服务使用者之间的付费公平性，也在一定程度上降低了保险金额的支出。此外，还加强了长期照护服务基础设施的建设，护理服务供给者范围的扩大，使得更多企业和民间团体进入护理产业，并引起各个参与主体的相互竞争。

日本中央政府和地方政府通过财政税收和许可制度，对照护产业进行发展扶持。相关行业协会会对参与居家上门照护服务、长期照护服务、预防保健服务及小型设施服务的企业进行行业指导，老龄产业振兴会对相关人员进行培训，并公布居家照护服务企业和民间团体的服务信息，制订和实施老龄产品认证制度等。这些措施有利于照护产业提供高效优质的养老服务，达到专业化的照护，从而提高老年人的生活质量。

日本不仅老龄化严峻，劳动力短缺也突显了日本面临的另一个困难。为了解决照护人员流失问题。日本政府调整了护理保险报酬的标准，增加了护理从业人员的待遇，使从业人员收入不断增加。此外，日本还采取了"机器人革命"战略，以应对照护人员日益不足的问题。

日本长期照护保险的主要的服务有居家服务、社区服务、设施服务、住宅改造等类型。"居家服务"主要是上门为被保险人提供各种日常照护、护理、康复服务等，包括家庭访问长期照护、家庭访问洗澡服务、家庭照护护理服务、家庭访问康复服务等12项服务。"社区服务"主要是向被保险人在住宅附近提供灵活多样的照护服务，包括夜间家庭访问长期照护、痴呆症患者门诊长期照护服务、痴呆症患者共同日间长期照护等8项服务。"设施服务"主要是由受过专门训练的人员为入住老年人福利机构的被保险人提供日常生活照料、帮助其进行功能训练等，包括提供医疗护理设施和健康服务设施等3项服务。"住宅改造"主要是为了帮助照护人员的日常生活，同时也为了减轻护理人员的劳动量，对被保险人住宅进行增设斜坡、拆除陡坡、更换出入门等适老化改造。

上述所有服务项目共计40项。日本长期照护保险允许社会化的福利机构加入服务提供者的行列，但需要经过政府的许可。被保险人要接受长期照护服务，首先需要经过长期照护需求认定委员会的评估和判定，然后由市町村地方政府根据委员会的评估结果确定长期照护援助需求等级。全国有统一的长期照护需求认定标准，且不同需求等级的待遇标准不同。居家服务有最高待遇额的限制，根据需求等级不同最高待遇额从每月约5万日元到35.8万日元不等。此外，设施服务也根据需求等级设定了待遇额。

日本的长期照护保险制度自2000年4月1日正式实施至今，有18年的历史，与其他传统社会保险项目相比，建立的历史相对较短。虽然运行时间不长，但制度自实施以来，运行状况基本良好。随着人们对制度了解的不断加深和日本人口老龄化程度的加剧，长期照护保险的参保人数、通过等级鉴定人数和服务接受者人数持续增长，第一种被保险人的参保人数由2000年的2165万人增长到2011年的2907万人，增长了34%；通过等级鉴定人数由2000年的218万人增长到2011年的508万人，增长了133%；服务接受者人数由2000年的149万人增加到2011年的418万人，增长了181%。在通过等级鉴定的总人群中，接受照护服务者的比重2001～2011年基本稳定在80%左右。由此可以看出，在已经通过等级鉴定的人中约有 80% 的人的服务需求被满足，但仍有约 20% 的人未能接受照护服务。此外，从服务接受者的人员结构看，约 70% 的人接受的是居家服务，20%～30% 的人接受的是设施服务，接受社区服务者最少，只占总服务接受者人数的 5%～6%。

4. 美国　相对于世界其他国家，美国商业长期护理保险最为发达。提供长期照护服务的主要是商业保险机构提供的私营保险。该项服务始于 20 世纪 70 年代，属于出现较晚的险种，现在已经成为美国健康保险市场最受欢迎的险种。其特点是保障范围全面、利益多样，重视居家护理和社区护理，重视对护理服务等级的划分，重视事务性的给付方式，保单灵活性、多样化，享受充分税收优惠。长期照护保险保单既可以独立签发，又可以与终身寿险二合一，即把人寿保险与长期照护保险合在一块。如果被保险人去世，则向受益人给付死亡保险金；如果被保险人生前生活不能自理，则向被保险人给付长期照护保险金，总额与人寿保险额相等。同时，长期照护保险既可以对个人承保，也可以为团体提供承保。

美国政府的医疗和长期照护保险都是采用公私合作模式，即由美国政府主办，私人保险公司负责经营。这种模式不仅有效引入市场机制，促进长期护理保险更好发展，而且政府参与其中，使得长期照护保险公信度更高，可及性增强。

（1）美国商业长期照护保险制度产生的原因主要有以下方面。

1）人口老龄化引起的老年人护理需求增加。20 世纪 60 年代，美国 65 岁以上人口占总人口的比重已经超过了 10%。伴随人口老龄化，老年人的疾病谱也发生了显著变化。慢性非传染性疾病导致老年失能和残障状况突出。此类慢性病没有特效的治疗措施，所需要的就是长期的医疗护理或日常生活护理，由此导致老年护理需求急剧增加。

2）家庭护理功能的弱化。西方国家的家庭结构普遍趋于小型化，很大一部分老年人独居或与配偶共同居住，导致"老年人护理老年人"的现象。许多老年人求助于住院护理，或入住专业护理机构，而庞大的医疗费用和专业护理费用给老年人及其家庭带来了巨大的经济负担。因此，建立长期照护保险制度，分担费用补偿，成为广大老年人及其家人的迫切要求。

3）医疗费用的急剧上涨。在长期照护保险产生以前，无论是社会医疗保险还是商业医疗保险均不能保障护理费用支出，由此引发了道德风险。投保的老年人将医院当作护理场所，大量老年人长期的住院费用加剧了各国医疗保险支出。根据美国 1995 年的一项统计，美国老年人入住养老院的费用高达 780 亿美元。因而，建立专门的长期照护保险制度成为社会医疗保险及商业医疗保险经营者的共同要求。

最早期的长期护理产品的风险事件要求定义为"医疗必需"，只要医师签字，说明有长期护理的需要，就可以报销相关的费用，这种做法导致了滥用，因此现在的产品基本上都取决于"日常生活自理能力指数"，日常生活自理能力包括吃饭、穿衣、上下床、上厕所、室内走动和洗澡六项指标，1～2 项做不了的定义为"轻度失能"，3～4 项做不了的定义为"中度失能"，5～6 项做不了的定义为"重度失能"。一般若有两项以上的基本生活能力不能自理，或有严重的认知障碍，就需要长期护理。护理内容包括医疗护理和生活护理。

（2）美国商业长期照护保险所承保的护理类型包括三种，即专业护理、日常护理和中级护理。专业护理具有极强的医疗性质，由专业医师负责。日常护理则不带有治疗性质，以提供个人护理为主，主要是为患者提供一些日常活动的协助。中级护理则介于以上两者之间，为那些不需要专业医务人员全日看护的患者而设，其实质是非连续的专业护理。这些护理不限于医院或疗养院内，还包括在社区、家庭进行的护理。目前多数长期照护保险产品对在家里和社区接受护理服务的被保险人也提供一定比例的保险给付。

保险金的给付方式采用每月的固定保额现金给付和按日支付的津贴形式。如果是津贴形式，一般会设定每日的最高支付额和支付期限。为了减少小额给付，通常在实际支付保险金前都有一个等待期，通常等待期是 30 ～ 180d。

美国长期照护保险早期的产品管理非常混乱。等到投保人需要照护的时候，保险公司才找出他们当年未声明的事项，以违反最大诚信原则为借口来取消保险合同，保险代理和保险经纪等销售中介也有种种不合理行为。1988 年，美国保险监督官协会发布了长期照护保险标准法以规范市场。

（3）美国长期照护商业医疗保险在实施过程也产生了财政压力大、低收入者难以负担高额保费、覆盖性较差等问题，为此，美国也进行了许多改革。

1）美国联邦政府和至少 34 个州政府给购买长期照护保险的投保人提供了税收减免。

2）2001 年美国联邦人力资源办公室开始为联邦在职和退休雇员提供长期照护保险，雇员承担所有保费。

3）2005 年美国卫生及公共服务部启动了计划，鼓励消费者购买私人长期照护保险。

4）20 世纪 80 年代在美国出现长期护理合作计划，实施之前，老年人申请医疗补助计划需要经过家庭财产调查，2017 年达到 2000 美元才可以申请。长期照护商业医疗保险实施后，财产审查限额可以放宽到长期照护保险保单的现金价值。

5）2010 年美国颁布了社区生活辅助服务法案，全民自愿参加，这种保险自负盈亏，投保人在享受长期照护前要先缴纳 5 年保费，但这种收入是一次性的。2010 年美国总统奥巴马签署患者保护与可负担的保健护理法案推动了美国"全民医保"目标的实现进程。奥巴马医改法案中的一些条款对于投保人购买长期照护保险构成了利好，如向小企业提供税收抵免优惠、禁止给险种设定终生限额、禁止保险公司因个人既往病史而拒保、严格审查险种费率等。这些条款保障了投保人的利益，有利于其获得长期照护保险。

要让长期照护保险产品成为一个成功的产品，非常重要的一点是需要整个保险行业，还包括政府及监管机构要达成一致，制订统一、合理的索赔标准，确定长期照护保险所覆盖的理赔范围。美国商业长期照护保险经过长期发展，其承保方式、保障范围、保险金给付及保险条款等，已走向标准化和规范化，但也有两个缺点。第一，比较容易出现道德风险；第二，费用比较高。美国长期照护保险投保费用一般比较昂贵，投保人一般是高收入群体，而且这些保险要求被保险者身体状况不能太差，因此美国长期照护保险覆盖范围并不是太大。

目前，美国商业长期照护保险产品大致包括三大类：只赔付老人监护中心费用的产品、只赔付居家护理费用的产品及前面两种情况都赔付的产品。

大部分保单还包括一些辅助性的条款。例如，居家护理可能包括房间装修改造，以方便老年人生活；每周给看护人带薪放假 1d，另请小时工暂时帮助；老年人监护中心可以报销理疗师上门服务的费用等。

老年人监护中心护理强度最大，单日费用支出也最高，适用于脑卒中、跌倒后需要恢复的老年人。居家护理因为由其亲属照料，更加适应老年人生活，深受市场欢迎，然而因为报销非职业护理费用，一些亲属也可以申请用自己的时间来换取收入，导致居家护理的综合费用未必比老年人监护中心要低。辅助性居所护理强度和单日费用都介于老年人监护中心和居家护理之间，但是也非常容易被滥用。目前，美国保险公司都在考虑建立职业看护的网络，积极地管理护理方案，力争做到投保人、看护人和保险公司都满意。

（三）我国长期照护保险需求

随着我国人民生活水平的不断提高和医疗卫生水平的不断进步，人们的寿命得以延长。老年人口的不断增加，也使我国快速进入老龄化社会。

新华社北京记者于 2018 年 2 月 26 日，从全国老龄办召开的人口老龄化国情教育新闻发布会上获悉，截至 2017 年底，我国 60 岁及以上老年人口有 2.41 亿人，占总人口 17.3%。

全国老龄办副主任吴玉韶介绍，我国自 1999 年进入人口老龄化社会，到 2017 年，老年人口净增 1.1 亿，其中 2017 年新增老年人口首次超过 1000 万，预计到 2050 年前后，我国老年人口数将达到峰值 4.87 亿，占总人口的 34.9%。

一般认为，60 岁及以上老年人口占人口总数达到 10%，即意味着进入老龄化社会，目前，我国老年人口已远远高于这个比例。老龄化的匆匆到来，给正在致力于全面建设小康社会的中国带来了一系列新的难以回避的课题。首先，养老保障的负担日益沉重；其次，老年人医疗卫生消费的支出越来越大；再次，老年人社会服务的需求迅速膨胀；最后，给农村带来的挑战更加严峻，农民的养老、医疗等问题都需要亟待解决。

媒体报道，进入十三五期间，全国 60 岁以上的老年人口将以年均 900 万、65 岁以上的老年人口将以年均 650 万、80 岁以上高龄老年人口将以年均 100 万的速度快速增加，失能和半失能老年人口将在 2020 年突破 4600 万。中国已是世界上失能老年人口最多的国家，也是唯一一个失能老年人口超过千万的国家。

庞大的失能老年群体，导致完全失能老年群体的照护问题日益严峻。为了照护数量如此巨大的失能老年人，需要投入大量的社会照护资源。然而，随着工业化、城镇化的发展，随着劳动力人口的迁移，家庭规模的小型化，尤其是计划生育政策的影响，使得建立在多子女条件下的传统家庭照护模式，已经不能再适应我国当前老年照护服务的要求。养老金难以支付不断增长的长期护理所需要的费用，而政府的补助力度也很有限，面对高额的照护支出，老年人及其家庭都难以承担。

妥善解决我国人口老龄化带来的社会问题，已经迫在眉睫。党的十八大以来，养老已经成为党中央、国务院和地方各级政府、社会各界和老百姓关注的焦点问题和热门话题。

长期照护保险制度能否满足这部分人长期照护的需要、适当减轻家庭负担呢？人力资源和社会保障部副部长游钧曾表示，探索"长期护理保险"，是应对人口老龄化的重要措施之一。中国社会保障研究中心主任褚福灵介绍，老年人卧床不起需要照料，投入的人力物力成本高昂，养老金无法解决，医疗又不能涵盖，为了规避失能人员生活照料风险，我国建立了这一相应的险种。

预计，今后长期护理保险在中国会有很好的发展。

二、长期照护保险服务

长期护理制度是在目前社会发展情况下应运而生的一项制度，在老龄化如此严峻的当下，我国应该在借鉴国外经验和分析我国长期照护需求的基础上，突破我国长期护理保险制度构建的约束条件，尽快推出符合我国国情、适用于我国老年人口的长期护理保险制度。

2016 年 6 月 27 日，人力资源和社会保障部办公厅印发了《关于开展长期护理保险制度试点的指导意见》，在全国范围启动了长期护理保险制度的试点，各地陆续开展相关的探索和实践，将用 1 ～ 2 年的时间，探索出为长期失能人员基本生活照料和医疗护理提供保障的社会保险制度。首批试点城市为河北省承德市、吉林省长春市、黑龙江省齐齐哈尔市、上海市、江苏省南通市、苏州市、浙江省宁波市、安徽省安庆市、江西省上饶市、山东省青岛市、湖北省荆门市、广东省广州市、重庆市、四川省成都市、新疆生产建设兵团石河子市等。吉林和山东两省作为国家试点的重点联系省份。试点期间，该制度主要覆盖职工基本医保参保人群。

（一）长期照护保险失能等级评估

在长期护理保险制度体系中，失能等级评估和护理分级是基础，如果没有行之有效的评估与分级标准，保险金的给付将无法与失能水平和护理服务提供形成联动，长此以往，会影响到各地长期护理保险试点方案的进一步实施和有效推广，甚至会影响到这项制度的规范化运行。

对老年人长期护理等级评估工具的理论研究，纵观国际，大体可划分为单一指标和复合指标两大类。

1. **长期护理等级评估单一指标** 单一指标主要分为两大类，即日常生活活动能力评估和失智评估，常用工具为基本日常生活活动量表（BADL）和智能精神状态健康量表（MMSE 量表）。这也是目前被我国试点地区所采纳的评估量表（见附录 6、附录 7）。

单一指标已开发多年，在各国翻译为不同版本并得以推广，其信度和效度均得到充分的检验。但是，单一指标尽管简易成熟，但过于单一，缺乏对老年人慢性疾病、认知障碍等方面的评估，尤其对老年人的衰弱判断尚且不足。

我国试点地区的长期照护保险主要是依托于医疗保险进行筹资与支付，补偿对象主要为中重度生活不能自理人员，采用金钱补偿费用报销为主的方式。然而目前试点模式并没有解决两个最大的关键问题，即谁是长期照护保险的需求者？长期照护保险补偿形式与内容是什么？由于缺少对照护服务特征及照护保险需求人群进行分析，一些试点地区照护保险的补偿仅以老年人身体活动能力评估为主，缺少对照护服务强度及家庭照护能力的评估，导致将最有照护服务需求的失智老年人排除在外，同时保险补偿对象不包括衰弱老年人。缺少对老年人从衰弱开始发展到失能状态的早期干预，是导致护理强度增加，照护费用上涨，给政府财政带来负担的重要原因之一。

2. **长期护理等级评估复合指标** 鉴于上述问题，需要引入复合量表。

人的老化衰弱、失能与并发症三者并非相同，"老化衰弱"常指日常生活活动功能需他人帮扶的情况，"并发症"是会导致老化衰弱的危险因素，而失能则是老化衰弱所造成的结果。复合指标的开发主要从界定"老化衰弱"的概念开始，也就是说复合指标是专门为长期护理计划实施而设计的。

从荷兰、德国、日本、美国等国家的发展经验来看，实行长期护理保险的各国最初使用的也是单一量表，但经过实践，建立统一的长期需求评估机制也是发展趋势，目前多已使用包括日常生活能力、认知能力、沟通能力、社会交往能力在内的复合评估量表。

国内多数试点城市过去使用的也是单一的基本日常生活能力量表（BADL），但是上海市制订了比较复杂的复合量表，成都市也在民政部《老年人能力评估标准》的基础上制订了复合评估量表。

由于各国国情不同、开展长期照护的历史不同，国际上尚没有一个公认的照护等级的划分标准。日本分七级，德国分五级，韩国分三级，但总的趋势是分级越来越细化，对失能的照护尽量及早介入。

我国试点城市的分级也各不相同，大部分地区采用了民政部《老年人能力评估标准》的分级，分为自理、轻度、中度和重度 4 个能力等级。上海市 2015 年出台的《上海市老年照护统一需求评估及服务管理办法》划分了 6 个照护等级，但是在 2017 年进行长期护理保险尝试时，又将这个标准的 6 个等级重新进行了整合，改为轻、中、重 3 个等级，且全部纳入给付范围，实际上等于又回到民政部的评估标准。但是上海民政部门主管的评估，目前仍在使用 6 个等级。成都是先按民政部评估标准分为自理、轻度、中度、重度 4 个失能等级，又将中度和重度各细分了 3 个等级，其中重度的 3 个失能等级先纳入了长期护理保险支付。

青岛市长期护理保险制度的设计，起步阶段以现行制度按 BADL 评估的中度以上失能者纳入支付范围。但 BADL 的等级划分无法与民政部《老年人能力评估标准》的分级相对应，因此于 2017 年对等级划分标准进行了重新设计。本着以建立统一的长期照护需求评估机制作为基本思路，与促进医养结合，探索符合本市实际，覆盖城乡长期照护需求，明确照护等级，合理支出护理保险给付的原则，重新制订了新的包括失能失智者的生理、心理、精神、经济条件和生活环境等内容在内的综合分析的评估标准。其中照护需求评估包括能力评估和需求评估两个方面，能力评估是照护需求评估的基础。

2018 年 3 月，青岛市印发了《青岛市长期照护需求等级评估实施办法》（青人社规〔2018〕3 号）（见附录 8），文件规定评估内容包括日常生活活动、精神状态、感知觉与沟通、社会参与、疾病状况、特殊医疗护理需求、营养状况、家庭经济情况、生活环境状况等。评估等级分为 0 级、一级、二级、三级、四级、五级 6 个级别。对应国家民政行业标准《老年人能力评估标准》，0 级为自理，一级对应轻度失能，二级、三级对应中度失能，四级、五级对应重度失能。在评估实施办法草案中拟定民政部门和社保部门使用统一的第三方评估机制，制订统一的评估主体认定标准，采用统一的评估工具和照护需求分级标准，并探索建立统一的评估程序。评估结果既可以作为取得长期照护保险给付资格的依据，也可以作为失能补贴发放、运营补贴发放和入住养老机构收费的依据。

（二）长期照护保险服务项目

长期照护保险的服务内容，指长期照护保险能够提供的服务保障。提供什么样的服务才能满足服务对象的需求，既要体现照护保险的设计初衷，更要体现达到照护保险的预期目标，因此科学合理地制订照护保险的服务项目和内容至关重要。

1. 国外经验　德国和日本的长期照护保险制度都是从社会保障一体化管理出发，从系统构建的角度进行整体设计，以控制费用为目标，以帮助家属为出发点，以维护老年人尊严为目的，进行整体规划，因此注重虚弱老年人的早期康复训练，改善轻中度失能老年人的自理能力，改善重度失能老年人和失智老年人的生活质量，是设计长期照护保险服务项目需要考虑解决的问题。

从目前国际上开展长期照护的情况看，其照护服务的内容基本涵盖生活照料和医疗护理两大方面。例如，德国的居家照护服务分为生活照料和医疗护理两类，生活照料服务主要包括：①个人卫生，洗澡、刷牙、理发、梳头、如厕等；②进食，做饭、喂饭等；③行动，协助站立或走动、穿脱衣服、帮助就医等；④家务，买东西、打扫房间、洗衣服等。医疗护理主要包括：①药品管理，按时送药服药；②注射，静脉注射、肌内注射、注射胰岛素等；③口腔、会阴清理，压疮处理、换药等；④更换胃管、尿管、灌肠等，但不含康复，其社区康复纳入医保结算。荷兰的居家照护大体上也是分为生活照料和医疗护理两大部分，生活照料包括个人卫生和家政服务等，与德国的服务内容相差不多，而医疗护理服务的涵盖范围则比德国宽泛一些。荷兰和我国上海、青岛等城市合作推出的居家护理服务项目，实际就是沿用了荷兰的医疗护理部分，包括了基础护理、专科护理、康复训练、健康管理、陪同就医等几个方面。日本的居家照护服务包括上门护理，具体分为生活帮助与身体照护两类，上门看护、日托、康复训练、无障碍改造、提供租赁护理用具等13种。2006年又新增了护理预防的服务项目，将为轻度失能老年人提供增强运动技能、改善营养等护理预防服务也纳入了支付范围。

2. 国内试点经验　我国人力资源和社会保障部办公厅《关于开展长期护理保险制度试点的指导意见》提出，此次试点要"重点解决重度失能人员基本生活照料和与基本生活密切相关的医疗护理等所需费用"，这是制订护理保险主要服务内容的政策依据。根据这一精神，目前各试点城市在确定护理保险的服务内容时，一般都是按照"基本生活照料"和"与基本生活密切相关的医疗护理"这两个方面来设置，所不同的是服务的具体项目有所差别（见附录9）。例如，上海市自2016年开始实施的试点办法，将服务内容分为基本生活照料和常用临床护理两类共计42项，其中基本生活照料服务项目27项，常用临床护理服务项目15项（见附录10）。成都市的服务项目分为生活照料、护理照护、风险防范、功能维护等4类31项。广州市拟出台的办法中，基本生活照料项目7类31项，医疗护理服务项目19项，服务内容略多于上海。但综合起来看，上海的服务内容应是目前国内有关长期照护服务项目设计得较为全面具体的地方规定。

相比较而言，国外长期照护服务的内容比国内试点情况丰富完善，一般涵盖了生活照料、医疗护理、康复训练、精神慰藉、临终关怀等诸多方面。其中生活照料又包括个人卫生、家政服务（洗衣、做饭、打扫房间、帮助购物等）、环境改造、辅助器具租借等；医疗护理又包括基础护理、临床护理、健康管理等；还有一些难以简单归属是生活照料还是医疗护理的服务项目，如精神慰藉、康复训练、陪同就医等，也有比较具体的服务要求。国内试点城市长期照护保险所提供的服务内容处于缺项相对较多的水平，与我国长期护理保险起步阶段筹资水平较低，覆盖范围较窄的现实有所关联。

老年人衰老与疾病共存，既需要生活照料又需要医疗护理，但是长期的实践证明，失能老年人对生活照料的需求远远大于对医疗护理的需求。对处于失能状态的老年人而言，他们最需要的不是期望通过医疗手段治愈各类老年慢性疾病，而是希望通过生活照料获得舒适感，增强免疫力，延缓功能衰退，控制慢性病发展，最大限度地提高生存品质，维持相对自尊的生活，而医学上的治疗经常是减轻疾病痛苦的对症处理。据国外有关文献测算，如果把对失能老年人的长期照护服务折算成费用或时间，其中用于医疗护理的服务量只占服务总量的 10% ~ 15%，其余都是与生活照料有关的服务。

3. 青岛市经验　2012 年青岛市就率先在全国实施长期医疗护理保险制度。2012 年 7 月 1 日，青岛市《关于建立长期医疗护理保险制度的意见（试行）》正式实施（见附录 11）。从 2015 年 1 月 1 日起，青岛首创的长期医疗护理保险制度覆盖范围扩大到农村地区，也是全国第一个对城乡参保人实现医疗护理保障制度全覆盖的地区。2015 年，青岛市人力资源和社会保障局与 4 家保险公司签订委托合同，将长期护理保险、意外伤害医疗保险、大病保险三大类 6 个医保项目"打包"交由保险公司商业化承办，青岛成为全国商业保险机构全面进入社会医疗保险领域的首个城市。

自 2012 年开始实施长期医疗护理保险制度以来，重度失能老年人的基本医疗护理得到了有效保障，2017 年开始将重度失智老年人也纳入保险范围。由于长期医疗护理保险制度所提供的服务内容，内含一部分与基本生活密切相关的医疗护理服务项目，如观察病情、监测血压血糖，处置和处理尿管、胃管、造瘘管，压疮预防护理、口腔护理、会阴清洗、床上洗发、擦浴等，为 2018 年推行以"基本生活照料和与基本生活密切相关的医疗护理"为主的长期护理保险奠定了较好的基础。

另外，青岛市长期医疗护理保险制度从 2012 年推出开始至今，已经实施 6 年，6 年期间，已经较好地培育起养老服务网络体系，绝大多数服务机构都具备医疗资质，一个服务机构可以做到即为失能老年人提供生活照料，又能提供基本的医疗护理，甚至临终关怀的全过程的整合式服务。

据青岛市老龄部门统计，2017 年底，60 岁以上老年人口达 176 万，占总人口 21.9%，高出全国 4.6 个百分点，其中失能失智老年人约 30 万人。从 2012 年 7 月起实施覆盖城镇职工和城镇居民的长期医疗护理保险制度以来，至今全市已有 5 万多名失能失智人员受惠，平均年龄 80.4 岁，护理保险资金累计支出 14 亿元，600 多家护理服务机构也实现了较快的发展。

2018 年 4 月 1 日起，青岛市政府实施"全人全责"式、升级版的长期护理保险制度，在原来的长期医疗护理基础上保基本、强预防。保基本是在原来医疗护理基础上，将生活照料、功能维护（康复训练）、安宁疗护等纳入护理保障范围，为完全失能和重度失智人员提供基本生活照料和与基本生活密切相关的医疗护理服务或资金保障；强预防是为半失能、轻中度失智人员及高危人群，提供身体功能维护等训练和指导，以延缓失能、失智，增强服务对象的获得感。因此，在确定长期护理保险服务项目和内容时，青岛市比其他地区增加了"医疗服务和健康管理"的板块，现行制度进一步丰富和完善了青岛市多层次社会保障体系。

根据文件规定，参保人申请享受护理保险待遇，必须经过长期照护需求等级评估。评估等级具体分为 0 级、一级、二级、三级、四级、五级 6 个级别，0 级为自理，一级对应轻度失能，二级、三级对应中度失能，四级、五级对应重度失能。其中，评估等级为三级、四级、五级的，可按规定享受护理保险待遇。

新制度实施后，参保职工可享受医疗护理和基本生活照料待遇，参保居民可享受医疗护理待遇。参保职工和居民同时可享受功能维护（康复训练）、精神慰藉、安宁疗护、临终关怀其他照护服务。

医疗护理方面主要包括疾病的维持性治疗、检查检验、药品耗材使用等。符合规定的相关费用由护理保险资金按规定支付。社会保险经办机构对发生的医疗护理费与定点护理服务机构实行定额包干结算。结算标准如下：专护三级医院 210 元/日，二级医院 180 元/日，其中，气管切开患者 300 元/日；在院照护 65 元/日；居家照护 50 元/日；巡诊照护参保职工 2500 元/年，一档缴费成年居民、少年儿童、大学生 2200 元/年，二档缴费成年居民 1500 元/年。失智专区：长期照护、短期照护 65 元/日；日间照护 50 元/日。

生活照料方面：对入住机构的参保职工（含专护、在院照护、失智专区三种模式），可享受全方位的生活照料服务，由机构根据参保人实际需要提供。参保人评估等级不同，每月可享受生活照料待遇不同，评估等级为三级、四级、五级的参保人发生的生活照料费，护理保险资金每月支付限额标准分别是 660 元（22 元/日）、1050 元（35 元/日）和 1500 元（50 元/日），其中个人自负 10%。重度失智参保职工发生的基本生活照料费，护理保险资金支付标准对应身体失能人员评估等级五级标准，每月支付限额标准长期照护、短期照护为 1500 元，日间照护为 750 元。

对选择居家照护的参保职工（含居家照护、巡诊照护），同样依据评估等级，享受不同的生活照料待遇。评估等级为三级、四级、五级的参保人，每周分别可享受由护理服务机构提供的 3h、5h、7h 的照护服务，社保经办机构对发生的生活照料费与护理机构按照 50 元/小时的标准（含个人自付部分，个人自付 10%）结算。生活照料服务内容重点以提供技术性较强或家庭照料者不能独立完成的事项为主，共确定了 60 项具体的居家照护服务项目。鉴于家庭生活照料的实际，在开展照护服务时，具体服务内容和时间由老年人或家属根据实际需要与定点护理服务机构协商确定，超过文件规定的服务时间、服务内容等发生的费用，由参保人个人负担。参保人也可以不申请生活照料服务，只享受医疗护理服务待遇，但要求护士每周必须上门 1 次，医师每月必须上门 1 次，以便及时了解掌握服务对象情况。

为满足不同家庭失能失智人员的多样化、多层次照护服务需求，还设计了"4 + 3"护理服务形式。

一是针对身体完全失能人员设计了 4 种服务形式。

（1）"专护"是由开设医疗专护区的护理服务机构提供的长期在院照护服务。

（2）"院护"是由开设医养院护区的护理服务机构提供的长期在院照护服务。

（3）"家护"是由护理服务机构的照护人员通过上门形式，提供的长期居家照护服务。

（4）"巡护"是由护理服务机构（含一体化管理村卫生室）照护人员通过上门形式，提供的巡诊照护服务。

二是针对重度失智人员设计了 3 种服务形式。

（1）"长期照护"是由开设失智专区的护理服务机构提供的全日制长期照护服务。

（2）"日间照护"是由开设失智专区的护理服务机构提供的日间托管照护服务。

（3）"短期照护"是由开设失智专区的护理服务机构提供的短期在院照护服务，原则上一个自然年度内累计不超过 60d。

随着经济社会发展，我国人均期望寿命普遍延长，但伴随而来的衰老与疾病并存的带病老龄化特点也越来越突出，失能失智人员不仅需要生活照料，同时也需要医疗护理、功能维护及精神慰藉等其他照护服务，其需求是多方面的。为此，青岛市在制度设计时，坚持以需求为导向，借鉴国际护理保险改革新趋势，引入全人的理念，建立了"医、养、康、护、防"相结合的"全人全责"新型护理服务模式。"全人全责"护理服务模式的核心目标，重在服务的整合、质量的保障、效率的提升。要求护理服务机构，统筹考虑失能失智人员照护需要，统筹配置照护资源，为参保人提供及时的、连续的、整合式的医疗服务、长期护理、生活照料、功能维护、安宁疗护、临终关怀、精神慰藉等照护服务。

围绕"全人全责"护理服务模式，建立了一系列无缝衔接机制。例如，在机构准入方面，要求定点护理服务机构必须具备提供整合式照护服务的条件和能力；在队伍建设上，要求定点护理服务机构即可组建自己的照护团队，也可积极整合各方资源，与家政公司合作，并对所有照护人员的照护服务和业务管理负责。这种无缝衔接机制还体现在其他管理措施、信息平台建设等。

为保证制度稳健运行，青岛市制订了监管措施。

一是制订了严格的待遇准入机制，参保人申请护理保险待遇，必须经过第三方评估机构进行等级评定。

二是针对定点护理服务机构制订了系列监管措施，如实行资格准入，建立严格的退出机制。实行协议管理，利用信息化智能化手段，对机构提供的服务内容、时间等进行全面监控等。

三是对护理服务管理实行标准化管理，全市 600 多家机构护理服务标准化流程统一上墙公布。另外，定点护理服务机构及其工作人员和护理保险参保人等骗取护理保险待遇或资金、违反护理保险管理规定的，按照《青岛市社会医疗保险办法》（青岛市人民政府令第 235 号）有关规定处理，构成犯罪的，依法追究刑事责任。

三、长期照护资格

（一）长期照护保险服务对象资格

医疗服务需求和长期照护需求是不一样的。医疗服务的提供必须由专业技术人员执行，长期照护需求的人群则可以由家属、专业技术人员或专业技能人员提供。考虑到家庭照护能力、老年人照护强度、老年人身体疾病的复杂性、家庭的经济能力等因素，服务需求制度设计应该以家庭照护能力低下、经济条件较差、照护难度较大，家属无法提供照护服务的人群为主，尤其是失智老年人，由于其疾病的特点，其通常是最难以由家属提供照护的、难度最大的人群，德国和日本等国家，在养老机构提供照护服务的主要对象是失智老年人。

我国长期照护试点城市服务对象资格大致相同，但也各有所异。

1. 成都　成都长期照护保险参保人员为本市行政区域内各类企业、民办非企业、国家机关、事业单位等城镇职工基本医疗保险单位参保人员；个体工商户、自由职业者、灵活就业人员等城镇职工基本医疗保险个体参保人员，因年老、疾病、伤残等导致失能，经过治疗不能康复，丧失生活自理能力持续 6 个月以上，可申请长期照护保险待遇，申请时应当进行失能评定。

2. 上海　上海在试点阶段，长期照护保险参保人员为年满 60 周岁及以上，职工医保人员中已按照规定办理申领城镇职工基本养老金手续的人员和居民医保人员；经老年照护统一需求评估、失能程度达到评估等级二级至六级的长期照护保险参保人员，可申请享受长期照护保险待遇；先行试点期间，对居住在三个试点区或在其养老机构住养的参保人员，可享受长期照护保险待遇；参加长期照护保险的人群包括按照住院统筹等方式参加城镇职工基本医疗保险者、无个人账户的参保人员自愿参加长期照护保险者；已经按照国家工伤保险政策享受生活护理费的工伤职工不再参加长期照护保险。

3. 广州　广州长期照护保险参保人员为因年老、疾病、伤残等原因，生活完全不能自理已达或预期将达 6 个月以上，病情基本稳定且符合以下条件的人群，其可申请评估，经长期照护评估后按规定享受长期护理保险待遇。

（1）参保人员符合以下情形之一的，可按规定享受基本生活照料待遇。

1）参保人员日常生活活动能力评定（Barthel 指数评定量表）不高于 40 分（含 40 分）。

2）经本市二级以上（含二级）社会医疗保险定点医疗机构中的精神专科医院或综合性医院神经内科诊断为痴呆症（中度、重度），且参保人员日常生活活动能力评定（Barthel 指数评定量表）不高于 60 分（含 60 分）。

（2）参保人员达到第一项标准，且符合以下情形之一的，可按规定享受医疗护理待遇。

1）长期保留气管插管、胃管、胆道等外引流管、造瘘管、尿管、深静脉置管等管道，需定期处理的。

2）疾病、外伤等导致的瘫痪（至少一侧下肢肌力为 0 ～ 3 级）或非肢体瘫的中重度运动障碍，需长期医疗护理的。

3）植物状态或患有终末期恶性肿瘤（呈恶病质状态）等慢性疾病，需长期医疗护理的。

4）经长护评估认定的其他符合享受医疗护理待遇的情况。

4. 南通　南通长期照护保险参保人员为年度中间新参加市区职工医疗保险、居民医疗保险，或年初中断参保但在年度中间续接职工医疗保险、居民医疗保险的人员，可在缴纳当年照护保险费后，按规定享受相应待遇；参加照护保险的人员因停保等停止医疗保险关系，停止享受职工医疗保险或居民基本医疗保险统筹支付待遇的，照护保险待遇当年按规定继续享受；离休干部、中华人民共和国成立前老工人等不参加基本照护保险；引进的高层次人才及其家属照护保险办法另行制订。

5. 青岛　青岛长期护理保险为由年老、疾病、伤残等导致丧失自理能力的完全失能人员和重度失智人员提供基本生活照料及与基本生活密切相关的医疗护理服务或资金保障；为半失能人员、轻中度失智人员和高危人群，以项目的形式提供身体功能维护等训练和指导，延缓失能失智。护理保险分为职工护理保险和居民护理保险。职工社会医疗保险参保人应同步参加职工护理保险，居民社会医疗保险参保人应同步参加居民护理保险。

（二）长期照护保险服务人员资格

长期照护保险制度的实施，失能等级评估和护理分级是基础，费用筹资与待遇是核心，医养结合是前提，服务内容是重点，照护的提供是关键，整个体系有机衔接，环环相扣、缺一不可，而服务品质的管理是长期照护市场有效运行的重要保障。

　　长期照护体系建设不仅需要照护保险和服务机构，也更需要健全的照护管理体系和人力资源体系配套。这也说明了长期照护服务体系不是简单的医与养的结合，而是一个具有现代管理学和医学特征的专业领域。

　　国外长期照护保险对提供护理服务的人员和机构有严格的规定，护理中心必须有营业执照和主管部门颁发的同意其提供护理服务的许可证。提供家庭护理的护理人员必须是注册护士、有职业资格的实习护士或有执业资格的职业治疗师、语言治疗师或心理医师。照护人员在整个照护过程中起到至关重要的作用。

　　1987 年，日本政府先后制定了《社会福祉士法》《介护福祉士法》，规定了照护专业人员的培训、考试及录用的标准和方法。规定照护专业人员至少有 5 年的相关工作经验，如护士、医师、社工等，在上岗前需要经过严格的培训学习和考试才能获得执业资格。这些措施极大促进了专业照护人员队伍的壮大和质量的提高，从而实现了照护人才资源的法制化和制度化。

　　在英国，照护专业人员由社工、护理人员或家庭照护员及作业治疗师等经过学习考核，获证上岗。在美国其多由保健师或社工师等专业人员任职。

　　服务品质的管理离不开政府的有效介入，德国政府在服务品质标准的设立与规范、制度设计与系统性的人才培训、照护服务的专业咨询与服务规划、服务机构的监督考核与督导机制、照护服务机构提供的品质、价格、人员专业性等信息的公布等方面做出了巨大的努力。这些照护环节的制度化，能够确保照护服务市场的有效运行。

　　目前，我国各地都在建立长期照护服务体系，但是，专业照护队伍的建设和质量的管理有待提高。

　　近 10 多年来，由于我国医疗卫生领域用优质护理取代整体护理，使整体护理和护理诊断没有得到健康发展和普及，加之长期以来只重视急性疾病的院内治疗，忽视了恢复期 / 维持期院后康复的社区护理和家庭照护，使临床护理—社区护理—家庭照护—长期照护的学科发展脉络脱节，对长期照护服务品质及产业的长期发展极为不利。为了我国长期照护保险健康、持续发展，我们首先要变生物医学模式为生物 - 心理 - 社会医学模式，加强长期照护管理的概念，加强长期照护工作重要性的认识，加强长期照护人员职位和岗位的设置，引起政府和长期照护行业对长期照护重要意义的高度重视，借鉴国际经验，建立行之有效的法制化、制度化管理体系，通过学历教育和培训考核，努力提高相关服务人员的专业技能是当务之急。

第 10 章 长期护理保险信息系统与管理

一、概述

长期护理保险信息系统,使用了成熟的技术工具,各类流行的规则引擎、流程引擎及先进的业务系统实现理念,做到高可用、高并发、高性能,让管理系统使用者高效、快捷地实现业务流转。

(一)长期护理保险信息系统特点

1. 规范化流程 通过平台实现形成参保、待遇申请、评估、服务、评价、稽查管理的规范化闭环,使用个人计算机(PC)、手机APP、小程序等多种方式保证流程高效便捷,并同时解决标准化接口,实现多机构数据无缝对接。

2. 大数据分析与决策 实现数据分析可视化显示,沉淀大数据,为政府提供基金支配、服务项目管理等决策依据,优化流程。

3. 智能风控 实现多维度数据分析,提供智能预警,反欺诈,实现模型预测,提高基金使用效率。

4. interRAI 居民评估体系 具有标准化、结构化、多维度的精准数据收集,临床评估协定支持服务计划制订,资源利用分组指导服务人员合理分配,评价标尺、质量指标客观显示服务质量等特点。

(二)系统总体架构

长期护理保险信息系统需要强大的后台数据处理能力,可从容应对高并发、高负荷的护理工作环境。在多种前端设备并行工作时,其仍可实时处理所有失能人员评估、护理数据,并同时更新各种护理表单(文书)与必要的报告。长期护理保险信息系统的设计遵循模块化、层次化设计的原则,使其不仅可以针对不同类型的客户需求进行灵活配置,而且后台还支持在数据层定义接口,与各类服务机构、护理机构的各类信息系统,包含但不限于人设系统、社保系统等的无缝对接,实现数据实时双向互通。

(三)系统实现技术

系统是以面向服务的架构(SOA)和微服务为核心的架构设计思路,运用 Java 语言实现后端、超文本标记语言(HTML)实现 PC 管理端、扩充 C 的面向对象编辑语言(Objective-C)和 Java 语言实现 iOS 端和安卓(Android)端。

1. 后端软件环境

类别	软件名	发版	补丁	LANG
操作系统	CentOS			ENG
数据库	MySQL/Redis			ENG

续表

类别	软件名	发版	补丁	LANG
APP 服务器	Tomcat 6			ENG
容器	Docker			ENG
美容浏览器	IE 10+，Google Chrome/ Firefox/Safari			ENG
日志	Apache Log4j			ENG
存储器	Redis			ENG
集成开发环境	Eclipse			ENG
测试工具	JUnit			ENG
接口调试	Charles			ENG

2. iOS 端软件环境

类别	软件名	发版	补丁	LANG
操作系统	iOS 10/11			ENG
语言	Objective-C			ENG
数据库	SQLLite			ENG
架构	XUtil			ENG
测试工具	Unit Test			ENG
包管理器	CocoaPods			ENG

3. Android 端软件环境

类别	软件名	发版	补丁	LANG
操作系统	Android 6/6			ENG
语言	Java			ENG
数据库	SQLLite			ENG
测试工具	JUnit			ENG
包管理器	Gradle 11			ENG

（四）系统特性

1. **安全性**　应用端与服务器通信将使用超文本传输协议（HTTP）以保证通信的安全。用户密码将应用 MD5 算法加密保存或传输以尽可能保证用户密码不会被泄露。数据库的敏感数据将会被脱敏，拒绝非运维人员直接访问数据库。

2. **实用性**　接口和操作界面的设计考虑人体结构特征及视觉特征，界面力求美观大方，操作力求简便实用；建立统一的数据平台，满足未来数据利用及原有数据的继承，让未来数据充满无限可能。

3. **先进性**　在技术上采用先进、成熟的软件开发技术，三层体系结构（客户层、服务器组件、资源管理器）、SOA 设计、微服务的系统组件设计理念和服务器体系结构相结合的先进的网络计算模式。

4.灵活性　软件设计模块化、组件化，使应用系统可灵活配置，适应不同的情况。

5.标准化　采用 InterRAI、ICD10、JSON、XML、HL6、SNOMED、IHE 等评估标准和工业标准，软件的数据字典遵循国际和国家数据字典的规范和准则。

（五）架构结构

长期护理保险信息系统的产品架构设计，主要有五个层次，包括应用层、核心业务层、模块层、基础服务层、数据层。总的产品架构设计图如下所示。

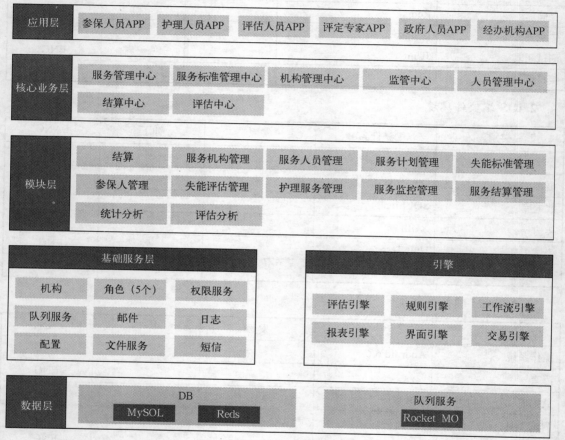

1.应用层　主要包含了 6 个 APP，是长期护理保险信息系统中参与系统管理的关键角色的交互工具，支持移动化办公流程，主要为支持长期护理保险业务的移动化流程，主要供参保人员、护理人员、经办机构、评定人员、政府人员使用。支持 iOS 系统和安卓系统。

应用层主要由 6 个 APP 组成，下面说明这些 APP 的主要功能和使用场景。

（1）参保人员 APP：主要服务于参保人员，方便参保人员能够便捷地获取更多的服务信息，能够根据自身状况申请相关服务，同时获取自身业务的经办状态及结果，并能够完成对相关服务的信息反馈及评价。

参保人员通过 APP 发起失能评估申请、争议复评申请和举报复评申请，其支持上传失能人员个人基本资料、纸质档案信息，支持查看业务经办状态、评估结果、争议复评和举报复评结论等，支持通过 APP 选择护理方式及护理服务，支持完成基本查询、应急呼救、服务评价、意见反馈等。

（2）评估人员 APP：主要服务于评估人员，方便评估人员能够快速地获取信息，及时地处理相关工作。

评估人员通过 APP 识别和采集失能人员评定基础数据，其支持自动生成地理位置信息、扫描二维码确认身份、人像识别、视频采集、展示待评估任务列表、查看失能人员相关资料、评估人员在线培训功能等。

（3）评估专家 APP：主要服务于评定专家，方便评定专家能够快速地获取信息，及时地处理相关工作。

评定专家通过 APP 采集失能人员失能评估量表，其支持系统自动计算并生成评定结果、自动生成地理位置信息、扫描二维码身份确认、人像识别、视频采集、展示评定专家当前待评定任务列表、查看失能人员相关资料等。

（4）护理人员 APP：主要服务于护理人员，方便护理人员能够快速地获取信息，提升护理人员的工作效率，更好地服务参保人员。

护理人员可以通过 APP 二维码识别功能对参保人员进行身份确认，对本次服务的订单项目进行确认，其支持展示护理人员当前待护理任务列表、展示护理服务单及服务评价、增加自费项目临时订单，记录使用材料、护理操作、服务过程、完成时间、在线培训等功能。

（5）政府人员 APP：主要服务于政府人员，对评估及护理服务环节进行全过程监督管理，包括服务监控管理、服务效果评估、巡查等功能。

（6）经办机构 APP：主要服务于经办机构，方便相关人员能够快速地获取信息，及时地处理相关工作。

2. 核心业务层　为了更好地支撑应用层的正常运行和服务，结合软件设计原则中"高内聚，低耦合"的系统设计准则，根据长期护理保险的实际业务需求，本系统将对外的功能划分为如下六个"服务中心"，即人员管理中心、机构管理中心、评估中心、服务管理中心、服务标准管理中心及结算中心。

通过服务中心化，旨在聚合类似服务，统一接口调用，统一配置管理，方便运营人员和系统管理人员进行操作和维护。同时，为权限系统和角色系统的建立提供系统上的便利和实现上的简洁。

下面对各服务中心进行简单的介绍和说明。

（1）人员管理中心：人员管理，即对长期护理保险从申请到履行的各个步骤中涉及的所有相关人员进行信息化的维护和管理。在长期护理保险项目中，人员管理中心共涉及如下几种人员。

1）失能人员：长期护理保险项目中的主要参与人和全程服务接受人，是长期护理保险的主要实施对象。

2）评估人员：主要指接受过相关的技术技能指导和专业技能培训，拥有一定的失能等级评定和基本的评估量表实施分析能力的评估相关工作人员。由其进行失能人员初步的身体、精神状态评估和失能等级评定；对失能人员进行基础的低维度的相关评定。

3）评定专家：具有相关的学历和工作经验，在失能人员评估领域具有丰富的工作经验和技术素养，对失能人员能给出较为全面的、多维度深层次的评估和等级评定；同时可以根据失能人员的身体、精神状态，设计合理的、人性化的护理陪护方案或康复计划。

4）护理人员：具有护理知识和护理相关工作经验的工作人员，是失能人员护理、陪护或康复计划实施的执行人，对失能人员的康复、陪护工作负责。

5）联合办公人员：主要负责如下两个工作，即对服务机构提供的服务进行定制，对失能人员从申请参保到服务实施整个流程中所有的环节进行监控和督查。

人员管理中心将整个服务闭环中涉及的所有人员统一维护在这个中心服务下，对这些人员的个人基本信息提供录入、查看、修改、归档、移除和管理等操作。同时维护了部分人员的学历、资历、工作经验及专业技能资格证书等信息的时效性。

通过对人员信息的集中化、统一化管理，系统保证了人员信息的正确性、完整性、一致性及隐私性，最大程度地维护了各个相关人员的信息安全，同时也便于管理人员对系统中其他人员信息的维护和保存。结合报表等功能，系统中人员信息的查阅一目了然，十分清晰。

（2）机构管理中心：主要对服务闭环中的服务机构和护理机构进行维护和管理。通过系统设置的机制，对服务机构和护理机构进行信息化的数据维护工作，包括各个机构的数据录入、资质审核、数据归档、数据查看、数据修改、导入导出报表、分类管理等操作。

我们可以看到的是一家又一家优秀的服务机构和护理机构出现，但我们也应该意识到，市场中仍然存在着许多表现不佳的服务机构和护理机构。如何对这些良莠不齐的服务、护理机构进行甄别、遴选及严格把控，并确保企业机构信息的真实和有效，是机构管理中心所应考虑的事情。通过对企业资质、企业规模、过往承接项目、管理层人员相关经历、团队配置等信息的统计和分析，确保企业机构优秀，确保提供放心安全且过硬的服务，是机构管理中心致力于达到的目标。

将机构维护在统一的中心服务中，我们可以因地制宜，根据不同的需求，合理灵活地分配最合适的机构进行服务。同时，根据机构的服务质量及用户的反馈，对各个机构的服务能力进行二次划分和规划，对机构进行能力值成长的业务水平能力的预期和综合评定，对机构进行筛选和淘汰，维护服务机构团队和护理机构团队的高效高能，保证对用户提供优质高效、性价比高的服务。

（3）评估中心：主要是负责失能人员评估相关的服务的聚合，包括评估量表的设计、制订，评估分级量化，评估后诊断和处置的生成，由评估量化为护理照护方案的量化步骤等一系列评估制订、操作和评估后操作。

评估是整个长期护理保险的重要组成部分，它承载了长期护理保险从失能人员的评估到陪护护理计划实施的重要转化。通过评估，我们可以确定失能人员的失能等级、有无特殊需求等信息，同时针对失能人员进行陪护计划或护理计划的制订和生成，之后才是指定护理机构和护理人员对失能人员进行护理陪护和全程跟踪。

如何制订合理高效、覆盖面广、普适度高、泛用性强的评估量表；如何合理的对量表评估自测进行解读和分析，从有限的信息中尽可能抓出失能人员的特性和特殊需求，让简简单单的数据"开口说话"，是整个长期护理保险的绝对核心和重中之重。对此，评估云提供了一套世界先进的评估自测量表和量表分析。并通过大数据和人工智能对相似场景、相似人员进行拟合，对失能人员进行准确定位、特性捕捉、集群定位、相似案例聚合等。

评估中心服务的另一个重要的功能是通过评估量表数据的反馈，对评估量表本身进行自我学习和自我完善，并对评估数据和失能人员数据进行收集、整理、聚合和分析，尝试进行失能人员的各种分析和量化。

（4）服务管理中心：主要负责对长期护理保险项目可以提供的服务进行管理、维护、归档等操作。

通过对各个服务机构所提供服务的整体管理，我们可以较为简单地获取整个系统所提供的服务的总集，即系统服务总集。同时可以对不同的服务机构提供的相同或相似的服务进行聚合和比较，并通过用户对服务的评价和反馈在相似的服务中择优，以便于整个系统对外提供高质量、高效的服务。

同时，对服务进行聚合，并在不同的维度上进行统计和分析，可以获得高频服务、高热服务、高消费服务等有效信息，同时可以对相似服务进行用户行为分析和用户"画像"，从大数据的角度解读"用户 - 服务 - 评价"这一传统软件场景，为传统软件行业和护理行业赋能。

（5）服务标准管理中心：即对长期护理保险信息系统中提供的各个服务制订相应的标准。"没有规矩，不成方圆"，特别是在医疗护理行业，更是一丝一毫都不能马虎。其承载了很多服务机构的服务内容和护理内容，对这些服务如何进行分类、评级、评价和监督就需要有一套标准，严格、行之有效的标准。这也正是服务标准管理中心的职责所在和主要任务。

服务标准管理中心，将对服务按其类别、服务对象、服务周期等相关属性进行严格的分类，同时对每个类别的服务制订出一套服务的标准和评价机制。这些标准和评价机制，是对服务性能和服务实施情况较完善的量化标准，同时其是服务程度等级很好的度量指标。

同时，通过制订服务标准，可以将服务质量反馈给服务机构和服务执行者——评估人员、评定专家；而服务执行者和服务机构也可以根据服务实际情况对服务标准进行反馈和完善。在双方的互相促进下，双方的能力水平和服务质量会共同增长、共同进步。

另外，标准的制订也会在服务执行者的培训中发挥作用，服务标准作为服务执行者培训成果的度量标准，可以有效地促进服务执行人员能力水平提高，使其可以提供更高质量的服务，提高服务客户满意度，促进服务更好地发展。

（6）结算中心：是长期护理保险参保人、服务机构、护理机构、社保部门之间的资金往来的管理中心。通过资金往来的集中化，避免了分而治之导致的诸多不利问题，也便于账目的核对和核查。

结算中心提供了一套完备的针对公司系统财务的服务。其包括：公司日常财务核算；根据资金运作情况，合理调配资金；分析公司财务收入支出，进行统计，并可以导出报表；员工收入、医社保、个税缴纳核算；统计各个服务机构及护理机构之间的收入支出。

对于结算中心来说，最重要的就是账目明细要精确到笔，保证账目清晰；同时要保证账务信息不会被泄露、不会被他人非法窃取。故整个结算中心集成了系统安全模块，通过网络、链路、数据、数据库等多个维度保证了数据的安全性；同时通过严格的权限系统维护数据的私密性。确保了安全和私密，财务数据才能真正的安全无忧。

同时，为了迎合移动时代层出不穷的支付方式，结算中心可以支持各种不同的支付方式，如微信支付、支付宝支付、苹果支付、银行卡支付等，方便不同的场景使用。另外，通过将支付动作统一管理，可以下发统一的支付界面等，有效地防止了其他人利用支付动作不统一进行非法操作，维护了使用维度上的安全。

二、长期护理保险业务流程

业务流程，是为达到特定的价值目标而由不同的人分别共同完成的一系列活动。活动之间不仅有严格的先后顺序限定，而且活动的内容、方式、责任等也都必须有明确的安排和界定，以使不同活动在不同岗位角色之间进行转手交接成为可能。活动与活动之间在时间和空间上的转移可以有较大的跨度。而狭义的业务流程，则认为它仅仅是与客户价值的满足相联系的一系列活动。

业务流程之间的层次关系反映业务建模由总体到部分、由宏观到微观的逻辑关系。这样一个层次关系也符合人类的思维习惯，有利于企业业务模型的建立。一般来说，可以先建立主要业务流程的总体运行过程，然后对其中的每项活动进行细化，建立相对独立的子业务流程及为其服务的辅助业务流程。业务流程之间的层次关系一定程度上也反映了企业部门之间的层次关系。为使所建立的业务流程能够更顺畅运行，业务流程改进与企业组织结构优化是一个相互制约、相互促进的过程。

不同的业务流程之间及构成总体的业务流程的各个子流程之间往往存在着形式多样的合作关系。一个业务流程可以为其他的一个或多个并行的业务流程服务，也可能以其他的业务流程的执行为前提。某个业务流程可能是必须经过的，也可能在特定条件下是不必经过的。在组织结构上，同级的多个部门往往会构成业务流程上的合作关系。

同时，联合评定人员对整个环节进行监控、巡查，包括联合评定人员对评估流程、评估服务内容、评估结构进行监察。

以上关键的业务流程，都需要阐述清楚，每个执行步骤都需要记录系统当中，要有相应的业务流程描述着每一步骤的开始、进行、结束，以及每一个分支的过程和结果。

（一）总业务流程

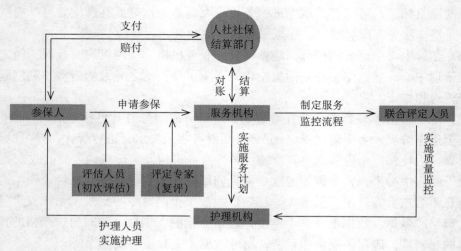

主要的流程是关于 5 个终端 APP，即失能人员 APP、评估人员 APP、评定专家 APP、护理人员 APP 及联合评定人员 APP 之间的互动交互，包括参保人在服务机构中申请参保、参保人支付服务费用、参保人获得赔付，服务机构定制服务、服务机构与人社社保结算，

联合评定人员制订服务、联合评定人员监控服务机构的评估服务，联合评定人员巡查护理服务人员的服务。护理人员对参保人实施护理服务，参保人同样对护理人员实施的护理服务进行评价。而这些交互行为同样可以发生在评定专家的角色之上。

（二）参保人员申请参保流程

1. 参保人员申请参保分为以下六步

（1）参保人下载参保人 APP，并注册（使用手机号和验证码完成注册）。注册之后，填写基本信息，包括参保人姓名、参保人手机号码、参保人性别、参保人家庭地址。

（2）参保人在参保人 APP 发起评估申请，找到对应的机构，然后选择相应的服务。

（3）确认提交申请参保服务。

（4）提交服务后，自动发起评估，准备填写评估服务。

（5）按照评估的要求，填写内容，按照要求一步一步进入下一项操作，完成所有选项后，提交答案及完成评估提交。

（6）此时评估人员可以在 APP 端看到该参保人的评估申请，查看评估结果，并做出审核。评估人员可以选择通过，也可以选择不通过，其取决于该评估人员利用自己的评估专业技能进行评估结果的审核，若有效，则通过审核；若无效，则不通过审核。

2. 参保人员申请参保的流程图

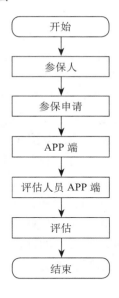

（三）评估流程

1. 评估人员对参保人员作初次评估　对符合条件的老年人，定点评估机构将派遣评估人员对参保人完成现场评估调查、录入评估调查记录、集体评审、出具评估报告等评估工作。

评估人员的评估工作围绕评估人员 APP 完成，包括：通过 APP 识别和采集参保人评定基础数据，同时 APP 支持自动生成地理位置信息并上传，评估人员通过扫描二维码对参保人进行身份确认，可以通过 APP 进行人像识别，并通过 APP 查看失能人员相关资料，且进行视频资料的采集，通过 APP 可录入评估结果。该评估 APP 支持 iOS 系统及安卓系统。

2. 评定专家对参保人员的初次评估进行二次复查　参保人员完成初次评估之后，会产生一份评估报告。参保人员如对评估报告存有异议，可以申请评定专家介入。在评定专家介入的情况下，参保人员重新参与评估，由评定专家分析得出评估结果，从而保证评估报告的权威性和可靠性。

（四）护理人员实施服务计划

提供长期护理保险服务的人员，应当是执业护士，或参加养老护理员（医疗照护）、健康照护等职业培训并考核合格的人员，以及其他符合条件的人员。

服务开始后，护理人员通过 APP 端的二维码识别功能对参保人进行扫描而确认身份信息，对本次服务订单项目进行确认，可以通过移动端 APP，向待护理人员展示当前待护理任务列表、护理服务单及服务评价，同时，服务中投保人需要临时添加自费项目时，支持订单的增加，也支持对使用材料、护理动作、服务过程、完成时间的记录，支持服务人员在线培训功能。护理人员的 APP 端同时支持 iOS 系统及安卓系统。通过护理服务管理系统，该护理计划的实施过程将得到全程管理，包括服务计划选择、服务项目变更、紧急护理申请、护理人员指派、现场护理、护理费用的记录及上传、服务评价等。

服务监控管理，实现对服务机构审核、服务人员审核、评估审核、智能审核、服务过程与质量监控、护理机构的巡查、费用稽查等功能。

（五）结算部门对参保人员清算

结算部门对参保人员进行清算，主要是对参保人员消费的评估服务、护理服务等的费用，按照价格规定、报销比例等进行核对、审批及支付相关费用的过程。主要步骤如下。

1. 参保人员到结算部门申请清算，参保人提供消费的服务项目清单、时间等信息。

2. 结算部门对参保人员提供的清算申请信息进行仔细核对，核对各订单的详细信息，如服务名称、下单时间、服务时间、服务地点、提供服务的服务人员、价格等，由于系统中详细记录了参保人的缴费、参保人申请评估、审核评估申请并派单、评估人员执行评估、异议并申请复评、审核并派单、评定专家复评等操作过程，所以结算部门的核对过程变得简单易行。

3. 结算部门核对完后，根据各订单价格、报销比例、服务计划类型等计算参保人员应报销金额、给付金额，然后发起审批，由结算部门的上级管理者进行再次的审批，确定工单的有效性，若有误，则进行驳回，并填写驳回的理由。

4. 审批无误后，结算部门向参保人清算款项。

（六）结算部门结算服务机构

结算部门结算服务机构，主要是对服务机构提交的相关清算业务，进行核对、审批及支付相关费用给服务机构的过程，主要步骤如下。

1. 对服务机构审核无误的工单，进行结算部门内部的核对，对工单提供的机构信息、订单相关信息与服务订单的收入记录进行仔细的核对，比较清楚各个订单的服务名称、下单时间、服务时间、结束时间及相关订单的价格。

2. 核对完服务机构提交的工单，确认无误后发起审批，由结算部门的上级管理者进行再次审批，确定工单的有效性，若有误，则进行驳回，并填写驳回的理由。

3. 由结算部门的上级管理者对待审批状态的工单，进行最后的审批。通过参保人订购的服务订单信息对服务机构提交的工单进行审核。若确认无误，则完成了清算工作的主要部分，进入待放款。若有误，则进行驳回，并填写驳回的理由。

4. 对审批无误的工单进行结算，支付给服务机构相应的款项。

（七）服务机构与结算部门对账

服务机构与结算部门对账，主要是服务机构对相关服务进行统计并提交给结算部门进行账单核对的过程，主要步骤如下。

1. 服务机构整理出需要进行清算的服务、护理的业务单。

2. 核对好具体的细节和账单，在 PC 端的服务结算管理中，按要求填写机构名称、机构代码、订单的数量、各订单的服务名称、下单时间、服务时间、结束时间及相关订单的价格，完成后提交清算工单的申请。

3. 之后由机构的负责人对提交的清算申请进行认真的审核，对比实际业务量与提交工单的数量是否属实，若属实则确定审核无误，若不属实，则进行驳回。驳回时，需要指明不足的地方，以便于相关人员对工单修改，并进行二次的工单申请。

4. 负责人审核无误通过后，就会提交给结算部门，结算部门对账单进行仔细核对，此时服务机构等待结算部门的结果即可。

（八）联合评定人员监控及巡检服务机构的实施

联合评定人员对服务机构的服务监控，通过系统提供的实施服务反馈来进行。

对于服务机构的服务，联合评定人员通过服务标准中心对服务进行评级定位，对服务的承载能力和质量进行评价，将评价结果作为服务最初的监控标准。每个失能人员使用服务之后，联合评定人员根据适用性等标准就会获得用户评价，以用来修正服务的评价，通过对评价值之间查看，以及用户对服务的评价进行间接判定，最终确定服务情况。

另外，如果服务出现了问题或情况，各个服务参与者均可以通过 APP 进行报警，相关责任人和联合评定人员都可以收到报警从而对问题服务进行监控和排查。

对于服务机构的巡检，系统支持通过扫码进行快速巡查。在服务系统中的每个服务，都会根据其身份标识号生成独一无二的服务二维码，联合评定人员可以通过扫描二维码来对服务进行快速的巡查。

同时，选择部分服务巡查作为任务，将其指派给其他联合评定人员，让其对服务进行巡查。收到了巡查任务的联合评定人员将会收到 APP 推送消息和短信提醒，在巡查任务中可以发现待巡查的任务，点击进入即可进入任务巡查逻辑，完成对任务的巡查。

（九）联合评定人员监控护理机构服务质量

联合评定人员对护理机构服务质量的监控，主要通过系统提供的服务质量统计来进行。

系统会根据护理的价格、服务内容、护理员反馈、用户评价等信息，对一次护理进行多维度的考察和计算，最终得出一个服务的分数。并且，这个护理的得分将整合进入该护理机构的护理质量监控中。

通过在服务维度、公司维度、时间维度等多维度的统计和数据展现，联合评定人员可以对每个护理机构的服务质量进行细致完善的监控。

同时，当护理服务出现了问题，相关责任人和联合评定人员都会收到短信提醒和 APP 内推送消息，通过每次护理服务生成的二维码就可以及时定位并追踪有问题的服务，对问题服务进行监管和实时把控。

联合评定人员还可以将多家公司的整体服务质量表现及针对同一服务的表现选取到同一张统计图表中进行横向比较，综合监控判断各个公司的服务质量水平；也可以选取一定时间范围内单个公司的某服务的质量表现，来纵向监控判断该公司在这项服务业务上的表现。

三、护理保险资源管理

（一）护理服务管理

护理管理是把提高护理服务质量作为主要目标的过程。世界卫生组织对护理管理是这样定义的：护理管理是为了提高人们的健康水平，系统地利用护士的潜在能力和有关的其他人员或设备、环境及社会活动的过程。

长期护理保险信息系统主要处理机构护理、社区护理及居家护理相关的所有数据，实现护理服务过程的管理，包括服务计划选择、服务项目变更、紧急护理申请、护理人员指派、现场护理、护理费用的记录及上传、服务评价等。

护理服务是指以患者为中心，强化基础护理，全面落实护理责任制，深化护理专业内涵，整体提升护理服务水平。以患者为中心是指在思想观念和医疗行为上，处处为患者着想，一切活动都要把患者放在首位；紧紧围绕患者的需求，提高服务质量，控制服务成本，制订方便措施，简化工作流程，为患者提供优质、高效、低耗、满意、放心的医疗服务。优质护理服务的内涵主要包括：满足患者基本生活的需要，保证患者的安全，保持患者躯体的舒适，协助平衡患者的心理，取得患者家庭和社会的协调和支持，用优质护理来提升患者与社会的满意度。

护理服务管理包括服务计划选择、居家护理管理、社区护理管理、机构护理管理、回访管理等。服务计划选择支持填写居家护理／社区护理／机构护理（医疗机构、护理院、养老院）申请，支持根据失能人员失能等级选择护理计划等。居家护理管理支持服务合同管理、巡查管理等。社区护理管理支持失能人员档案管理、护理管理等。机构护理管理支持机构受理、失能人员档案管理、配置管理、护理管理等。回访管理支持制订回访计划、回访内容记录、查询和回访状态管理等。

1. 服务计划选择　评估完成后符合待遇资格的参保人家属可以为参保人选择服务计划，包括护理方式、服务项目、服务时间等。护理服务可包含许多种服务，如入院护理、晨间护理、晚间护理、饮食护理、排泄护理、卧位护理、舒适护理、术前护理、术后护理、患者安全管理、出院护理等。

（1）支持填写居家护理／社区护理／机构护理（医疗机构、护理院、养老院）申请。填写居家护理／社区护理／机构护理（医疗机构、护理院、养老院）申请时，需要明确以下信息（包括但不限于）：被护理对象、护理机构、护理员、护理时间、护理类型、护理内容、护理对象联系方式、护理对象联系地址、护理员联系方式。

（2）支持根据失能人员失能等级选择护理计划。失能人员各有区别，因此需要先对患者状况进行评定，根据各种情况设定不同权重得分，划分失能等级。不同的等级一般给出不同程度的护理计划，如轻度失能人员可能只需要护理员每日护理2h即可，重度失能人员则可能需要接近全天候护理服务。

2. **居家护理管理**　居家护理是对住院患者出院后的延续性护理，由于具有良好的成本效益，其已成为许多发达国家的基本卫生政策。出院患者居家护理模式旨在通过居家护士或社区护士提供延续性护理服务，从而使住院患者在病情稳定后可以及时出院，缩短无效住院时间，降低医疗费用。其支持服务合同管理，支持电子服务合同的线上录入、查看、下载导出等。录入的合同，包含但不限于以下内容：甲方信息、乙方信息、合同摘要信息、双方权利、双方义务、解约途径、违约条款、其他信息。支持巡查管理：护理巡查对护理质量持续改进具有很好的促进作用；居家护理的巡视查看、检测监督护理状况；护理巡查记录的新增、查询、查看、修改等。

3. **社区护理管理**　失能人员档案管理支持服务合同管理，支持电子服务合同的线上录入、查看、下载等。录入合同时，包含但不限于以下内容：甲方信息、乙方信息、合同摘要信息、双方权利、双方义务、解约途径、违约条款、其他信息。支持档案接收管理：人员档案接收，把人员关联到本机构。支持建档管理：新增人员档案，根据身份证号、手机号等重要信息作唯一判别。建立档案时，需要提供但不限于以下的信息：人员姓名、人员性别、人员证件类型、人员证件号、人员手机号、人员国籍、人员城市、人员地区、人员详细地址。

护理管理：支持制订护理计划；支持生成护理任务；支持护理派单管理；支持护理过程的记录；护理人员使用护理人员 APP；支持服务评价管理。

护理在患者的治疗过程中是一个重要的环节，护士即是医疗的提供者又是医疗的协调者。在护理过程中，产生了大量的护理信息，护理信息是医院信息系统的重要内容，它包括科学技术信息、为诊疗服务的业务信息和护理管理的信息。美国护理学家 Swansburg 指出：护理管理是有效地利用人力和物力资源，以促进护理人员为患者提供高质量护理服务的过程。美国护理管理专家 Gillies 指出：护理管理是护理人员为患者提供照顾、关怀和舒适的工作过程，并认为护理管理的任务是通过计划、组织及对人力、物力、财力资源进行指导和控制，以达到为患者提供有效而经济的护理服务目的。

支持制订护理计划：根据患者评估之后的评定等级，选择对应的主要诊断信息、干预措施，制订出最终的护理计划。支持生成护理任务：根据护理计划，取得干预措施对应的服务后选项，生成该人员的护理任务。支持护理派单管理：生成护理任务之后，当时还没有指定具体实施护理人员，根据具体的护理内容，搜索护理人员的排班表，找出可用的护理人员，推送派单通知。当护理人员确认接单之后，系统设定该护理人员完成此单，记录在案。管理人员可以搜索查看各护理任务详单情况，如果到达时间还无人应答，则管理人员可介入进行调配。支持护理过程的记录：护理人员上门进行护理之后，需要进行护理过程、内容记录。管理员可从管理端进行查看、联系回访等。护理人员使用护理 APP，包括但不限于以下操作：注册、登录、资质认证、设定机构归属、接收派单通知、护理接单确认回执、被护理人员信息查看、填写护理记录、护理记录查看。支持服务评价管理：护理人员完成一次服务后，被服务人员可以对本次服务进行评价。管理人员可以搜索查看服务评价，进行监管、回访、沟通等。

4. **机构护理管理**　机构受理支持床位预约管理，预约包括以下几个关键要素：提供预约服务方（即机构或科室）、预约的类型、预约的时间区间选择、预约的服务、患者（预约的服务对象）、护士/医师（预约的直接服务者）。

支持出入院管理，入院、出院机构方均需要登记记录，管理人员即可搜索查询，查询条件包括但不限于以下信息：人员名称、人员性别、人员手机号、人员证件号、入院日期区间、出院日期区间。失能人员档案管理支持服务合同管理；支持电子服务合同的线上录入、查看、下载等。录入合同时，包含但不限于以下内容：甲方信息、乙方信息、合同摘要信息、双方权利、双方义务、解约途径、违约条款、其他信息。支持档案接收管理：人员档案接收，把人员关联到本机构。支持建档管理：新增人员档案，根据身份证号、手机号等重要信息作唯一判别。建立档案时，需要提供但不限于以下的信息：人员姓名、人员性别、人员证件类型、人员证件号、人员手机号、人员国籍、人员城市、人员地区、人员详细地址。

配置管理支持机构床位管理：对机构床位的新增、搜索、查看、修改等操作。还能通过查看床位信息，关联查看该床位的历史患者信息记录。支持护理等级管理：新增、列表、查看、编辑护理等级。设定护理等级的同时，需要制订修改护理等级的评定逻辑。支持护理项目管理：新增、列表搜索、查看、编辑护理项目。管理项目包括但不限于以下信息：项目名称、项目所属机构部门、项目状态、项目内容设定。支持护理排班管理：护理排班管理，新增、查看、搜索、推送及通知排班信息；提取日历时间表，提取机构部门下的医护人员，编辑排班；制订排班计划、排班任务、排班具体内容。支持护理分类管理：新增、查看、搜索、修改护理分类。管理分类包括但不限于以下信息：分类名称、分类所属机构部门。然后底层使用分类对应的身份标识号做关联，方便扩展维护。支持服务评价管理，护理员完成一次服务后，被服务人员可以对本次服务进行评价。管理人员可以搜索查看服务评价，进行监管、回访、沟通等。

5. 回访管理   客户回访是企业进行产品或服务满意度调查、客户消费行为调查、客户维系的常用方法，因为客户回访过程中回访人员往往会与客户进行比较多的互动沟通，所以其更是企业完善客户数据库，为进一步的交叉销售，向上销售铺垫的准备，认真的策划显得尤为重要。

支持制订回访计划，在制订好护理计划，设定好相关护理员任务后，即可开始制订回访计划了。此时已了解服务的时间节点及相关服务任务，可针对一些关键服务、重要任务进行主动回访跟进。

制订回访时间，可选择：隔日回访，指定日期后 1d 回访；3d 后回访，指定日期后 3d 回访；1 周后回访，指定日期后 7d 回访；1 个月后回访，指定日期后 30d 回访；半年后回访，指定日期后 180d 回访。对应回访时间，还要选择回访内容或备注描述信息，再选择回访的执行人员。同时回访自身有个状态流转：未访、完成、过期。

支持回访内容记录，回访人员对患者进行回访后，需要填写回访内容记录，纳入信息化管理。回访得到的信息使用富文本框输入区域进行填写，关联到对应的回访计划上，系统自动关联变更回访状态。回访内容记录支持时间日期搜索、内容模糊搜索。

支持查询和回访状态管理，制订回访计划功能，就要考虑到回访计划的搜索查询、查看、编辑等功能。回访中有状态流转，初始编辑时为未回访状态；回访人员回访之后，填写回访内容记录，状态变为回访完成；如果回访时间已过，且已超出规定时间 30d，则置为过期。

此时相关管理人员可根据该状态去介入了解详细信息。

（二）服务监控管理

服务监控管理，即为可以管理监控服务的整个过程，让整个过程可透明监管，实现对服务机构审核、服务人员审核、评估审核、智能审核、服务过程与质量监控、护理机构的巡查、费用稽查等功能。

1. 服务机构审核　要求服务机构拥有以下特征。

（1）有规范的机构名称、组织章程、业务范围和管理制度。

（2）有与开展业务相适应的固定场所、设施。

（3）有不少于五万元的注册资本。

（4）具备相应职业资格的专职工作人员三人以上。

（5）法律、法规规定的其他条件。

添加服务机构或者服务机构初始注册时，刚开始服务机构为待审核状态。待审核机构需要上传自己的相关证书、资质文件等。管理人员再去进行审核。

2. 服务人员审核　要求服务机构拥有以下特征。

（1）有专业的从业资格证。

（2）有一年以上的本专业从业经验。

（3）法律、法规规定的其他条件。

添加服务人员或服务人员初始注册时，该服务人员状态为待审核状态，该人员需要设置自己的科室部门等信息，再上传自己相关的资历证书等文件。管理人员再去进行审核，评定通过或拒绝。被拒绝的服务人员，可以继续修改、补充要求的材料文件等，然后继续提交审核。

3. 评估审核　评估员对患者进行评估，即形成评估记录，系统根据评估员录入的信息，通过后端算法职能计算出一些评估结果、诊断等。评估审核可在此时介入，发现评估内容有不妥之处，则可以编辑评估信息内容；或觉察后端算法计算出的结果有不妥之处，可以对评估结果进行编辑调整来作为最终的评估结果。

4. 智能审核　采用最新的信息技术手段，智能完成信息审核、分析，使得监管、稽核工作变得更为简单、高效。

5. 服务过程与质量监控　质量监控是一个在快速发展的业务中最容易被牺牲和忽略的功能，但是它确实至关重要。在目前的大数据场景下，各种开源组件引入得非常多，而且会有新的组件不停地引入，因此要考虑到对不同组件的数据监控。

6. 护理机构的巡查　也是监管护理机构的一种途径。意在更好地监管护理机构，提升服务质量。

7. 费用稽查　支持费用稽查功能，协助办公人员进行费用稽查。

（三）服务结算管理

实现与评估机构、护理机构、家庭护理人员劳务费用的清算和结算。结算管理就是银行根据国家有关规定，组织对结算办法、结算制度的贯彻执行和正确及时的办理会计结算，对开户单位资金收付活动进行的反映、监督、控制和促进，保障结算资金的安全运动。结算管理是金融管理的一个重要组成部分，由于转账结算是银行结算的主体，从而转账结算的管理在整个银行结算管理中属于主导地位。结算管理的内容包括银行结算内部管理、账户管理、银行必须加强账户管理工作三方面内容。

转账结算原则是各单位或个人，因商品交易、劳务供应、资金调拨等经济往来，所引起的货币收付，不用现金，通过银行账户进行结算所必须共同遵守的准则，办理结算必须遵守以下三条原则：恪守信用、履约付款；谁的钱进谁的账户、由谁支配；银行不垫款。

"恪守信用、履约付款"就是以合法的交易合同为依据，严格按收付双方约定的付款方式和日期付款。从再生产角度来看，购销双方企业既是收款单位又是付款单位，所以交易双方都必须恪守信用，按约付款。否则，就会给购销双方的生产经营和资金周转带来困难。如果交易双方相互拖欠，继而形成连锁反应，将导致国民经济各部门、各单位之间生产经营活动的资金死滞，从而影响整个国民经济的正常运转，给我国的经济建设造成不可估量的困难。

第 11 章 常见疾病照护服务包与质量控制

　　多省调研显示，目前我国 65 岁以上老年人患病率超过 50%，甚至这个比例中还有超过 50% 的老年人罹患 2 种以上疾病，长期护理任务比较繁重，尤其针对失能老年人，照护包括哪些护理项目？每日做什么？如何评价？操作性指导少，本章针对这些问题，选取长期照护常见不同类型与需求，提供指导性服务包和质量控制标准。

　　照护过程是一个专业服务过程，包括评估、护理计划（含护理诊断）、措施实施、护理评价，通过评价找出问题进行调整，进入下一个循环。尤其是互联网长期照护平台的应用，以老年人为中心，使家庭、社区、医疗机构不同场景形成全过程，针对照护评估、照护问题、护理诊断、护理计划，进行标准流程管理和质量控制，甚至与长期护理保险平台链接，使照护服务管理进入新模式，提升了照护管理水平。

一、养老康复护理需求评估表

(一) 基本情况

姓名		性别		年龄	
家庭住址		联系电话		婚姻	未婚□ 已婚□ 再婚□ 丧偶□ 离异□
退休前职业					
陪护者	配偶□ 家政□ 独居□ 儿子□ 女儿□ 父母□ 其他□ 孙辈□	子女情况	无子女□ 有儿子□ 有女儿□ 领养□ 未生育□		
		护理状况	较差□ 一般□ 好□ 很好□		
家庭卫生状况	很差□ 较差□ 一般□ 好□ 很好□	家人爱护程度	很差□ 较差□ 一般□ 好□ 很好□		
家庭居住状况	很差□ 较差□ 一般□ 好□ 很好□	家庭经济状况	很差□ 较差□ 一般□ 好□ 很好□		
居室环境安全	卫生间安全	有扶手□ 无扶手□ 地面不防滑□ 狭窄□ 门口有台阶□ 公共卫生间□ 使用坐便器□			
	床单位安全	高度不适□ 宽度不适□ 不能半卧位□ 医用床□ 气垫床□ 褥子柔软度□			
	环境安全	家具 (不安全□ 安全□) 地面 (不安全□ 安全□) 被子 (不安全□ 安全□)			
	着装安全	衣服 (不安全□ 安全□) 鞋子 (不安全□ 安全□) 袜口 (不安全□ 安全□)			
	起夜安全	光线不够□ 手电□ 便器不合适□ 辅助工具□ 呼叫无效□ 呼叫安全□			
	紧急救助电话	有□ 无□			
病史记录					
目前服药情况 (药名-剂量-用法)	阿司匹林 100mg/片每日 1 次 (这是举例)				
药品使用情况	不合适□ 安全□	详细描述			

续表

主诉与需求（COPM 评定）	自理活动（生活能力需求）	生产性活动（身体功能障碍）	休闲性活动（其他需求）
	独立进食，梳饰能力，穿衣，言语交流	力量，平衡，疼痛	心理
	转移能力，步行能力，二便等	活动度等	健康指导
	目前的需求	现状	满意度
	1		
	2		
	评分：	现状总得分	满意度总得分
	总分＝（现状或满意度总分）/（问题总数）	（　）/（　）＝	（　）/（　）＝
	作业活动表现的变化＝现状 2 得分（　）-现状 1 得分（　）＝（　）		
	满意度变化变化＝满意度 2 得分（　）-满意度 1 得分（　）＝（　）		

1	饮食	正常□	偏多□	偏少□	呛咳□	鼻饲□	进食困难□	喂食□	厌食□ 食欲缺乏□
2	睡眠	情况表述：							
3	排便	情况表述：		原因：		是否治疗/用药：			影响如何：
				原因：		是否治疗/用药/饮食调理：		便秘与腹泻交替□	
4	排尿	正常□	不畅□	留置导尿管□	失禁□	尿潴留□	尿频□	疼痛□	曾发生过压力性尿失禁□
5	行动	自如□	不便□	部分卧床□	完全卧床□	需要帮助（借助工具□	别人□	其他□）	
6	视力	正常□	老花□	白内障□	视物不清□	失明（左□	右□）矫正后正常□	近视（左□ 右□）	
7	听力	正常□	耳背□	耳聋□	耳鸣□	耳郭异物□	耳垢□	助听器□（左□ 右□）	

续表

8	语言	正常□ 不清□ 失音□ 多语□ 失语□ 懒言□
9	意识	正常□ 嗜睡□ 谵妄□ 淡漠□ 幻觉□ 意识模糊□ 浅昏迷□ 深昏迷□ 植物人状态□
10	营养	正常□ 偏胖□ 肥胖□ 偏瘦□
11	心理	正常□ 抑郁□ 焦虑□ 无法评估□ 多疑□ 易激动□
12	个人卫生	正常□ 头发脏□ 手脏□ 足脏□ 会阴脏□ 皮肤脏□ 指甲长□
13	生命体征	脉搏 ___次/分　心律正常□ 心律失常（心房颤动□ 期前收缩□ 心动过速□ 心动过缓□） 呼吸 ___次/分　呼吸困难□ 胸式呼吸□ 腹式呼吸□ 　　　　　正常□ 有痰易咳出□ 有痰不易咳出□ 干咳□ 　　　　　干啰音□ 湿啰音□ 哮鸣音□ 血压 ___/___ mmHg（第1次）(卧位□ 坐位□ 立位□ 左侧□ 右侧□） 　　　___/___ mmHg（第2次）(卧位□ 坐位□ 立位□）（两次间隔10min以上）
14	面容	正常□ 慢性病□ 贫血貌□
15	皮肤	水肿 无□ 有水肿（骶尾□ 下肢□ 足踝□ 眼睑□ 手□ 其他部位：　　　） 压疮 无□ 有□（部位：　　　） 压红 无□ 有□（部位：　　　）
16	胸部（胸廓）	正常□ 变形□ 其他□:
17	腹部	正常□ 隆起□ 舟状腹□ 腹胀□ 腹痛□ 其他□:
18	运动系统	体位 主动体位□ 被动体位□ 强迫体位□ 活动 正常□ 受限[脊柱□ 下肢□ 上肢□ 一侧肢体（右□ 左□）活动无力□ 呼吸困难□] 外形 正常□ 变形（脊柱□ 四肢□ 左侧肢体□ 右侧肢体□ 其他□：　　　） 肌力 正常□ 异常□（四肢肌力简单描述：　　　） 肌张力 正常□ 减弱□ 增强□ 病理征 阴性□ 阳性□（引出的阳性病理征：　　　）

（二）简易营养状态评估（MNA）（仅限用于老年人：询问患者本人／护理人员或查询相关医疗记录）

序号	评估项目	询问方法	评定分值			
			0分	1分	2分	3分
1	过去3个月内有没有因为食欲缺乏、消化不良、咀嚼或吞咽困难而减少食量	1. 在过去3个月，您的比正常少吗？ 2. 回答"是"，继续询问：是因为食欲缺乏、消化不良、无法咀嚼或吞咽困难吗？ 3. 回答"是"，继续询问：您的食量比以前只少一点还是远远少于以前？	食量严重减少（第3问，如果"远远少于"）	食量中度减少（第3问，如果"只少一点"）	食量没有减少（第1问回答"不是"）	
2	过去3个月体重下降的情况	1. 您有没有在过去的3个月努力减肥？ 2. 您的裤腰变得宽松了吗？ 3. 您认为您已经失去了多少重量？ 4. 多于或少于3kg？ 备注： 1. 虽然超重的老年人减肥可能是适当的，但体重降低也可能是由于营养不良 2. 当删除体重降低的问题时，MNA会失去其敏感性，因此，即使是因为超重而减肥的老年人也必须询问此问题	体重下降大于3kg	不知道	体重下降1～3kg	体重没有下降
3	活动能力	如何描述您的活动能力？是否需要别人的协助才能从床或椅子离开，或坐在轮椅上？	需长期卧床或坐轮椅（需要别人帮助）	可以下床或离开轮椅，但不能外出	可以外出	

续表

序号	评估项目	询问方法	评定分值			
			0分	1分	2分	3分
4	过去3个月内有没有受到心理创伤或患急性疾病?	(1) 您最近觉得压力大吗? (2) 您最近得了严重的疾病吗?	有		没有	
5	精神心理问题	您有过长期的或严重的悲伤情绪吗? 备注:老年人的护理人员、护士或医疗记录可以提供有关(痴呆症)患者的精神心理问题状况的信息	严重痴呆或抑郁	轻度痴呆	没有精神心理问题	
6	F1 体重指数(体重/身高²)	在计算BMI之前,先记录身高、体重,如有特殊情况,不能取得BMI,可以F2取代	BMI 低于19kg/m²	BMI 19~21kg/m²	BMI 21~23kg/m²	BMI ≥ 23kg/m²
	F2 小腿围(CC, cm)	(1) 针对卧床或昏迷的患者 (2) 卷起裤腿,露出左侧小腿 (3) 仰卧位,左膝弯曲90° (4) 测量最宽觉的部位 (5) 记录值需精确到0.1cm,建议重复测量,误差应在0.5cm内	CC 低于31cm			CC ≥ 31cm
测量结果		身高: cm	体重: kg		小腿围:左侧□ 右侧□ cm	
评估结果				实得总分		

注(MNA评估分数):

评定标准	正常营养状况	有营养不良的风险	营养不良
	12~14分	8~11分	0~7分

（三）日常生活自理能力量表（ADL）评估

序号	评估项目	评定分值				每项实得分
		独立（自理）	部分独立或需部分帮助	需极大帮助	完全依赖	
1	进餐	10（能吃任何正常饮食，食物可由其他人做或端来）	5（指别人夹好菜后患者自己吃）	0		
2	洗澡	5（必须能自己进出浴室和擦洗；淋浴不须帮助或监督独立完成）	0			
3	修饰（洗脸、刷牙、刮脸、梳头）	5（指24～48h情况，由看护者提供工具，准备好水等）	0			
4	穿衣（系鞋带、纽扣）	10（应能穿任何衣服）	5（需别人帮助系扣、拉链等，但患者能独立披上外套）	0		
5	大便（备注：指1周内情况）	10	5（每周<1次失控）	0（失控）		
6	小便	10（指24～48h情况，插尿管的患者能独立完全管理尿管也给10分）	5（每24h<1次失控）	0（失控）		
7	用厕（擦净、整理衣裤、冲水）	10（患者应能自己到厕所及离开）	5（5分指能做某些事）	0		
8	床椅转移（指者在屋内活动，可以借助辅助用具。如用轮椅，必须自行出门而不须帮助）	15	10（1个未经训练的人帮助，包括监督或看护）	5（1个强壮的人／熟练的人或2个人帮助，能站立）	0（坐不稳，须两个人搀扶）	
9	平地走45m	15	10	5	0	
10	上、下楼梯	10（可独立借助辅助工具上楼）	5	0	0	

评估结果：　　　　　　　　　　　　　　　　　　　　实得总分：

注（ADL 的评估分数）：

评定标准	独立	轻度依赖	中度依赖	重度依赖	完全依赖
	100分	75～99分	50～74分	25～49分	0～24分

（四）智力状态检查（MMSE）评估

序号	题目	指导语	应得分	实得分
1	时间定向（现在时间）	今天是星期几？几月？几日？哪一年？什么季节？	5	
2	地点定向（现住址）	我们现在在什么地方？什么街道？这是几层？（门牌号）？哪个城市？什么国家？	5	
3	记忆（以第一次的答案计分）	我给您说三件东西，您听好："皮球、国旗、树木"，请您复述一下。好，请您记住，待会儿我要问您，请您再说出来	3	
4	注意与计算	请您计算一下"100－7"是多少？再向下连着减7，直到我喊停为止。（共5次）	5	
5	回忆（与记忆至少间隔1min以上）	请您回忆一下我刚才让您记住的3件东西是什么？	3	
6	命名	（出示手表）这是什么？（出示钢笔）这是什么？	2	
7	复述句子（不要重复说明，不要示范）	现在我要说一句话，请您跟着我清楚地重复一遍。"四十四只石狮子"	1	
8	执行命令（不要重复说明，做出即给分）	我给您一张纸，请按照我说的话去做："用右手将这张纸拿起来，对折，然后放在腿上"	3	
9	阅读理解（可以默读）	请念一下这句话，并按照他的意思去做（出示写有"闭上你的双眼"的纸片）	1	
10	书写（句子有意义）	请写出一个完整的句子（句子必须有主语，动词，有意义）	1	
11	构图能力	（出示图案，同原图）请您照这个样子画一个	1	
12	文化程度	文盲□ 扫盲班□ 小学□ 中学及以上□		
	合计得分	自动计算		
	评估结果	请自动出结果（需要根据得分和文化程度计算出结果）		

注（MMSE 评分参考：评分参考，≤22分为痴呆，≤15分为严重痴呆；按文化程度区分的评分标准，文盲<17分，小学和扫盲班<20分，中学以上<24分为痴呆）

（五）老年人跌倒的风险（J.H.Downton）

序号	评估项目	评估内容	评分	得分
1	摔倒史	无	0	
		有	1	
2	药物	无	0	
		镇静、催眠药	1	
		抗便秘药	1	
		降血压药	1	
		抗帕金森药	1	
		抗焦虑药	1	
		其他	0	
3	感觉	无	0	
		视觉受损	1	
		听觉受损	1	
		肢体活动障碍	1	
4	意识	正常	0	
		意识障碍	1	
5	行走	正常	0	
		行走需要辅助器具行走（安全）	0	
		需要他人帮助或辅助器具（不安全）	1	
		完全卧床	0	

最终得分（≥3 分，高风险）：

（六）Norton 压疮风险评估量表

序号	评估内容	分值			
		4	3	2	1
1	身体状况	好	一般	不好	极差
2	意识状况	清醒	淡漠	模糊	昏迷
3	活动能力	可以走动	帮助下可以走动	坐轮椅	卧床
4	灵活程度	行动自如	轻微受限	非常受限	不能活动
5	失禁情况	无失禁	偶有失禁	大便或小便失禁	完全大小便失禁

总分：　≤12，高风险；≥16，低风险/没有风险

（七）衰弱风险表（L.P.Fried）（≥65岁，轻度依赖 ADL≥75分）

序号	评估内容	是	否	不确定
1	老年人独居	☐	☐	☐
2	过去3个月非刻意体重下降	☐	☐	☐
3	自我感觉虚弱	☐	☐	☐
4	体力活动减少	☐	☐	☐
5	记忆力减退	☐	☐	☐
6	步行速度≤0.8m/s	☐	☐	☐

如果这些问题中有至少一项选择了"是"，评估师自己判断老年人是否有衰弱的情况：是☐否☐如果是，这个老年人有衰弱的高风险

客户备注：

客户内部信息：

评估师签名＿＿＿＿＿＿＿＿＿＿＿＿＿＿＿＿　　评估时间　＿＿＿＿年＿＿月＿＿日

构图能力出示原图：

疼痛的评估量表：

二、长期照护服务包（基础版）

长期照护服务包（基础版）

服务类型		服务项目	序号	服务要求	频次	项目标准		服务人员
						项目描述		
长期照护（基础版）	基础生活护理	洗脸	1	早、晚	2 次 / 日	[操作] 协助老年人清洁面部		护理员
						[目标] 消除皮肤表面的油污和代谢的角质，保持皮肤清洁、湿润		
		刷牙 / 漱口	2	早、晚	2 次 / 日	[操作] 协助刷牙，或使用漱口水清洁口腔		
						[目标] 保持口腔清洁、湿润，防止口腔感染，增进食欲		
		协助进餐	3	早、中、晚	3 次 / 日	[操作] 协助自理能力缺陷老年人进餐；保证进餐安全		
						[目标] 保证足够营养摄入，避免发生误吸或呛咳		
		协助进水	4	按照老年人病情和需求	n 次 / 日	[操作] 协助自理能力缺陷老年人进水，避免发生呛咳		
						[目标] 保证水分摄入，保证进水安全		
		梳头	5	早、晚	2 次 / 日	[操作] 协助或指导老年人梳头，按摩头皮		
						[目标] 促进头皮血液循环，去除污垢，皮屑和脱落的头发，使老年人舒适，美观		
		剪指（趾）甲	6	睡前（泡脚后）	1 次 / 周	[操作] 帮老年人修剪指（趾）甲		
						[目标] 清除指（趾）甲污垢，减少细菌的生长，避免抓伤皮肤，防止交叉感染		
		协助服药	7	遵医嘱指导老年人服药	n 次 / 日	[操作] 协助或指导老年人遵医嘱服药，确保服药安全		
						[目标] 遵医嘱协助老年人服药		
		足部护理	8	睡前	1 次 / 日	[操作] 协助老年人选择适宜水温泡脚，清洁		
						[目标] 保持足部清洁，促进血液循环，预防皮肤感染等并发症发生（适用于糖尿病患者泡脚）		

续表

长期照护服务包（基础版）

服务类型		服务项目	服务要求	频次	项目标准 项目描述	服务人员
	9	刮胡须	洁面后	2 次／周	[操作] 选择合适刮液帮老年人剃除胡须 [目标] 保持面部整洁，保持老年人形象	护理员
	10	翻身	根据病情及皮肤情况	< 1 次 / 2 小时	[操作] 观察老年人皮肤情况，协助翻身 [目标] 正确为老年人翻身及记录翻身卡，防止翻身不及时导致皮肤压伤等并发症	
	11	叩背	根据医嘱	遵医嘱	[操作] 观察老年人呼吸道情况，协助翻身，叩背 [目标] 正确为老年人叩背，防止呼吸道清理不及时导致肺部感染等并发症	
	12	辅助运动	根据医嘱	遵医嘱	[操作] 协助老年人自理能力缺陷老年人运动功能 [目标] 保持老年人躯体和四肢运动功能	
长期照护 （基础版） 基础专项 护理	13	床上洗头	不影响治疗时于温暖午后根据陪护计划实施	按需	[操作] 增进头皮血液循环，除去污垢和脱落的头皮碎屑，预防和灭除虱虮等，使头发清洁、整齐、舒适 [目标] 协助老年人床上洗头	
	14	口腔护理	餐后／按医嘱	n 次／日	[操作] 协助不能刷牙、漱口的老年人应用棉球清洁法清洁口腔 [目标] 保持口腔清洁、湿润，防止口腔感染，增进食欲	
	15	协助大便	注意便秘与腹泻老年人护理	n 次／日	[操作] 协助老年人去厕所或帮助其使用大便器，帮助失禁者更换污染尿垫，并清洗肛门 [目标] 保持老年人大便通畅及便后卫生，预防肛周感染及保持肛周皮肤完整性	
	16	协助小便	注意应用尿管与尿失禁老年人护理	n 次／日	[操作] 协助老年人去厕所或帮助其使用小便器，帮助失禁者更换污染尿垫，并清洗会阴部 [目标] 保持老年人小便通畅及便后卫生，预防泌尿系统感染	

续表

长期照护服务包（基础版）

服务类型		服务项目	服务要求	频次	项目标准 项目描述	服务人员
长期照护（基础版）	基础专项护理	17 更换衣裤	根据医院常规	n 次 / 周	[操作] 协助或指导老年人完成穿脱 / 更换衣裤 [目标] 协助完成穿脱和更换衣裤，保证老年人舒适和整洁	护理员
		18 整理 / 更换床单位	根据护理等级更换，不定期整理	2 次 / 日	[操作] 协助老年人完成整理 / 更换床单位 [目标] 完成整理，更换床单位，保持床单位舒适，平整无碎屑	
		19 预防压疮护理	根据医嘱	遵医嘱	[操作] 进行压疮健康宣教，包括体位、营养、翻身、清洁及指导使用保护圈、气垫床等，预防和护理压疮 [目标] 预防压疮形成和保持皮肤完整性，保持老年人舒适	
		20 更换体位	床上、轮椅期间	n 次 / 日	[操作] 协助老年人床上、轮椅上变换体位 [目标] 体位变换，减轻局部受压，以预防压疮，预防坠积性肺炎，根据护理和治疗需要摆放体位，并保证舒适	
	疾病观察护理	21 测脉搏	遵医嘱，配合护士	遵医嘱	[操作] 测量每分钟脉搏并记录 [目标] 测量老年人脉搏，及时记录，为医疗提供有效依据，指导康复护理服务	
		22 测体温	遵医嘱，配合护士	遵医嘱	[操作] 测量每日体温并记录 [目标] 测量老年人体温，及时记录，为医疗提供有效依据，指导康复护理服务	
		23 留取大小便标本	遵医嘱，配合护士	遵医嘱	[操作] 根据医嘱或护士交代，协助老年人留取大小便标本 [目标] 协助老年人检查	
		24 冷敷	根据医嘱	遵医嘱	[操作] 运用冰袋等方法进行冷敷 [目标] 控制炎症的扩散或降低皮肤温度	

续表

长期照护服务包（基础版）

服务类型		服务项目		服务要求	频次	项目描述	服务人员
疾病观察护理	25	热敷		根据医嘱	遵医嘱	[操作]运用热袋等方法进行热敷 [目标]促进血液循环，提高皮肤或身体温度	护理员
	26	各种手术后病情观察		根据医嘱	遵医嘱	[操作]根据不同手术后照护要点进行护理，观察病情变化 [目标]准确观察老年人生命体征变化，提高老年人舒适度	
安全防护	27	拉起床档保护		老年人卧床时	n 次／日	[操作]离开老年人必须拉起床档 [目标]防止坠床，确保安全	
	28	轮椅安全带		使用轮椅期间	n 次／日	[操作]轮椅上使用安全带，确保安全 [目标]防止跌倒或滑下轮椅选择	
长期照护（基础版）	情志疏导	29	精神状态评估	晨起、午后、睡前	n 次／日	[操作]询问老年人时间、地点、了解注意力、计算力、记忆力、命名，判断老年人的精神状态，并记录 [目标]评估老年人精神状态表现，及时沟通	
		30	不良情绪评估	根据评估提供	n 次／日	[操作]观察老年人不良情绪表现，并记录 [目标]评估老年人不良情绪表现	
		31	心理疏导	根据评估提供	n 次／日，不低于 1h	[操作]及时与老年人交流，了解不愉快因素 [目标]老年人不良情绪得到缓解	
	养生照护	32	调摄环境	评估调整居室环境	1 次／日	[操作]评估老年人居住环境温度、湿度、嘈杂程度、老年人体质是否适应等相关因素 [目标]及时发现老年人环境不良因素	
		33	起居有常	动静结合、适宜活动	n 次／日	[操作]评估记录老年人起卧、午睡、晚间入睡及活动时间 [目标]根据老年人情况协助按时规律就寝、活动	

续表

长期照护服务包（基础版）

服务类型		服务项目		服务要求	项目标准		服务人员
					频次	项目描述	
养生照护	34	饮食调护	按医嘱评估调整饮食	n次／日	[操作] 评估记录老年人体重和进餐情况，按照医师、护士建议准备饮食 [目标] 根据老年人情况协助调整饮食	护理员
	35	推拿按摩	按医嘱进行推拿按摩	n次／日	[操作] 在医师、护士指导下推拿按摩 [目标] 老年人躯体、四肢保持目标功能	
	36	熏洗敷贴	按医嘱进行中药熏洗、穴位敷贴、中药枕等治疗	n次／日	[操作] 在医师、护士指导下熏洗敷贴 [目标] 老年人熏洗敷贴部位达到照护目标	
清洁消毒	37	环境整洁	通风、清洁	n次／日	[操作] 评估记录老年人环境通风、清洁情况 [目标] 根据老年人情况协助清洁环境，保持整洁	
	38	身体清洁	评估清洁	1次／日	[操作] 评估记录老年人身体清洁情况 [目标] 根据老年人情况协助清洁手部及身体，保持整洁舒适	
	39	垃圾分类处理	医疗垃圾、生活垃圾处理正确	n次／日	[操作] 评估记录老年人垃圾情况 [目标] 根据垃圾分类规范，妥善处理，保持环境整洁	
	40	用物清洁消毒	使用正确消毒方法	n次／日	[操作] 评估记录老年人餐具、衣物等用物清洁情况 [目标] 根据要求清洁、消毒用物	
特别说明			建议护理员具有 1 年以上照护经验 48 课时岗前专业培训 40 项服务内容 24h 一对一服务				

长期照护
（基础版）

三、长期照护服务包（专业版）

长期照护包（专业版）

| 服务类型 | | 服务项目 | 服务要求 | | 项目标准 | 服务人员 |
				频次	个性化服务	
长期照护（专业版） 基础生活护理	1	洗脸	早、晚	2次/日	[操作]协助老年人清洁面部 [目标]消除皮肤表面的油污和代谢的角质，保持皮肤清洁、湿润	护理员
	2	刷牙/漱口	早、晚	2次/日	[操作]协助刷牙，或使用漱口水清洁口腔 [目标]保持口腔清洁、湿润，防止口腔感染，增进食欲	
	3	协助进餐	早、中、晚	3次/日	[操作]协助自理能力缺陷老年人进餐，保证进餐安全 [目标]保证足够营养摄入，避免发生误吸或呛咳	
	4	协助进水	按照老年人病情和需求	n次/日	[操作]协助自理能力缺陷老年人进水，保证进水安全 [目标]保证水分摄入，避免发生呛咳	
	5	梳头	早、晚	2次/日	[操作]协助或指导老年人梳头、按摩头皮 [目标]促进头皮血液循环，去除污垢、皮屑和脱落的头发，使老年人舒适、美观	
	6	剪指（趾）甲	睡前（泡脚后）	1次/周	[操作]帮助老年人修剪指（趾）甲 [目标]清除指（趾）甲污垢，减少细菌的生长，避免抓伤皮肤，防止交叉感染	
	7	协助服药	遵医嘱指导老年人服药	n次/日	[操作]协助或指导老年人遵医嘱服药，确保服药安全 [目标]遵医嘱协助老年人服药	
	8	足部护理	睡前	1次/日	[操作]协助老年人选择适宜水温泡脚，清洁 [目标]保持足部清洁，促进血液循环，预防皮肤感染等并发症发生（适用于糖尿病患者泡脚）	

续表

长期照护包（专业版）

服务类型		服务项目		服务要求	项目标准 频次	个性化服务	服务人员
长期照护（专业版）	基础生活护理	9	刮胡须	洁面后	2 次 / 周	[操作] 选择合适刮胡液帮老年人剃胡须 [目标] 保持面部整洁，保持老年人形象	护理员
		10	翻身	根据病况及皮肤情况	< 1 次 /2 小时	[操作] 观察老年人皮肤情况，协助翻身 [目标] 正确为老年人翻身及记录翻身卡，防止翻身不及时导致皮肤压伤等并发症	
		11	叩背	根据医嘱	遵医嘱	[操作] 观察老年人呼吸道情况，协助翻身叩背 [目标] 正确为老年人叩背，防止呼吸道清理不及时导致肺部感染等并发症	
		12	辅助运动	根据医嘱	遵医嘱	[操作] 协助老年人躯体和四肢运动功能 [目标] 保持老年人自理能力缺陷者老年人运动肢体及躯体	
		13	床上洗头	不影响治疗时干温暖午后根据陪护计划实施	按需	[操作] 协助老年人床上洗头 [目标] 增进头皮血液循环，除去污垢和脱落的头皮碎屑，预防和灭除虱虮等，使头发清洁、整齐、舒适	
		14	床上擦浴	不影响治疗时干温暖午后根据陪护计划实施	按需	[操作] 协助老年人床上擦浴 [目标] 保持全身皮肤清洁、舒适，促进血液循环，加强皮肤排泄功能，预防皮肤感染等发症	
	基础专项护理	15	留置鼻饲管护理	用餐、服药、饮水鼻饲同时	n 次 / 日	[操作] 鼻饲管进食，进水、服药，冲管护理 [目标] 保证老年人营养摄入，防止感染	
		16	口腔护理	餐后 / 按医嘱	n 次 / 日	[操作] 协助老年人不能刷牙、漱口老年人应用棉球清洁清洁清洁口腔 [目标] 保持口腔清洁、湿润，防止口腔感染、增进食欲	

续表

长期照护包（专业版）

服务类型		服务项目	服务要求	频次	项目标准		服务人员
					个性化服务		
长期照护（专业版）	基础专项护理	17 会阴冲洗	早、晚	2次/日	[操作] 会阴部冲洗或擦洗清洁		护理员
					[目标] 保持会阴部清洁，促进会阴部伤口愈合，预防和减少生殖和泌尿系统逆行感染		
		18 肛周护理	睡前、便后及时	n次/日	[操作] 肛周皮肤护理，涂抹适合的润肤油等用品		
					[目标] 保持二便后肛周皮肤干燥，适当涂抹凡士林等润肤用品，防止肛周皮肤破溃		
		19 留置尿管护理	早、晚	2次/日	[操作] 会阴部局部冲洗或擦洗以保持尿道口清洁		
					[目标] 防止卧床期间尿路感染或结石的形成		
		20 膀胱冲洗	根据医嘱	遵医嘱	[操作] 将适宜温度无菌溶液通过导尿管注入膀胱，清洁膀胱		
					[目标] 保持老年人膀胱清洁，使老年人舒适，防止导尿管堵塞，泌尿系统感染，减少膀胱炎的发生，维持尿液引流通畅		
		21 氧气吸入	根据医嘱	遵医嘱	[操作] 根据医嘱调节氧浓度协助老年人吸氧，并注意防震、防油、防火、防热		
					[目标] 改善缺氧缺血情况，防止缺氧造成身体其他伤害		
		22 雾化吸入	根据医嘱	遵医嘱	[操作] 根据医嘱，将药放置雾化器中协助雾化吸入		
					[目标] 预防呼吸道感染，帮助排痰，保持舒适和夜间休息		
		23 物理降温	根据医嘱	遵医嘱	[操作] 根据医嘱协助护士进行物理降温		
					[目标] 降低体温，使皮肤舒适		
		24 协助大便	注意便秘与腹泻老年人护理	n次/日	[操作] 协助老年人去厕所或帮助其使用大便器，帮助失禁者更换污染尿垫，并清洗肛门		
					[目标] 保持老年人大便通畅及便后卫生，预防肛周感染及保持肛周皮肤完整性		

续表

长期照护包（专业版）

服务类型		服务项目	服务要求	频次	个性化服务	服务人员
长期照护（专业版）	基础专项护理	25 协助小便	注意留置尿管与尿，失禁老年人护理	n 次 / 日	[操作]协助老年人去厕所或帮助其使用小便器，帮助失禁者更换污染尿垫，并清洗会阴部 [目标]保持老年人小便通畅及便后卫生，预防泌尿系统感染	护理员
		26 更换衣裤	根据医院常规	n 次 / 周	[操作]协助或指导老年人完成穿脱 / 更换衣裤 [目标]协助或指导老年人完成穿脱和更换衣裤，保证老年人舒适和整洁	
		27 整理 / 更换床单位	根据护理等级更换，不定期整理	2 次 / 日	[操作]协助老年人完成整理 / 更换床单位 [目标]完成整理 / 更换床单位，保持单位舒适，平整无碎屑	
		28 预防压疮护理	根据医嘱	遵医嘱	[操作]进行压疮健康宣教，包括体位、营养、翻身、清洁及指导使用保护圈、气垫床等，预防和护理压疮 [目标]预防压疮形成和保持皮肤完整性，保持老年人舒适	
		29 更换体位	床上、轮椅期同	n 次 / 日	[操作]协助老年人床上、轮椅上变换体位 [目标]体位变换 / 减轻局部受压，以预防压疮，预防坠积性肺炎，根据护理和治疗需要摆放体位，并保证舒适	
	疾病观察护理	30 测脉搏	遵医嘱，配合护士	遵医嘱	[操作]测量每分钟脉搏并记录 [目标]测量老年人脉搏，及时记录，为医疗提供有效依据，指导康复护理服务	
		31 测体温	遵医嘱，配合护士	遵医嘱	[操作]测量每日体温并记录 [目标]测量老年人体温，及时记录，为医疗提供有效依据，指导康复护理服务	

续表

长期照护包（专业版）

服务类型		服务项目	服务要求	项目标准		服务人员
				频次	个性化服务	
	32	测血压	遵医嘱，配合护士	遵医嘱	[操作]测量血压并记录 [目标]测量老年人血压，及时记录，为医疗提供有效依据，指导康复护理服务	
	33	留取大小便标本	遵医嘱，配合护士	遵医嘱	[操作]根据医嘱或护士交代，协助老年人留取大小便标本 [目标]协助老年人检查	
	34	记录出入量	遵医嘱，配合护士	遵医嘱	[操作]按照要求严格记录出入量 [目标]提供准确数据	
长期照护（专业版）疾病观察护理	35	心电监护观察	根据医嘱	遵医嘱	[操作]随时观察心电监护仪各项指标，根据医嘱或护士交代，进行记录	护理员
	36	冷敷	根据医嘱	遵医嘱	[操作]根据要求观察记录 [目标]运用冰袋等方法进行冷敷 [操作]控制炎症扩散或降低皮肤温度	
	37	热敷	根据医嘱	遵医嘱	[操作]运用热袋等方法进行热敷 [目标]促进血液循环，提高皮肤或身体温度	
	38	各种手术后病情观察	根据医嘱	遵医嘱	[操作]根据不同手术术后照护要点进行护理，观察病情变化 [目标]准确观察老年人生命体征变化，提高老年人舒适度	
	39	各种管道护理观察	根据医嘱	遵医嘱	[操作]严格按照操作标准进行管道看护 [目的]防止脱管和感染	

续表

长期照护包（专业版）

服务类型		服务项目	服务要求	频次	项目标准	服务人员
					个性化服务	
安全防护	40	拉起床档保护	老年人卧床时	n 次／日	[操作] 离开老年人必须拉起床档，实施保护措施。确保患者安全	
					[目标] 防止坠床，确保患者安全	
	41	轮椅转运	老年人移动时	n 次／日	[操作] 安全使用轮椅转移老年人	
					[目标] 使用得当，确保老年人安全	
	42	平车转运	老年人移动时	n 次／日	[操作] 安全使用平车转移老年人	
					[目标] 使用得当，确保老年人安全	
	43	轮椅、平车安全带	使用轮椅、平车期间	n 次／日	[操作] 轮椅、平车上使用安全带，确保患者安全	
					[目标] 防止跌倒或滑下轮椅、平车摔倒	
情志疏导	44	精神状态评估	晨起、午后、睡前	n 次／日	[操作] 询问老年人时间、地点、时刻，评估注意力、计算力、记忆力、命名，判断老年人的精神状态	护理员
					[目标] 评估老年人精神状态，并记录	
	45	不良情绪评估	根据评估提供	n 次／日	[操作] 观察老年人不良情绪表现，及时沟通	
					[目标] 评估老年人不良情绪表现，并记录	
	46	心理疏导	根据评估提供	n 次／日，不低于 1h	[操作] 及时与老年人交流，了解不愉快因素	
					[目标] 老年人不良情绪得到缓解	
养生照护	47	调摄环境	评估调整居室环境	1 次／日	[操作] 评估老年人居住环境温度、湿度、嘈杂程度，老年人体质是否适应等相关因素	
					[目标] 及时发现老年人环境不良因素	

长期照护（专业版）

续表

长期照护包（专业版）

服务类型		服务项目	服务要求	频次	项目标准 个性化服务	服务人员
养生照护	48	起居有常	动静结合，适宜活动	n 次/日	[操作]评估记录老年人起床、午睡、晚间入睡及活动时间 [目标]根据老年人情况按时规律就寝，活动	护理员
	49	饮食调护	按医嘱评估调整饮食	n 次/日	[操作]评估记录老年人体重利进餐情况，按照医师、护士建议准备饮食 [目标]根据老年人情况协助调整饮食	
	50	推拿按摩	按医嘱推拿按摩	n 次/日	[操作]在医师、护士指导下推拿按摩 [目标]老年人躯体、四肢保持目标功能	
	51	熏洗敷贴	按医嘱进行中药熏洗、穴位敷贴、中药枕等治疗	n 次/日	[操作]在医师、护士指导下熏洗敷贴 [目标]老年人熏洗敷贴部位达到照护目标	
清洁消毒	52	环境整洁	通风，清洁	n 次/日	[操作]评估记录老年人环境通风、清洁情况 [目标]根据老年人情况助清洁环境，保持整洁	
	53	身体清洁	评估清洁	1 次/日	[操作]评估记录老年人身体清洁情况 [目标]根据老年人情况协助清洁手部及身体，保持整洁舒适	
	54	垃圾分类处理	医疗垃圾、生活垃圾处理正确	n 次/日	[操作]评估老年人垃圾情况 [目标]根据垃圾分类规范，妥善处理，保持环境整洁	
	55	用物清洁消毒	使用正确消毒方法	n 次/日	[操作]评估老年人餐具、衣物等用物清洁情况 [目标]根据要求清洁、消毒用物	
长期照护（专业版）	特别说明	建议护理员具有 2 年以上照护经验 48 课时岗前专业培训 55 项服务内容 24h 一对一服务				

四、长期照护服务包（医疗版）

长期照护包（医疗版）

服务类型		服务项目	服务要求	频次	项目标准 项目描述	服务人员
长期照护（医疗版） 基础生活护理	1	洗脸	早、晚	2 次／日	[操作] 协助老年人清洁面部 [目标] 消除皮肤表面的油污和代谢的角质，保持皮肤清洁、湿润	资深护理员
	2	刷牙	早、晚	2 次／日	[操作] 协助刷牙，或使用漱口水清洁口腔 [目标] 保持口腔清洁、湿润，防止口腔感染，增进食欲	
	3	协助进餐	早、中、晚	3 次／日	[操作] 协助自理能力缺陷老年人进餐 [目标] 保证足够营养摄入，避免发生误吸或呛咳	
	4	协助进水	按照老年人病情和需求	n 次／日	[操作] 协助自理能力缺陷老年人进水，保证进水安全 [目标] 保证水分摄入，避免发生呛咳	
	5	梳头	早、晚	2 次／日	[操作] 协助或指导老年人梳头按摩头皮 [目标] 促进头皮血液循环，去除污垢，皮屑和脱落的头发，使老年人舒适、美观	
	6	剪指（趾）甲	睡前（泡脚后）	1 次／周	[操作] 帮老年人修剪指（趾）甲 [目标] 清除指（趾）甲污垢，减少细菌的生长，避免抓伤皮肤，防止交叉感染	
	7	协助服药	遵医嘱指导老年人服药	n 次／日	[操作] 协助或指导老年人遵医嘱服药 [目标] 遵医嘱协助老年人服药，确保服药安全	
	8	足部护理	睡前	1 次／日	[操作] 协助老年人选择适宜水温泡脚，清洁 [目标] 保持足部清洁，促进血液循环，预防皮肤感染等并发症发生（适用于糖尿病患者泡脚）	

续表

长期照护包（医疗版）

服务类型		服务项目	服务要求	频次	项目标准（项目描述）	服务人员
长期照护（专业版）	基础生活护理	9 刮胡须	洁面后	2次/周	[操作]选择合适刮胡液刮帮老年人剃除胡须 [目标]保持面部整洁，保持老年人形象	
		10 翻身	根据病情及皮肤情况	<1次/2小时	[操作]观察老年人皮肤情况，协助翻身 [目标]正确为老年人翻身及记录翻身卡，防止翻身压伤致皮肤损伤等并发症时导致皮肤压伤等并发症	
		11 叩背	根据医嘱	遵医嘱	[操作]观察老年人呼吸道情况，协助翻身叩背 [目标]正确为老年人叩背，防止呼吸道清理不及时导致肺部感染等并发症	
		12 辅助运动	根据医嘱	遵医嘱	[操作]协助自理能力缺陷老年人运动肢体和躯体 [目标]保持老年人躯体和四肢运动功能	资深护理员
		13 床上洗头	不影响治疗时于温暖午后根据陪护计划实施	按需	[操作]协助老年人床上洗头 [目标]增进头皮血液循环，除去污垢和脱落的头皮碎屑，预防和灭除虱虮等，使头发清洁，整齐、舒适	
		14 床上擦浴	不影响治疗时于温暖午后根据陪护计划实施	按需	[操作]协助老年人床上擦浴 [目标]保持全身皮肤清洁，舒适，促进血液循环，加强皮肤排泄功能，预防皮肤感染等并发症	
		15 留置鼻饲管护理	用餐、服药、饮水鼻饲时	n次/日	[操作]鼻饲管进食、进水、服药、冲管等护理 [目标]保证老年人营养摄入，防止感染	
		16 口腔护理	餐后/按医嘱	n次/日	[操作]协助不能刷牙、漱口老年人应用棉球清洁清洁口腔 [目标]保持口腔清洁、湿润，防止口腔感染，增进食欲	

续表

长期照护包（医疗版）

服务类型		服务项目		服务要求	频次	项目标准（项目描述）	服务人员
长期照护（专业版）	基础生活护理	17	会阴冲洗	早、晚	2 次／日	[操作]会阴部冲洗或擦洗清洁 [目标]保持会阴部清洁，促进会阴部伤口愈合，预防和减少生殖系统和泌尿系统逆行感染	资深护理员
		18	肛周护理	睡前，便后及时	n 次／日	[操作]肛周皮肤护理，涂抹适合的润肤油等用品 [目标]保持二便后肛周皮肤干燥，适当涂抹凡士林等润肤用品，防止肛周皮肤破溃	
		19	留置尿管护理	早、晚	2 次／日	[操作]会阴部局部冲洗或擦洗以保持尿道口清洁 [目标]防止卧床期间尿路感染或结石的形成	
		20	膀胱冲洗	根据医嘱	遵医嘱	[操作]应用适宜温度无菌溶液通过尿管注入膀胱，清洁膀胱 [目标]保持膀胱清洁，防止导尿管堵塞，泌尿系感染，减少膀胱炎的发生，维持尿液引流通畅	
		21	氧气吸入	根据医嘱	遵医嘱	[操作]根据医嘱调节氧浓度协助老年人吸氧，并注意防震、防油、防火、防热 [目标]改善缺氧血氧情况，防止缺氧造成身体其他伤害	
		22	雾化吸入	根据医嘱	遵医嘱	[操作]根据医嘱，将雾化药放置雾化器中协助雾化吸入 [目标]预防呼吸道感染，帮助排痰	
		23	物理降温	根据医嘱	遵医嘱	[操作]根据医嘱协助护士进行物理降温 [目标]降低体温，皮肤舒适	
		24	降温设备使用配合	根据医嘱	遵医嘱	[操作]配合老年人降温设备使用 [目标]观察老年人降温设备使用不适情况，及时报告	

续表

长期照护包（医疗版）

服务类型		服务项目	服务要求	频次	项目标准 项目描述	服务人员
	25	呼吸机使用配合	根据医嘱	遵医嘱	[操作]配合护士进行呼吸机使用及观察　[目标]观察老年人呼吸机使用不适情况，及时报告	资深护理员
	26	协助大便	注意便秘与腹泻老年人护理	n次/日	[操作]协助老年人去厕所或帮助其使用大便器，帮助失禁者更换污染尿垫，并清洗肛门　[目标]保持老年人大便通畅及便后卫生，预防肛周感染及保持肛周皮肤完整性	
	27	协助小便	注意尿管与尿失禁老年人护理	n次/日	[操作]协助老年人去厕所或帮助其使用小便器，帮助失禁者更换污染尿垫，并清洗会阴部　[目标]保持老年人小便通畅及便后卫生，预防泌尿系统感染	
长期照护（专业版）基础生活护理	28	更换衣裤	根据医院常规	n次/周	[操作]协助或指导老年人完成穿脱/更换衣裤　[目标]协助老年人完成穿脱、保证老年人舒适和整洁	
	29	整理/更换床单位	根据护理等级常规更换，不定期整理	2次/日	[操作]完成整理/更换床单位　[目标]完成整理/更换床单位，保持床单位舒适、平整无碎屑	
	30	预防压疮护理	根据医嘱	遵医嘱	[操作]进行压疮健康宣教，气垫床等，翻身、清洁及指导使用保护圈，预防和护理压疮　[目标]预防压疮和保持皮肤完整性，保持老年人舒适	
	31	压疮辅助用具应用	根据医嘱	遵医嘱	[操作]正确使用气垫床、翻身枕、软枕、体位垫等压疮辅助用具　[目标]预防压疮和保持皮肤完整性，及时记录	

续表

长期照护包（医疗版）

项目标准

服务类型		服务项目	服务要求	频次	项目描述	服务人员
基础生活护理	32	更换体位	床上、轮椅期间	n 次/日	[操作]协助老年人床上、轮椅上变换体位 [目标]体位变换/减轻局部受压，以预防压疮，预防坠积性肺炎，根据护理和治疗需要摆放体位，并保证舒适	资深护理员
	33	舒适护理	评估活动与体位	遵医嘱	[操作]评估老年人居住环境，噪声等情况，评估老年人身体疼痛等不适情况 [目标]调整环境，排除或报告不适情况	
	34	误吸预防	评估危险因素，调整体位	每次进食/进水时	[操作]评估老年人吞咽功能 [目标]不发生误吸，异常情况及时报告	
	35	气管切开照护	遵医嘱	遵医嘱	[操作]协助护士进行气管切开照护 [目标]环境温湿度适宜，气管切开伤口清洁干燥，洁净程度适宜，异常情况及时报告	
疾病观察护理	36	测脉搏	遵医嘱，配合护士	遵医嘱	[操作]测量每分钟脉搏并记录 [目标]测量老年人脉搏，及时记录，为医疗提供有效依据，指导康复护理服务	
	37	测体温	遵医嘱，配合护士	遵医嘱	[操作]测量每日体温并记录 [目标]测量老年人体温，及时记录，为医疗提供有效依据，指导康复护理服务	
	38	测血压	遵医嘱，配合护士	遵医嘱	[操作]测量血压并记录 [目标]测量老年人血压，及时记录，为医疗提供有效依据，指导康复护理服务	

长期照护（专业版）

长期照护包（医疗版）							
项目标准							
	服务类型		服务项目	服务要求	频次	项目描述	服务人员
长期照护（专业版）	疾病观察护理	39	留取大小便标本	遵医嘱，配合护士	遵医嘱	[操作]根据医嘱或护士交代，协助老年人留取大小便标本	资深护理员
						[目标]协助老年人检查	
		40	留取痰标本	遵医嘱，配合护士	遵医嘱	[操作]根据医嘱或护士交代，协助老年人留取痰液标本	
						[目标]协助老年人为检查提供合格标本	
		41	记录出入量	遵医嘱，配合护士	遵医嘱	[操作]按照要求严格记录出入量	
						[目标]提供准确数据	
		42	护理标识维护	遵医嘱，配合护士	n 次／日	[操作]掌握老年人护理标识的使用情况	
						[目标]记录并协助护士进行标识维护	
		43	冷敷、热敷	根据医嘱	遵医嘱	[操作]运用冰袋、热水袋等方法进行冷敷、热敷	
						[目标]控制炎症的扩散或降低皮肤温度；促进血液循环，提高皮肤或身体温度	
		44	疼痛照护	根据医嘱	遵医嘱	[操作]在护士指导下，评估老年人疼痛情况，通过体位调整、环境改变、药物、按摩、理疗护理等方法改善老年人情况	
						[目标]老年人疼痛减轻，及时观察记录、报告	
		45	各种管道护理观察	根据医嘱	遵医嘱	[操作]严格按照操作标准进行管道看护	
						[目标]防止脱管和感染	
		46	静脉输液治疗观察	遵医嘱，配合护士	遵医嘱	[操作]配合静脉治疗，观察老年人输液不适反应	
						[目标]观察不适情况及时报告护士	

续表

长期照护包（医疗版）

服务类型		服务项目	服务要求	频次	项目标准 项目描述	服务人员
长期照护（专业版） 疾病观察护理	47	肠外营养治疗观察	遵医嘱，配合护士	遵医嘱	[操作]配合肠外营养治疗，观察老年人输液不适反应 [目的]观察肠外营养治疗不适情况及时报告护士	资深护理员
	48	肠内营养治疗观察	遵医嘱，配合护士	遵医嘱	[操作]配合肠内营养治疗，观察老年人不适反应 [目的]观察肠内营养治疗不适情况及时报告护士	
	49	胃肠减压观察	遵医嘱，配合护士	遵医嘱	[操作]配合胃肠减压治疗，观察老年人不适反应 [目的]观察胃肠减压治疗不适情况及时报告护士	
	50	各种手术术后病情观察	根据医嘱	遵医嘱	[操作]根据不同手术术后照护要点进行护理，观察病情变化 [目标]准确观察老年人生命体征变化，提高老年人舒适度	
	51	心电监护观察	根据医嘱	遵医嘱	[操作]随时观察老年人心电监护仪各项指标，根据医嘱或护士交代，进行记录 [目标]根据要求观察记录	
	52	病情变化观察	根据医嘱	遵医嘱	[操作]随时观察老年人不适情况，及时记录，根据医嘱或护士交代 [目标]离开老年人时必须拉起床栏，及时与家属、医护人员沟通保患者安全	
	53	拉起床档保护	老年人卧床时	n 次/日	[目标]防止坠床，确保患者安全	
安全防护	54	轮椅转运	老年人移动时	n 次/日	[操作]安全使用得当，确保轮椅转移老年人 [目标]使用得当，确保老年人安全	

续表

长期照护包（医疗版）

服务类型		服务项目	服务要求	频次	项目描述	服务人员
					标准项目	
安全防护	55	平车转运	老年人移动时	n次/日	[操作]安全使用平车转移老人 [目标]使用得当，确保老年人安全	资深护理员
	56	轮椅、平车安全带	使用轮椅、平车期间	n次/日	[操作]轮椅、平车上使用安全带，确保老年人安全 [目标]防止跌倒或滑下轮椅，平车摔倒	
	57	跌倒、坠床防护	老年人移动时	n次/日	[操作]评估跌倒、坠床因素，必要时协助，确保老年人安全 [目标]防止跌倒、坠床	
	58	精神状态评估	晨起、午后、睡前	n次/日	[操作]询问老年人时间、地点、时刻，评估注意力、计算力、记忆力、命名，判断老年人的精神状态 [目标]评估老年人精神状态，并记录	
情志疏导	59	不良情绪缓解	根据评估提供	n次/日	[操作]观察老年人不良情绪表现，及时沟通 [目标]评估老年人不良情绪表现，及时沟通，并记录	
	60	心理疏导	根据评估提供	n次/日，不低于1h	[操作]及时与老年人交流，了解不良情绪因素 [目标]老年人不良情绪得到缓解	
养生照护	61	调摄环境	评估调整居室环境	1次/日	[操作]评估老年人居住环境温度、湿度、嘈杂程度，老年人体质是否适应等相关因素 [目标]及时发现老年人环境不良因素	
	62	起居有常	动静结合，适宜活动	n次/日	[操作]评估记录老年人起床、午睡、晚间入睡及活动时间 [目标]根据老年人情况协助按时规律就寝、活动	
	63	饮食调护	按医嘱评估调整饮食	n次/日	[操作]评估记录老年人情况，按照医师、护士建议准备饮食 [目标]根据老年人情况协助调整饮食	

长期照护（专业版）

续表

长期照护包（医疗版）

服务类型		服务项目		服务要求	频次	项目描述	服务人员
养生照护	64	推拿按摩	按医嘱推拿按摩	n 次/日	[操作]在医师、护士指导下推拿按摩 [目标]使老年人躯体、四肢保持目标功能	资深护理员
	65	养生保健操	陪同指导完成养生保健操	2 次/日	[操作]陪同协助老年人进行养生保健操练习 [目标]保持老年人躯体、四肢功能	
	66	熏洗敷贴	按医嘱进行中药熏洗、穴位敷贴、中药枕等治疗	n 次/日	[操作]在医师、护士指导下熏洗敷贴 [目标]老年人熏洗敷贴部位达到照护目标	
清洁消毒	67	环境整洁	通风、清洁	n 次/日	[操作]评估记录老年人环境通风、清洁情况 [目标]根据老年人情况协助清洁环境，保持整洁	
	68	身体清洁	评估清洁	1 次/日	[操作]评估记录老年人身体清洁情况 [目标]根据老年人情况协助清洁手部及身体，保持整洁舒适	
	69	垃圾分类处理	医疗、生活垃圾处理正确	n 次/日	[操作]评估老年人垃圾情况 [目标]根据垃圾分类规范，妥善处理，保持环境整洁	
	70	用物消毒	使用正确消毒方法	n 次/日	[操作]评估记录老年人餐具、衣物等用物清洁情况 [目标]根据要求清洁、消毒用物	
特别说明				长期照护（专业版） 建议护理员具有 3 年以上照护经验 48 课时前岗专业培训，12h 强化训练 70 项服务内容 24h 一对一服务			

项目标准

五、脑卒中患者照护服务包

脑卒中患者照护服务包：适用于脑卒中治疗后康复的居家人群

脑卒中患者照护服务包

服务类型		服务项目	频次	项目标准		服务人员
	1	共同照护	按需	[操作]邀请家属参与决策照护计划		
				[目标]保证康复护理一致与延续性		
康复训练	2	脑卒中早期	每日	[操作]锻炼瘫痪侧肢体肌肉		
				[目标]肢体保持功能位，防止肌肉萎缩，避免关节周围粘连		
	3	脑卒中治疗期	每日	[操作]恢复关节活动度与肌肉力量锻炼		
				[目标]肢体保持功能位，防止肌肉萎缩，避免关节周围粘连		
	4	脑卒中恢复期	每日	[操作]恢复关节活动度与肌肉力量锻炼		
				[目标]肢体力量和精细度训练，防止肢体功能障碍，减少残疾程度		康复护理师
	5	日常生活活动能力训练	每日	[操作]根据日常生活活动存在的问题，训练老年人做力所能及的事，如穿衣服、吃饭、洗脸、刷牙等		
				[目标]尽量自己的事情自己做，提高日常自主生活能力，日常生活活动能力评分提高		
健康护理	6	生命体征监测	每周3次	[操作]测量老年人血压、脉搏、呼吸、体温		
				[目标]定期监测生命体征指标，为康复提供依据		
	7	居家环境安全检查	每周3次	[操作]评估卫生间、起居室、床单位等环境安全因素及老年人行为因素，如起夜安全等		
				[目标]排除和控制居家环境及行为不安全因素		

续表

脑卒中患者照护服务包

服务类型	服务项目		项目标准		服务人员
			频次	项目描述	
健康护理 脑卒中患者照护服务包：适用于脑卒中治疗后康复的居家人群	8	心理康复护理	每周 3 次	[操作] 鼓励/体谅老年人，对于点滴进步及时给予表扬和加强信心树立，鼓励其参与社会和家庭沟通交流 [目标] 使老年人感受到被理解、尊重，预防老年人产生孤独和郁感	康复护理师
	9	健康宣教	每周 3 次	[操作] 评估老年人的健康知识掌握程度与目标间的差距，有针对地做好宣教工作 [目标] 老年人健康知识按计划达标	康复护理师
特别说明	1	康复护理师不提供生活护理			
	2	康复护理师指具有考核通过的国家护士资格证或康复治疗士证的人员			
生活护理 脑卒中患者照护服务包：适用于脑卒中治疗后康复的居家人群	1	洗脸	2 次/日	[操作] 协助老年人清洁面部 [目标] 消除皮肤表面的油污和代谢的角质，保持皮肤清洁、湿润	护理员
	2	刷牙/漱口	2 次/日	[操作] 协助刷牙或使用漱口水清洁口腔 [目标] 保持口腔清洁、湿润，防止口腔感染，增进食欲	护理员
	3	梳头	2 次/日	[操作] 协助或者指导老年人梳头/按摩头皮 [目标] 促进头皮血液循环，去除污垢、皮屑和脱落的头发，使老年人舒适、美观	护理员
	4	剪指(趾)甲	1 次/周	[操作] 帮老年人修指(趾)甲 [目标] 清除指(趾)甲污垢，减少细菌的生长；避免抓伤皮肤，防止交叉感染	护理员

续表

脑卒中患者照护服务包

服务类型		服务项目	项目标准		项目描述	服务人员
			频次			
	5	足部护理	1次／日		[操作] 协助老年人选择适宜水温泡脚，清洁 [目标] 保持足部清洁，促进血液循环，预防皮肤感染等并发症发生（适用于糖尿病老年人泡脚）	护理员
	6	刮胡须	2次／周		[操作] 选择合适刮胡液帮老年人剃除胡须 [目标] 保持面部整洁，保持老年人形象	
	7	床上洗头	按需		[操作] 协助老年人床上洗头 [目标] 增进头皮血液循环，除去污垢和脱落的头皮碎屑，预防和灭除氨蚊蚂等，使头发清洁、整齐、舒适	
生活护理	8	整理／更换床单位	按需		[操作] 协助老年人整理／更换床单位，保持床单位舒适、平整无碎屑 [目标] 完成整理／更换床单位	
	9	协助大便	按需		[操作] 协助老年人去厕所或帮助其使用大便器，失禁者帮助更换污染尿垫，并清洗肛门 [目标] 保持老年人大便通畅及便后卫生，预防肛周感染及保持肛周皮肤完整性	
	10	协助小便	按需		[操作] 协助老年人去厕所或帮助其使用小便器，失禁者帮助更换污染尿垫，并清洗会阴部 [目标] 保持老年人小便通畅及便后卫生，预防泌尿系统感染	

脑卒中患者照护服务包：适用于脑卒中治疗后康复的居家人群

续表

脑卒中患者照护服务包

服务类型			服务项目		频次	项目标准		服务人员
						项目描述		
脑卒中患者照护服务包：适用于脑卒中治疗后康复的居家人群	健康护理		11	生命体征测量	1 次 / 日	[操作] 测量体温、脉搏、呼吸、血压、疼痛情况，并记录		护理员
			12	推拿按摩	1 次 / 日	[目标] 为医疗提供有效依据，指导康复护理		
						[操作] 在医师、护士指导下推拿按摩		
						[目标] 老年人躯体、四肢保持目标功能		
			13	用物清洁消毒	n 次 / 日	[操作] 评估老年人餐具、衣物等用物清洁情况		
						[目标] 根据要求清洁、消毒用物		
			14	心理疏导	1 次 / 日	[操作] 对骨折引起的心理问题和行为异常进行疏导		
						[目标] 增加老年人与外界接触和交流的能力		
特别说明		1	护理员不提供助药服务					
		2	建议护理员具有 1 年以上陪护经验 48 课时岗前专业培训 一对多服务					

六、认知症患者照护服务包

认知症患者照护服务包：适用于脑卒中治疗后康复的居家人群

认知症患者照护服务包

服务类型		服务项目	项目标准			服务人员
			频次	项目描述		
康复训练	1	共同照护	按需	[操作]邀请家属参与决策照护计划		康复护理师
				[目标]保证康复护理一致性与延续性		
	2	认知症早期	每日	[操作]观察老年人健忘情况，陪伴老年人做有氧运动		
				[目标]和老年人沟通，了解老年人运动情况，运动量适宜		
	3	认知症中期	每日	[操作]在床上进行功能锻炼		
				[目标]使肢体保持功能位，防止肌肉萎缩		
	4	认知症晚期	每日	[操作]翻身、叩背、床上功能锻炼，床头抬高30°		
				[目标]保持肢体功能位，防止发生并发症		
	5	日常生活活动能力训练	每日	[操作]根据日常生活活动存在的问题，训练老年人做力所能及的事，如穿衣服、吃饭、洗脸、刷牙等		
				[目标]尽量自己的事情自己做，提高日常自主生活能力，日常生活活动能力评分提高		
健康护理	6	生命体征监测	每周3次	[操作]测量老年人血压、脉搏、呼吸、体温		
				[目标]定期监测生命体征指标，为康复提供依据		
	7	居家环境安全检查	每日	[操作]评估卫生间、起居室、床单位等环境安全因素及老年人行为因素，如夜安全等		
				[目标]排除和控制居家环境及行为不安全因素		

续表

认知症患者照护服务包

服务类型		服务项目	频次	项目描述	服务人员
健康护理	8	心理康复护理	每周 1 次	[操作] 鼓励 / 体谅老年人, 对于点滴进步及时给予表扬和加强信心树立, 鼓励其参与社会和家庭沟通交流	服务人员
				[目标] 使老年人感受到尊重和被理解, 预防老年人产生孤独抑郁感	
	9	健康宣教	每周 1 次	[操作] 评估老年人的健康知识掌握程度与目标间的差距, 有针对性地做好宣教工作	
				[目标] 老年人健康知识按计划达标	

特别说明　康复护理师不提供生活护理　康复护理师指具有考核通过的国家护士资格证或康复治疗士证的人员

服务类型		服务项目	频次	项目描述	服务人员
生活护理	1	洗脸	2 次 / 日	[操作] 协助老年人清洁面部	护理员
				[目标] 消除皮肤表面的油污和代谢的角质, 保持皮肤清洁、湿润	
	2	刷牙 / 漱口	2 次 / 日	[操作] 协助刷牙或使用漱口水清洁口腔	
				[目标] 保持口腔清洁、湿润, 防止口腔感染, 增进食欲	
	3	梳头	2 次 / 日	[操作] 协助或指导老年人梳头按摩头皮	
				[目标] 促进头皮血液循环, 去除污垢, 皮屑和脱落的头发, 使老年人舒适、美观	
	4	剪指 (趾) 甲	1 次 / 周	[操作] 帮老年人修剪指 (趾) 甲	
				[目标] 清除指 (趾) 甲污垢, 减少细菌的生长, 避免抓伤皮肤, 防止交叉感染	

认知症患者照护服务包: 适用于脑卒中治疗后康复的居家人群

续表

认知症患者照护服务包

服务类型		服务项目	项目目标标准		服务人员
			频次	项目描述	
生活护理	5	足部护理	1次/日	[操作]协助老年人选择适宜水温泡脚，清洁 [目标]保持足部清洁，促进血液循环，预防皮肤感染等并发症发生（适用于糖尿病老年人泡脚）	护理员
	6	刮胡须	2次/周	[操作]选择合适刮胡液帮老年人剃除胡须 [目标]保持面部整洁，保持老年人形象	
	7	床上洗头	按需	[操作]协助老年人床上洗头 [目标]增进头皮血液循环，除去污垢和脱落的头皮碎屑，预防和灭除氢虱等，使头发清洁、整齐、舒适	
	8	整理/更换床单位	按需	[操作]协助老年人整理/更换床单位 [目标]完成整理/更换床单位，保持床单位舒适、平整无碎屑	
	9	协助大便	按需	[操作]协助老年人去厕所或帮助其使用大便器，帮助失禁者更换污染尿垫，并清洗肛门 [目标]保持老年人大便通畅及便后卫生，预防肛周感染及保持肛周皮肤完整性	
	10	协助小便	按需	[操作]协助老年人去厕所或帮助其使用小便器，帮助失禁者更换污染尿垫，并清洗会阴部 [目标]保持老年人小便通畅及便后卫生，预防泌尿系统感染	
健康护理	11	生命体征测量	1次/日	[操作]测量体温、脉搏、呼吸、血压，疼痛情况，并记录 [目标]为医疗提供有效依据，指导康复护理	

认知症患者护照服务包：适用于脑卒中治疗后后康复的居家人群

续表

认知症患者照护服务包

服务类型		服务项目	项目标准		服务人员
			频次	项目描述	
健康护理	12	推拿按摩	1 次／日	[操作]在医师、护士指导下推拿按摩 [目标]使老年人躯体、四肢保持目标功能	护理员
	13	用物清洁消毒	n 次／日	[操作]评估老年人餐具、衣物等用物清洁情况 [目标]根据要求清洁、消毒用物	
	14	心理疏导	2 次／周	[操作]对胃折引起的心理问题和行为异常进行疏导 [目标]增加老年人与外界接触和交流的能力	
特别说明	1	护理员不提供助药服务			
	2	护理员具有 1 年以上陪护经验 48 课时岗前专业培训 一对多服务			

认知症患者照护服务包：适用于脑卒中治疗后康复的居家人群

七、冠心病患者照护服务包

冠心病患者照护服务包

服务类型		服务项目	项目标准		服务人员
			频次	项目描述	
康复训练	1	共同照护	按需	[操作]邀请老年人及其家属参与决策照护计划 [目标]提高心肺及运动能力储备，提高生活质量	康复护理师
	2	住院期间	每日 1 次	[操作]在无心绞痛发作生命体征平稳时，适当在病室内或病房走廊内活动，以不引起心悸气急为宜 [目标]提高心肺等功能储备，缩短住院时间，促进日常生活能力恢复与运动能力恢复	

冠心病患者照护服务包：适用于居家及行经皮冠脉介入术（PCI）术后的冠心病人群

续表

冠心病患者照护服务包

服务类型		服务项目	项目标准		服务人员
			频次	项目描述	
康复训练	3	PCI术后6个月内	每周3次	[操作]根据心肺运动能力评估,多采用低水平的有氧运动 [目标]最大程度恢复或提高老年人日常生活及运动功能,应用综合措施控制危险因素,促进老年人回归社会	康复护理师
	4	PCI术后6个月后	每周3次	[操作]根据心肺运动能力评估,多采用高水平的有氧运动 [目的]预防心血管事件再发,形成健康生活和运动习惯	
	5	日常生活活动能力训练	每周3次	[操作]根据日常生活活动存在的问题,训练老年人做力所能及的家务,如扫地、擦桌子、整理床铺等 [目标]提高日常自主生活能力,日常生活活动能力评分提高	
健康护理	6	生命体征监测	每周3次	[操作]测量血压、脉搏、呼吸、体温 [目标]定期监测生命体征指标,为康复提供依据	
	7	居家环境安全检查	每周3次	[操作]评估卫生间、起居室、床单位行为安全因素及老年人行为因素,如起夜安全等 [目标]排除和控制居家环境及行为不安全因素	
	8	心理康复护理	每周3次	[操作]鼓励老年人积极参与社会和家庭活动,规律服药,所有康复运动一定在可耐受情况下进行 [目标]老年人服药依从性提升,战胜疾病信心增加	

冠心病患者照护服务包:适用于居家及行经皮冠脉介入术(PCI)术后的冠心病人群

续表

冠心病患者照护服务包

服务类型		服务项目	频次	项目描述	服务人员
健康护理	9	健康宣教	每周 3 次	[操作] 评估老年人的健康知识掌握程度，讲解药物、饮食，运动与自我心率监测知识 [目标] 老年人健康知识按计划达标	康复护理师
特别说明	1			康复护理师指具有考核通过的国家护士资格证或康复治疗士证的人员	
	2			各项运动都要在可耐受的情况下进行	
生活护理	1	洗脸	2 次 / 日	[操作] 协助老年人清洁面部 [目标] 消除皮肤表面的油污和代谢的角质，保持皮肤清洁、湿润	护理员
	2	刷牙 / 漱口	2 次 / 日	[操作] 协助刷牙或使用漱口水清洁口腔 [目标] 保持口腔清洁、湿润，防止口腔感染，增进食欲	
	3	梳头	2 次 / 日	[操作] 协助或指导老年人梳头按摩头皮 [目标] 促进头皮血液循环，去除污垢，皮屑和脱落的头发，使老年人舒适、美观	
	4	剪指（趾）甲	1 次 / 周	[操作] 帮老年人修剪指（趾）甲 [目标] 清除指（趾）甲污垢，减少细菌的生长；避免抓伤皮肤，防止交叉感染	
	5	足部护理	1 次 / 日	[操作] 协助老年人选择适宜水温泡脚、清洁 [目标] 保持足部清洁、促进血液循环，预防皮肤感染等并发症发生（适用于糖尿病老年人泡脚）	
	6	刮胡须	2 次 / 周	[操作] 选择合适刮胡液帮老年人剃除胡须 [目标] 保持面部整洁，保持老年人形象	
	7	洗头	按需	[操作] 在心肺功能允许时协助老年人洗头 [目标] 增进头皮血液循环，除去污垢和脱落的头皮屑，预防和灭除虱虮等，使头发清洁、整齐、舒适	

冠心病患者照护服务包：适用于居家及行经皮冠脉介入术 (PCI) 术后的冠心病人群

冠心病患者照护服务包：适用于居家及行经皮冠脉介入术 (PCI) 术后的冠心病人群

续表

冠心病患者照护服务包

服务类型	序号	服务项目	项目标准		服务人员
			频次	项目描述	
生活护理	8	整理/更换床单位	按需	[操作]协助老年人整理/更换床单位 [目标]完成整理/更换床单位，保持床单位舒适、平整无碎屑	护理员
	9	协助大便	按需	[操作]协助老年人去厕所或帮助其使用大便器，帮助失禁者更换污染尿垫，并清洗肛门，切忌用力，需遵医嘱便用缓泻药 [目标]保持老年人大便通畅及便后卫生，预防肛周感染及保持肛周皮肤完整性	
	10	协助小便	按需	[操作]协助老年人去厕所或帮助其使用小便器，帮助失禁者更换污染尿垫，并清洗会阴部 [目标]保持老年人小便通畅及便后卫生，预防泌尿系统感染	
健康护理	11	生命体征测量	1次/天	[操作]测量体温、脉搏、呼吸、血压、疼痛情况，并记录 [目标]为医疗提供有效依据，指导康复护理	
	12	用物清洁消毒	n次/日	[操作]评估老年人餐具、衣物等用物清洁情况 [目标]根据要求清洁、消毒用物	
	13	心理疏导	1次/天	[操作]对心绞痛发作后引起焦虑恐惧情绪进行疏导 [目标]增加老年人战胜疾病的信心	
特别说明	1	护理员不提供助药服务 建议护理员具有1年以上陪护经验			
	2	48课时岗前专业培训 一对多服务			

冠心病患者照护服务包：适用于居家及行经皮冠状动脉介入术(PCI)术后的冠心病人群

八、糖尿病患者照护服务包

糖尿病患者照护服务包：适用于患糖尿病的居家人群

糖尿病患者照护服务包

服务类型		服务项目	频次	项目标准 项目描述	服务人员
综合管理	1	共同照护	按需	[操作] 邀请家属参与和决策照护计划 [目标] 保证治疗、护理一致性与延续性	营养师、家属、医疗辅助护理员
	2	血糖监测	遵医嘱，配合护士	[操作] 正确掌握血糖监测操作方法并准确记录 [目标] 血糖监测准确，以便帮助医护人员及时了解病情，以调整治疗方案	
	3	饮食指导	每日	[操作] 配合营养师进行饮食评估及配餐，协助老年人就餐 [目标] 饮食合理；药物服用，注射时间与进餐时间匹配	
	4	运动指导	≥3 天/周	[操作] 指导照护对象正确选择运动方式并实施，以有氧运动为主，如散步、慢走、太极拳、跳舞等 [目标] 每周运动≥3 次，每次≥30min，强健体格，促进糖达标	
	5	口服用药指导	遵医嘱，配合护士	[操作] 协助老年人正确服药，服用方法可参照说明书 [目标] 老年人按时服药，不随意停药或换药	
	6	注射用药指导	遵医嘱，配合护士	[操作] 掌握正确的胰岛素注射方法，包括皮肤检查、注射操作、胰岛素保存等。遵医嘱协助老年人注射胰岛素 [目标] 正确使用胰岛素，避免或减少并发症的发生	
健康护理	7	生命体征监测	遵医嘱，配合护士	[操作] 测量老年人血压、脉搏、呼吸、体温，进行尿常规、血液检查等 [目标] 定期监测生命体征及生化指标，为临床诊治提供依据	

续表

糖尿病患者照护服务包

服务类型		服务项目	频次	项目描述	项目标准	服务人员
健康护理	8	居家环境安全检查	每周3次	[操作]评估卫生间、起居室、床单位等环境安全因素及老年人行为因素，如起夜安全等		营养师、家属、医疗辅助护理员
				[目标]排除和控制居家环境安全及行为不安全因素		
	9	心理康复护理	每周3次	[操作]鼓励/体谅老年人的顾虑，消除老年人的顾虑，帮助解决实际困难，鼓励其参与社会和家庭沟通交流		
				[目标]使老年人感受到尊重和被理解，放松心情，正确对待疾病		
	10	健康宣教	每周3次	[操作]评估老年人的糖尿病相关知识掌握程度与目标间的差距，有针对性地做好宣教工作		
				[目标]老年人健康知识掌握程度按计划达标		
生活护理	1	洗脸	2次/日	[操作]协助老年人清洁面部		护理员
				[目标]消除皮肤表面的油污和代谢的角质，保持皮肤清洁、湿润		
	2	刷牙/漱口	2次/日	[操作]协助刷牙或使用漱口水清洁口腔		
				[目标]保持口腔清洁、湿润，防止口腔感染		
	3	梳头	2次/日	[操作]协助或指导老年人梳头按摩头皮		
				[目标]促进头皮血液循环，去除污垢，皮屑和脱落的头发，使老年人舒适、美观		
	4	剪指（趾）甲	1次/周	[操作]帮老年人正确修剪指（趾）甲，避免修剪过深，不齐整		
				[目标]清除指（趾）甲污垢，减少细菌的生长；避免抓伤皮肤，防止交叉感染		

糖尿病患者照护服务包：适用于患糖尿病的居家人群

续表

糖尿病患者照护服务包

服务类型	序号	服务项目	频次	项目描述	服务人员
生活护理	5	足部护理	1次/日	[操作]协助老年人选择适宜水温（<37℃）洗脚（忌泡脚），清洁 [目标]保持足部趾缝清洁，过分干燥的皮肤涂抹润肤霜（趾缝除外），预防皮肤感染等并发症发生	护理员
	6	足部日常观察	1次/日	[操作]协助老年人检查双足皮肤，包括颜色、皮温，有无破溃等，同时检查老年人鞋袜有无异物、破损等 [目标]老年人穿着正确舒适，能及时发现问题并寻求帮助	
	7	刮胡须	2次/周	[操作]选择合适刮胡液帮老年人剃胡须，避免皮肤损伤 [目标]保持面部整洁，保持老年人形象	
	8	床上洗头	按需	[操作]协助老年人床上洗头 [目标]增进头皮血液循环，除去污垢和脱落的头皮碎屑，预防和灭除虱蚤卵等，使头发清洁、整齐、舒适	
	9	整理/更换床单位	按需	[操作]协助老年人整理/更换床单位 [目标]完成整理/更换床单位，保持床单位舒适、平整、无碎屑	
	10	协助大便	按需	[操作]协助老年人去厕所/更换床垫或帮助其使用大便器，保持大便通畅及便后卫生，并清洗肛门 [目标]保持老年人大便通畅及保持肛周皮肤完整性，预防肛周感染	
	11	协助小便	按需	[操作]协助老年人去厕所或帮助其使用小便器，保持小便通畅及便后卫生，并清洗会阴部 [目标]保持老年人小便通畅及便后卫生，预防泌尿系统感染	

糖尿病患者照护服务包：适用于患糖尿病的居家人群

续表

糖尿病患者照护服务包

服务类型		服务项目	频次	项目标准		服务人员
				项目描述		
生活护理	12	外出备物	外出时	[操作]协助老年人准备零食、糖块和血糖监测用具，以及检查并携带治疗仪（如胰岛素泵）		护理员
				[目标]预防和纠正低血糖的发生		

特别说明	1	护理员不提供助药服务
	2	建议护理员具有1年以上陪护经验
		48课时岗前专业培训
		一对多服务

糖尿病患者照护服务包：适用于患糖尿病的居家人群

九、骨折患者照护服务包

骨折患者照护服务包

服务类型		服务项目	频次	项目标准		服务人员
				项目描述		
康复训练	1	共同照护	按需	[操作]邀请家属参与和决策照护计划		康复护理师
				[目标]保证康复护理一致性与延续性		
	2	骨折早期	每周3次	[操作]在不活动关节的情况下，锻炼伤肢肌肉		
				[目标]骨折后1～2周为骨折整复固定初期阶段，防止肌肉萎缩、避免关节周围粘连		
	3	骨折中期	每周3次	[操作]恢复关节活动度与肌肉力量锻炼		
				[目标]骨折后3～7周为骨痂生长到临床愈合阶段，伤肢肿胀消失、局部疼痛减轻，软组织修复、骨折端形成骨性骨痂		

骨折患者照护服务包：适用于骨折术后的居家人群

续表

骨折患者照护服务包

骨折患者照护服务包：适用于骨折术后的居家人群

项目标准

服务类型	序号	服务项目	频次	项目描述	服务人员
	4	骨折愈合期	每周 3 次	[操作]肌力主动活动增加，负重训练 [目的]骨折后 8～10 周，临床愈合到骨痂再造塑形阶段，增强伤肢的自主活动，继续进行中期功能锻炼	康复护理师
	5	日常生活活动能力训练	每周 3 次	[操作]根据日常生活活动存在的问题，训练老年人做所能及的家务，如扫地、擦桌子、整理床铺等 [目标]提高老年人日常自主生活能力，日常生活活动能力评分提高	
健康护理	6	生命体征监测	每周 3 次	[操作]测量老年人血压、脉搏、呼吸、体温 [目标]定期监测生命体征指标，为康复提供依据	
	7	居家环境安全检查	每周 3 次	[操作]评估卫生间、起居室、床单位等环境安全因素及老年人行为因素，如起夜安全等 [目标]排除和控制居家环境及行为不安全因素	
	8	心理康复护理	每周 3 次	[操作]鼓励/体谅老年人，对于点滴进步及时给予表扬和加强信心树立，鼓励参与社会和家庭沟通交流 [目标]使老年人感受到尊重和敷理解，预防老年人产生孤独抑郁感	
	9	健康宣教	每周 3 次	[操作]评估老年人的健康知识掌握程度与目标间的差距，有针对性地做好宣教工作 [目标]老年人健康知识按计划达标	
特别说明	1	康复护理师不提供拆骨折纱布服务			
	2	康复护理师指具有考核通过的国家护士资格证或康复治疗士证的人员			

续表

骨折患者照护服务包

骨折患者照护服务包：
适用于骨折术后的居
家人群

服务类型		服务项目	频次	项目标准 项目描述	服务人员
生活护理	1	洗脸	2次/日	[操作]协助老年人清洁面部 [目标]消除皮肤表面的油污和代谢的角质，保持皮肤清洁、湿润	护理员
	2	刷牙/漱口	2次/日	[操作]协助刷牙或使用漱口水清洁口腔 [目标]保持口腔清洁、湿润，防止口腔感染，增进食欲	
	3	梳头	2次/日	[操作]协助或指导老年人梳头皮 [目标]促进头皮血液循环，去除污垢，皮屑和脱落的头发，使老年人舒适、美观	
	4	剪指(趾)甲	1次/周	[操作]帮老年人修剪指(趾)甲 [目标]清除指(趾)甲污垢，减少细菌的生长；避免抓伤皮肤，防止交叉感染	
	5	足部护理	1次/日	[操作]协助老年人选择适宜水温泡脚，清洁 [目标]保持足部清洁，促进血液循环，预防皮肤感染等并发症发生（适用于糖尿病帮老年人泡脚）	
	6	刮胡须	2次/周	[操作]选择合适刮胡液帮老年人剃除胡须 [目标]保持面部整洁，保持老年人形象	
	7	床上洗头	按需	[操作]协助老年人床上洗头 [目标]增进头皮血液循环，除去污垢和脱落的头皮碎屑，预防和灭除虱虮等，使头发清洁、整齐、舒适	

续表

骨折患者照护服务包

服务类型		服务项目	频次	项目标准（项目描述）	服务人员
生活护理	8	整理/更换床单位	按需	[操作]协助老年人整理/更换床单位 [目标]完成整理/更换单位，保持床单位舒适、平整无碎屑	护理员
	9	协助大便	按需	[操作]协助老年人去厕所或帮助其使用大便器，帮助失禁者更换污染尿垫，并清洗肛门 [目标]保持老年人大便通畅及便后卫生，预防肛周感染及保持肛周皮肤完整性	
	10	协助小便	按需	[操作]协助老年人去厕所或帮助其使用小便器，帮助失禁者更换污染尿垫，并清洗会阴部 [目标]保持老年人小便通畅及便后卫生，预防泌尿系统感染	
健康护理	11	生命体征测量	1次/日	[操作]测量体温、脉搏、呼吸、血压、疼痛情况，并记录 [目标]为医疗提供有效依据	
	12	推拿按摩	1次/日	[操作]在医师、护士指导下推拿按摩 [目标]老年人躯体、四肢保持目标功能	
	13	用物清洁消毒	n次/日	[操作]评估老年人餐具、衣物等用物清洁情况 [目标]根据要求清洁、消毒用物	
	14	心理疏导	1次/日	[操作]对骨折引起的心理问题和行为异常进行疏导 [目标]增加老年人与外界接触和交流的能力	
特别说明	1	护理员不提供助药服务			
	2	护理员具有1年以上陪护经验 48课时岗前专业培训 一对多服务			

骨折患者照护服务包：适用于骨折术后的居家人群

十、关节置换术后患者照护服务包

关节置换术后患者照护服务包：适用于关节置换术后的居家人群

关节置换术后患者照护服务包

服务类型	序号	服务项目	项目标准		服务人员
			频次	项目描述	
	1	共同照护	按需	[操作]邀请家属参与和决策照护计划 [目标]保证康复护理一致性与延续性	康复护理师
康复训练	2	术后当日至术后1d	每周3次	[操作]在不活动关节的情况下，锻炼患肢肌肉 [目标]减少术后并发症，促进伤口愈合，防止肌肉萎缩，改善关节活动度，增强肌力	
	3	术后1～4d	每周3次	[操作]恢复关节活动度与肌肉力量锻炼 [目标]锻炼的首要目的是增加关节活动度，其次是肌力的训练	
	4	术后4d至2周	每周3次	[操作]肌力主动活动增加，负重训练 [目的]此期以增加肌力为主，继续保持关节活动度训练	
	5	术后2～4周	每周3次	[操作]指导老年人主动活动，由部分负重到全体重的过度 [目的]提高髋关节、膝关节周围肌肉恢复	
	6	术后4～8周	每周3次	[操作]强化肌力训练及关节功能恢复，患肢达到全部负重 [目的]基本达到正常步态	
	7	日常生活活动能力训练	每周3次	[操作]根据日常生活活动存在的问题，训练老年人恢复自理能力，如个人卫生、沐浴、穿衣、床上转移和如厕等 [目标]提高日常自主生活能力，日常生活活动能力评分提高	

续表

关节置换术后患者照护服务包

服务类型		服务项目	频次	项目描述	服务人员

关节置换术后患者照护服务包

服务类型		服务项目	频次	项目描述	服务人员
健康护理	8	生命体征监测	每周3次	[操作]监测老年人血压、脉搏、呼吸、体温 [目标]定期监测生命体征指标,为康复提供依据	康复护理师
	9	居家环境安全检查	每周3次	[操作]评估老年人行为因素,起居室、床单位等环境安全因素及老年人行为因素,如起夜安全等 [目标]排除和控制居家环境及行为不安全因素	
	10	心理康复护理	每周3次	[操作]鼓励/体谅老年人,对于点滴进步及时给予表扬和加强信心树立。鼓励参与社会和家庭沟通交流 [目标]使老年人感受到护理人员的健康知识被理解,产生老年人孤独抑郁感	
	11	健康宣教	每周3次	[操作]评估老年人的健康知识掌握程度与目标间的差距,有针对性地做好宣教工作 [目标]老年人健康知识按计划按计划达标:掌握术后活动注意事项,知晓术后饮食要求,知晓关节感染、长期卧床并发症的预防	

特别说明

康复护理师不提供伤口换药服务

康复护理师指具有考核通过的国家护士资格证或康复治疗士资格证的人员

服务类型		服务项目	频次	项目描述	服务人员
生活护理	1	洗脸	2次/日	[操作]协助老年人清洁面部 [目标]消除皮肤表面的油污和代谢的角质,保持皮肤清洁、湿润	护理员
	2	刷牙/漱口	2次/日	[操作]协助刷牙或使用漱口水清洁口腔 [目标]保持口腔清洁、湿润,防止口腔感染、增进食欲	

关节置换术后患者照护服务包:适用于关节置换术后的居家人群

续表

关节置换术后患者照护服务包

服务类型	序号	服务项目	频次	项目标准（项目描述）	服务人员
生活护理	3	梳头	2次/日	[操作] 协助或指导老年人梳头按摩头皮 [目标] 促进头皮血液循环，去除污垢、皮屑和脱落的头发，使老年人舒适、美观	护理员
	4	剪指（趾）甲	1次/周	[操作] 帮老年人修剪指（趾）甲 [目标] 清除指（趾）甲污垢，减少细菌的生长；避免抓伤皮肤，防止交叉感染	
	5	足部护理	1次/日	[操作] 协助老年人选择适宜水温泡脚，清洁 [目标] 保持足部清洁，促进血液循环（适用于糖尿病老年人泡脚）	
	6	刮胡须	2次/周	[操作] 选择合适刮胡液帮老年人剃除胡须 [目标] 保持面部整洁，保持老年人形象	
	7	床上洗头	按需	[操作] 协助老年人床上洗头 [目标] 增进头皮血液循环，除去污垢和脱落的头皮碎屑，预防和灭除氯虱等，使头发清洁、舒适	
	8	整理/更换床单位	按需	[操作] 协助老年人整理/更换床单位 [目标] 完成整理/更换床单位，保持床单位舒适、平整无碎屑	
	9	协助大便	按需	[操作] 协助老年人去厕所或帮助其使用大便器，帮助失禁者更换污染尿垫，并清洗肛门 [目标] 协助老年人大便通畅及便后卫生，预防肛周感染及保持肛周皮肤完整性	

关节置换术后患者照护服务包：适用于关节置换术后的居家人群

续表

关节置换术后患者照护服务包

服务类型		服务项目	频次	项目标准		服务人员
				项目描述		
生活护理	10	协助小便	按需	[操作]协助老年人去厕所或帮助其使用小便器、帮助失禁者更换污染尿垫，并清洗会阴部 [目标]保持老年人小便通畅及便后卫生、预防泌尿系统感染		护理员
健康护理	11	生命体征监测	1次/日	[操作]监测体温、脉搏、呼吸、血压、疼痛情况，并记录 [目标]为医疗提供有效依据，指导康复护理		
	12	推拿按摩	1次/日	[操作]在医师、护士指导下推拿按摩 [目标]使老年人肢体、四肢保持目标功能		
	13	用物清洁消毒	n次/日	[操作]评估老年人餐具、衣物等用物清洁情况 [目标]根据要求清洁、消毒用物		
	14	心理疏导	1次/日	[操作]对关节置换术引起的心理问题和行为异常进行引导 [目标]增加老年人与外界接触和交流的能力		
特别说明		1	护理员不提供助药服务			
		2	建议护理员具有1年以上陪护经验 48课时岗前专业培训 一对多服务			

关节置换术后患者照护服务包：适用于关节置换术后的居家人群

十一、血液病患者照护服务包

血液病患者照护服务包：适应于患有血液病的人群

血液病患者照护服务包

	服务类型		服务项目	项目标准		服务人员
				频次	项目描述	
	生活护理	1	洗脸	2 次／日	[操作]协助老年人清洁面部 [目标]消除皮肤表面的油污和代谢的角质，保持皮肤清洁、湿润	医疗辅助护理员
		2	刷牙／漱口	2 次／日	[操作]协助老年人用软毛牙刷刷牙或饭后睡前使用漱口水交替漱口 [目标]保持口腔清洁，防止口腔感染，增进食欲	
		3	梳头	2 次／日	[操作]协助或指导老年人梳头按摩头皮 [目标]促进头皮血液循环，去除污垢、皮屑和脱落的头发，使老年人舒适、美观	
		4	剪指（趾）甲	1 次／周	[操作]帮老年人修剪指（趾）甲 [目标]清除指（趾）甲污垢，减少细菌的生长；避免抓伤皮肤，防止交叉感染	
		5	足部护理	1 次／日	[操作]协助老年人选择适宜水温泡脚，清洁 [目标]保持足部清洁，促进血液循环，预防皮肤感染等并发症发生（适用于糖尿病老年人泡脚）	
		6	刮胡子	2 次／周	[操作]选择合适剃胡液帮老年人剃胡须（血小板低时不能剃胡须） [目标]保持面部整洁，保持老年人形象	
		7	床上洗头	按需	[操作]协助老年人及卧床老年人床上洗头 [目标]增进头皮血液循环，除去污垢和脱落的头皮碎屑，预防和灭除头虱虮等，使头发清洁、整齐、舒适	

续表

血液病患者照护服务包

服务类型			项目标准			服务人员
	服务项目		频次	项目描述		
生活护理	8	整理/更换床单位	按需	[操作] 协助老年人整理或更换床单位 [目标] 完成整理或更换床单位，保持床单位清洁舒适，平整无碎屑		医疗辅助护理员
	9	协助大便	按需	[操作] 协助老年人去厕所或帮助其使用大便器，帮助失禁者更换污染尿垫，并清洗肛门，涂抹护臀霜，防肛周皮肤破溃感染 [目标] 保持老年人大便通畅及便后卫生，预防肛周感染及保持肛周皮肤完整性		
	10	协助小便	按需	[操作] 协助老年人去厕所或帮助其使用小便器，帮助失禁者更换污染尿垫，并清洗会阴部 [目标] 保持老年人小便通畅及便后卫生，预防泌尿系统感染		
	11	协助服药	n 次/日	[操作] 协助或指导老年人遵医嘱服药 [目标] 遵医嘱督促老年人服药，确保服药安全		
	12	翻身	根据病情及皮肤情况，＜1 次/2 小时	[操作] 观察老年人皮肤情况，协助翻身 [目标] 正确为老年人翻身及记录翻身卡，防止翻身不及时导致皮肤压伤等并发症		
	13	饮食调护	n 次/日	[操作] 评估记录老年人体重和进餐情况，按照医师、护士建议准备饮食 [目标] 根据老年人情况协助调整饮食		
	14	用物清洁消毒	n 次/日	[操作] 评估老年人餐具、衣物等用物清洁情况 [目标] 根据要求清洁、消毒用物		

血液病患者照护服务包：适应于患有血液病的人群

续表

血液病患者照护服务包

服务类型	序号	服务项目	频次	项目标准 项目描述	服务人员
生活护理 血液病患者照护服务包：适应于患有血液病的人群	15	心理疏导	1次/日	[操作]及时与老年人交流，了解不愉快因素及焦虑情绪 [目标]老年人不良情绪得到缓解	医疗辅助护理员
特别说明	1	医疗辅助护理员不提供助药服务			
	2	医疗辅助护理员具有1年以上陪护经验 48课时岗前专业培训 一对多服务			
保护性隔离护理 血液病患者照护服务包：适应于患有血液病的人群	1	环境整洁	3次/日	[操作]保持病室清洁，空气清新，定时通风，每次30min，温湿度适宜，温度18~20℃，湿度60%左右。每日用消毒液擦拭家居地面，每日早晚用紫外线消毒病房，减少老年人外出及陪探视人员 [目标]保持病室清洁卫生，环境整洁无菌	护理员
	2	口腔护理	2次/日	[操作]用软毛牙刷刷牙，每日三餐前后，睡前使用呋喃西林含漱液、碳酸氢钠溶液交替漱口，避免吃坚硬食物和有刺的鱼类等 [目标]保持口腔清洁，湿润，防止口腔感染，减少口腔并发症	
	3	皮肤护理	n次/日	[操作]全身皮肤护理，床单位整洁干净，穿柔软内衣裤，皮肤整理尽量避免搔抓、碰撞、挤压，并观察老年人皮肤有无出血点，长期卧床老年人要定时翻身，避免压疮发生 [目标]避免人为导致皮肤出血及破溃，保持皮肤清洁	

续表

血液病患者照护服务包

服务类型			服务项目	频次	项目描述 项目目标标准	服务人员
血液病患者照护服务包：适应于患有血液病的人群	保护性隔离护理	4	鼻腔护理	n 次/日	[操作]保持鼻腔清洁、湿润，避免挖鼻腔，鼻腔可涂复方薄荷油以保持湿润 [目标]避免人为导致鼻腔出血及破溃，保持湿润	护理员
		5	肛周护理	n 次/日	[操作]肛周皮肤护理，保持大便通畅，肛周清洁干燥。每日便后或晚睡前用 1：5000 高锰酸钾溶液坐浴 20min，坐浴后肛周涂抗生素软膏 [目标]保持二便后肛周皮肤干燥，防止肛周皮肤破溃，预防肛周感染	
	基础专项护理	1	留置尿管护理	2 次/日	[操作]会阴部局部冲洗或用新洁尔灭消毒尿道口 [目标]防止卧床期间尿路感染或结石的形成	
		2	留置鼻饲管护理	n 次/日	[操作]鼻饲管进食、进水、服药、冲管等护理 [目标]保证老年人营养摄入，防止感染	
		3	膀胱冲洗	遵医嘱	[操作]将适宜温度无菌溶液通过尿管注入膀胱，清洁膀胱 [目标]保持老年人膀胱清洁，防止导尿管堵塞，减少膀胱炎的发生，维持尿液引流通畅	
		4	氧气吸入	遵医嘱	[操作]根据医嘱调节氧浓度，协助老年人吸氧，并注意防震、防油、防火、防热 [目标]改善缺氧情况，防止缺氧造成身体其他伤害	
		5	雾化吸入	遵医嘱	[操作]根据医嘱，将雾化药放置于雾化器中协助雾化吸入 [目标]预防呼吸道感染，帮助排痰，保持舒适和夜间休息	

续表

血液病患者照护服务包

服务类型		服务项目	频次	项目标准	服务人员
				项目描述	
基础专项护理	6	物理降温	遵医嘱	[操作]根据医嘱协助护士进行物理降温（血小板低的老年人禁止酒精擦浴） [目标]降低体温，皮肤舒适	护理员
	7	预防压疮护理	遵医嘱	[操作]压疮健康宣教，包括体位、营养、翻身、清洁及指导使用保护圈，气垫床等，预防和护理压疮 [目标]预防压疮形成和保持皮肤完整性，保持老年人舒适	
疾病观察护理	1	测脉搏	遵医嘱	[操作]测量每分钟脉搏并记录 [目标]测量老年人脉搏，及时记录，为医疗提供有效依据，指导康复护理服务	
	2	测体温	遵医嘱	[操作]测量每日体温并记录 [目标]测量老年人体温，及时记录，指导康复护理服务	
	3	测血压	遵医嘱	[操作]测量血压并记录 [目标]测量老年人血压，及时记录，为医疗提供有效依据，指导康复护理服务	
	4	留取大小便标本	遵医嘱	[操作]根据医嘱或护士交代，协助老年人留取大小便本 [目标]协助老年人检查	
	5	记录出入量	遵医嘱	[操作]按照要求严格记录出入量 [目标]提供准确数据	
	6	心电监护观察	遵医嘱	[操作]随时观察心电监护仪各项指标，根据医嘱或护士交代，进行记录 [目标]根据要求观察记录	

血液病患者照护服务包：适应于患有血液病的人群

续表

血液病患者照护服务包

服务类型		服务项目	频次	项目描述	服务人员
	7	各种管道护理观察	遵医嘱	[操作] 严格按照操作标准进行管道看护 [目的] 防止脱管和感染	
健康护理	1	生命体征监测	每周 3 次	[操作] 监测老年人血压、脉搏、呼吸、体温 [目标] 定期监测生命体征指标,为康复提供依据	护理员
	2	血常规监测	遵医嘱	[操作] 根据医嘱定期到医院进行血常规的检测 [目标] 定期监测老年人血常规的指标,为康复提供依据	
	3	居家环境安全检查	每周 3 次	[操作] 评估卫生间、起居室、床单位等环境安全因素及老年人行为因素,如起夜安全等 [目标] 排除和控制居家环境及行为不安全因素	
	4	心理康复护理	每周 3 次	[操作] 鼓励/陪谅老年人,树立老年人信心,鼓励参与社会和家庭沟通交流 [目标] 使老年人感受到尊重和被理解,预防老年人产生孤独抑郁感	
	5	健康宣教	每周 3 次	[操作] 评估老年人的健康知识掌握程度与目标间的差距,有针对性地做好宣教工作 [目标] 老年人健康知识按计划达标	

特别说明	1	护理员不提供助药服务
	2	建议护理员具有 2 年以上照护经验 48 课时岗前专业培训 一对一服务

血液病患者照护服务包:适应于患有血液病的人群

十二、照护服务质量评价表

科室：　　　　　　　姓名：　　　　　住院号：　　　　　护理级别：　　级护理

项目	质量标准	分值	扣分标准	扣分
晨晚间护理	1. 整理床单位。床单、被套、枕套随脏随换。做到：床上无臭味，无渣屑，被褥无潮湿，床单无皱褶、无污渍	8	晨晚间护理不彻底，床上有臭味、渣屑、潮湿、皱褶、污渍、一处扣 0.5 分 / 床	
	2. 做好洗脸、梳头、口腔护理、泡脚、会阴护理，保持老年人面部清洁、头发整洁，口腔无异味、无感染、无溃烂，足部清洁	10	查看老人，头发、面部、口腔、足部，一处不清洁扣 0.4 分，有并发症不得分	
	3. 协助不能自理的老年人收送便器	2	未及时倾倒大小便不得分	
饮食护理	1. 协助老年人进食。对治疗饮食、特殊饮食按医嘱给予指导	2	未饮食指导扣 1 分；老年人不知道特殊饮食不得分	
	2. 及时记录进食时间及食物种类、量	6	记录不规范扣 0.5 分 / 处，未记录不得分	
	3. 协助并指导老年人按时服药	2	未询问老人服药情况扣 0.5 分	
卧位护理	1. 协助老年人翻身及有效咳嗽 2 小时 / 次，预防并发症，保持舒适卧位	4	询问老人，一人一处未落实扣 2 分；有并发症不得分	
	2. 压疮预防及护理	6	未落实压疮护理措施，导致压疮扩大不得分；记录不规范扣 1 分	
排泄护理	1. 有保护老人的隐私的设施	2	现场查看，无设施、操作中未保护老人隐私不得分	
	2. 留置尿管保持通畅。定期更换尿袋和尿管。尿道口清洁	4	未定期更换尿袋和（或）尿管、未清洁尿道口扣 2 分；有并发症不得分	
	3. 肛门及周围皮肤清洁。使用便器的老年人皮肤无擦伤	4	有并发症不得分	
床上擦浴	1. 为老年人定期行床上擦浴	4	未擦浴扣 1 分	
	2. 老年人皮肤清洁，身上无异味	2	皮肤欠清洁扣 0.5 分 / 人，有异味不得分	
其他护理	1. 协助更衣，保持清洁和舒适	6	衣服欠清洁扣 2 分	
	2. 床上洗头每周 1 次	2	未定期洗头不得分，头发长而乱扣 1 分	
	3. 修整指甲	2	长指甲不得分，指甲有污垢扣 0.2 分 / 人	
安全管理	1. 各种管道通畅，标识清楚，固定稳妥	6	发现一人一处不符合扣 1 分	
	2. 对躁动、易发生坠床的老年人使用约束带、床栏或其他安全措施	6	无安全措施不得分，未签告知书扣 1 分 / 人，发生跌倒、坠床、院内压疮不得分	
	3. 使用热水袋（冰袋）无烫伤（冻伤）	6	有烫伤（冻伤）不得分	
	4. 在护士指导下观察巡视及时；有病情变化，能及时报告；记录及时、真实		未及时巡视扣 0.5 分 / 人；发现病情未及时报告扣 2 分；记录不及时扣 1 分，漏签名扣 0.5 分 / 处	
宣教效果	履行告知义务。老年人掌握治疗、休息、饮食、活动、药物、辅助检查项目及要求，对服务满意	10	询问老人，一人一处不知道扣 1 分。老人对护理服务不满意扣 2 分	

注：满分为 100 分，合格分为 85 分

检查者：　　　　　　　　　　　　　　　　　日期：　　　年　　月　　日

附　录

附录1　文化娱乐计划表

一、室内活动项目

1. 国学讲座：《论语》《道德经》《心经》《弟子规》《菜根潭》《孝道》。

2. 专题讨论：如何建立和谐家庭；怎样让和谐走向社会；如何引导和辅助治疗社会普遍心理性疾病如抑郁症等（采用每个人都发言参与讨论的形式）。

3. 书法、绘画、剪纸、编制工艺品小手工等。

4. 唱歌：可以选择不同时间段，让老年人、年轻人、小朋友献歌。

5. 乐器类：如弹琴、吹笛子、拉二胡等。

6. 养生讲座：《黄帝内经》《遵生八笺》。

7. 看有意义的电影、连续剧。

8. 安排在网络上进行亲属间的问候。

9. 故事竞赛、小品编排：可以孝道故事、感人事迹为素材。

10. 网上联谊活动：可安排几个养老院进行联谊活动。

11. 安排看新闻联播。

12. 为有佛教等宗教信仰的老年人举行一定的宗教活动，如读经、听光盘、供灯等。

13. 为喜欢阅读的老年人准备一些有益的书籍。

14. 每日进行手指操锻炼。

二、室外活动项目

1. 集体锻炼，如健身操、太极拳、太极剑、散步等。

2. 可在院中种植花、草等。

3. 身体不好的老年人尽量参与室内活动。

三、社会活动项目

1. 自娱自乐演出、游戏。

2. 定期组织慰问团。

3. 旅游项目。

四、说明

1. 准备和安排　主要管理员和后勤人员要提前一二日准备好饮食和活动项目内容。提前通知老年人，不愿意参加的可以选择其他的方式。要做到三四日之内的项目安排不重复，多样化，生动，丰富。

2.原则　以上活动总体原则为要求积极健康。避免打牌、下棋，唱歌的内容也应该是能够提高道德情操的。健身舞蹈类严格禁止不必要的异性间肢体性的接触。

3.活动特点　一切娱乐活动的开立，是在轻松、愉快的礼仪要求下进行，不过分严谨、呆板，通过有益的文艺活动来丰富精神生活，达到实际的"精神养老"的效果。另外由此可以提高道德情操。

4.目的　树立高尚的道德情操，倡导"精神养老"，搭建通向社会的桥梁。

附录2　中药泡洗技术

一、用物准备

准备药液、足浴桶、一次性足浴袋、水温计、一次性治疗巾、一次性手套、盆、毛巾（自备）；手消毒剂、足浴凳、屏风。

二、中药泡洗技术操作流程图

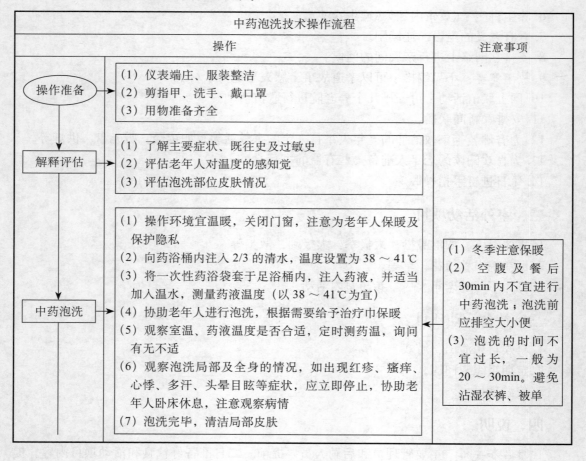

中药泡洗技术操作流程		
操作		注意事项
操作准备	（1）仪表端庄、服装整洁 （2）剪指甲、洗手、戴口罩 （3）用物准备齐全	
解释评估	（1）了解主要症状、既往史及过敏史 （2）评估老年人对温度的感知觉 （3）评估泡洗部位皮肤情况	
中药泡洗	（1）操作环境宜温暖，关闭门窗，注意为老年人保暖及保护隐私 （2）向药浴桶内注入2/3的清水，温度设置为38～41℃ （3）将一次性药浴袋套于足浴桶内，注入药液，并适当加入温水，测量药液温度（以38～41℃为宜） （4）协助老年人进行泡洗，根据需要给予治疗巾保暖 （5）观察室温、药液温度是否合适，定时测药温，询问有无不适 （6）观察泡洗局部及全身的情况，如出现红疹、瘙痒、心悸、多汗、头晕目眩等症状，应立即停止，协助老年人卧床休息，注意观察病情 （7）泡洗完毕，清洁局部皮肤	（1）冬季注意保暖 （2）空腹及餐后30min内不宜进行中药泡洗；泡洗前应排空大小便 （3）泡洗的时间不宜过长，一般为20～30min。避免沾湿衣裤、被单

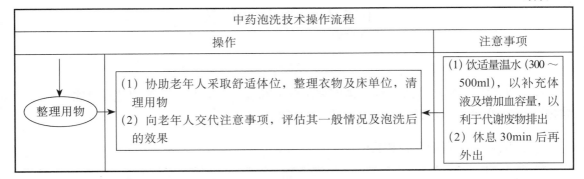

中药泡洗技术操作流程		
操作		注意事项
整理用物	(1) 协助老年人采取舒适体位，整理衣物及床单位，清理用物 (2) 向老年人交代注意事项，评估其一般情况及泡洗后的效果	(1) 饮适量温水（300～500ml），以补充体液及增加血容量，以利于代谢废物排出 (2) 休息30min后再外出

三、中药泡洗操作考核评分标准

序号	检查项目	标　准	标准分值	得分	备注（要点及扣分说明）
1	准备（10分）	着装符合要求，剪指甲、洗手、戴口罩	3		
2		物品准备齐全	3		
3		环境整洁、温度适宜	4		
4	解释评估（10分）	了解主要症状、既往史及过敏史、体质及心理状况、对温度的感知觉及泡洗部位皮肤情况	4		
5		认真倾听老年人的需求和观察反应	3		
6		与老年人沟通时语言规范、态度和蔼	3		
7	安全与舒适（10分）	环境温暖舒适	3		
8		注意为老年人保暖及保护隐私	4		
9		体位舒适、安全	3		
10	操作（55分）	向药浴桶内注入2/3的清水，温度设置为38～41℃	10		
11		将一次性药浴袋套于足浴桶内	5		
12		将药液注入药浴袋中，加入温水，测量药液温度	5		
13		协助进行泡洗，根据需要给予治疗巾保暖	5		
14		定时测药温，询问有无不适	10		
15		观察泡洗局部及全身的情况	10		
16		泡洗完毕，清洁局部皮肤	5		
17		协助整理衣物	5		
18	整理（10分）	妥善清理用物，洗手	3		
19		协助老年人恢复舒适体位	4		
20		整理床单位	3		
21	整体印象（5分）	动作轻柔、节力	2		
22		床单位整洁	1		
23		老年人清洁、舒适，无不适主诉	2		
总分			100		

附录 3　穴位贴敷

一、用物准备

准备治疗盘、绵纸或薄胶纸、遵医嘱配制的药物、压舌板、无菌棉垫或纱布、胶布或绷带、0.9% 生理盐水棉球；必要时备屏风、毛毯。

二、穴位贴敷操作流程图

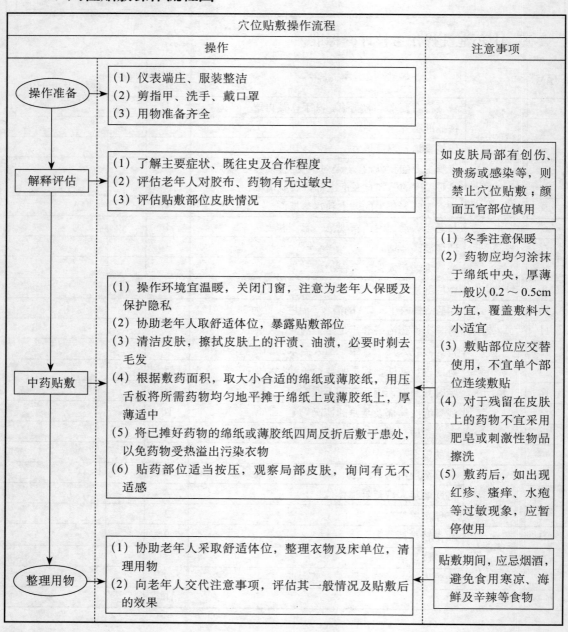

穴位贴敷操作流程		
操作		注意事项
操作准备	(1) 仪表端庄、服装整洁 (2) 剪指甲、洗手、戴口罩 (3) 用物准备齐全	
解释评估	(1) 了解主要症状、既往史及合作程度 (2) 评估老年人对胶布、药物有无过敏史 (3) 评估贴敷部位皮肤情况	如皮肤局部有创伤、溃疡或感染等，则禁止穴位贴敷；颜面五官部位慎用
中药贴敷	(1) 操作环境宜温暖，关闭门窗，注意为老年人保暖及保护隐私 (2) 协助老年人取舒适体位，暴露贴敷部位 (3) 清洁皮肤，擦拭皮肤上的汗渍、油渍，必要时剃去毛发 (4) 根据敷药面积，取大小合适的绵纸或薄胶纸，用压舌板将所需药物均匀地平摊于绵纸上或薄胶纸上，厚薄适中 (5) 将已摊好药物的绵纸或薄胶纸四周反折后敷于患处，以免药物受热溢出污染衣物 (6) 贴药部位适当按压，观察局部皮肤，询问有无不适感	(1) 冬季注意保暖 (2) 药物应均匀涂抹于绵纸中央，厚薄一般以 0.2～0.5cm 为宜，覆盖敷料大小适宜 (3) 敷贴部位应交替使用，不宜单个部位连续敷贴 (4) 对于残留在皮肤上的药物不宜采用肥皂或刺激性物品擦洗 (5) 敷药后，如出现红疹、瘙痒、水疱等过敏现象，应暂停使用
整理用物	(1) 协助老年人采取舒适体位，整理衣物及床单位，清理用物 (2) 向老年人交代注意事项，评估其一般情况及贴敷后的效果	贴敷期间，应忌烟酒，避免食用寒凉、海鲜及辛辣等食物

三、穴位贴敷操作考核评分标准

序号	检查项目	标　准	标准分值	得分	备注（要点及扣分说明）
1	准备（10分）	着装符合要求，剪指甲、洗手、戴口罩	3		
2		物品准备齐全	3		
3		环境整洁、温度适宜	4		
4	解释评估（10分）	了解老年人主要症状、既往史及合作程度；评估老年人对胶布、药物有无过敏史	4		
5		认真倾听老年人的需求和观察反应	3		
6		与老年人沟通时语言规范、态度和蔼	3		
7	安全与舒适（10分）	环境温暖舒适	3		
8		注意为老年人保暖及保护隐私	4		
9		体位舒适、安全	3		
10	操作（55分）	协助老年人取舒适体位，暴露贴敷部位	5		
11		清洁皮肤，擦拭皮肤上的汗渍、油渍，必要时剃去毛发	10		
12		取大小合适的绵纸或薄胶纸，用压舌板将所需药物均匀地平摊于绵纸上或薄胶纸上，厚薄适中	10		
13		摊好药物的绵纸或薄胶纸敷于患处，且避免污染衣物	10		
14		贴药部位适当按压	5		
15		观察局部皮肤，询问有无不适感	10		
16		告知老年人注意事项	5		
17	整理（10分）	妥善清理用物，洗手	3		
18		协助老年人恢复舒适体位	4		
19		整理床单位	3		
20	整体印象（5分）	动作轻柔、节力	2		
21		床单位整洁	1		
22		老年人清洁、舒适，无不适主诉	2		
总分			100		

附录4　各类环境空气、物体表面、医护人员
手细菌菌落总数卫生标准

环境类别	范围	标准		
		空气 （cfu/m³）	物体表面 （cfu/m²）	医护人员手 （cfu/m²）
Ⅰ类	层流洁净手术室、层流洁净病房	≤10	≤5	≤5
Ⅱ类	普通手术室、产房、婴儿室、早产儿室、普通保护性隔离室、供应室无菌区、烧伤病房、重症监护病房	≤200	≤5	≤5
Ⅲ类	儿科病房、妇产科检查室、注射室、换药室、治疗室、供应室清洁区、急诊室、化验室、各类普通病房和房间	≤500	≤10	≤10
Ⅳ类	传染病科及病房	—	≤15	≤15

附录5　洗　手　法

一、用物准备

准备速干手消毒液。

二、洗手法技术操作流程图

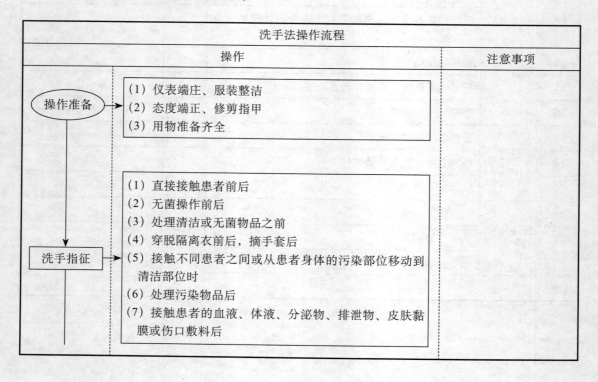

洗手法操作流程	
操作	注意事项
操作准备 →（1）仪表端庄、服装整洁 （2）态度端正、修剪指甲 （3）用物准备齐全	
洗手指征 →（1）直接接触患者前后 （2）无菌操作前后 （3）处理清洁或无菌物品之前 （4）穿脱隔离衣前后，摘手套后 （5）接触不同患者之间或从患者身体的污染部位移动到清洁部位时 （6）处理污染物品后 （7）接触患者的血液、体液、分泌物、排泄物、皮肤黏膜或伤口敷料后	

续表

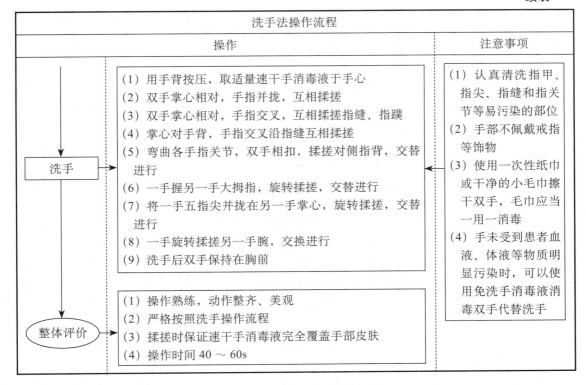

三、洗手法操作考核评分标准

序号	检查项目	标　准	标准分值	得分	备注（要点及扣分说明）
1	准备（8分）	素质要求：着装、仪表、态度、指甲	6		
2		用物准备：速干手消毒液	2		
3	操作（78分）	用手背按压，取适量速干手消毒液于手心	4		
4		掌心相对，手指合拢，相互揉搓，至少十个来回以洗净掌心与指腹	10		
5		掌心相对，手指交叉，相互揉搓指缝、指蹼，至少十个来回	12		
6		掌心对手背，手指交叉沿指缝相互揉搓，至少十个来回以洗净手背，换手进行重复动作	12		
7		弯曲各手指关节，双手相扣，揉搓对侧指背，至少十个来回以洗净指背，换手进行重复动作	10		
8		一手握住另一手的大拇指旋转揉搓，至少十次，换手进行重复动作	10		
9		将一手五指尖并拢在另一手的掌心处旋转揉搓至少十个圈以洗净指尖和掌心，换手进行重复动作	12		
10		一手旋转揉搓另一手的腕部，交替进行	8		

序号	检查项目	标 准	标准分值	得分	备注（要点及扣分说明）
11	操作后（4分）	洗手后双手保持在胸前	4		
12	整体印象（10分）	操作熟练，动作不零碎，操作美观	3		
13		不违反操作流程	2		
14		揉搓时保证速干手消毒液完全覆盖手部皮肤	2		
15		用时小于40s或大于60s	3		
总分			100		

附录6 基本日常生活活动量表（BADL）

项目	评定标准	分值标准
1. 进食	较大和完全依赖	0
	需部分帮助（夹菜、盛饭）	5
	全面自理	10
2. 洗澡	依赖	0
	自理	5
3. 梳洗修饰	依赖	0
	自理（能独立完成洗脸、梳头、刷牙、剃须）	5
4. 穿衣	依赖	0
	需一半帮助	5
	自理（系开纽扣、开关拉链和穿鞋）	10
5. 控制大便	昏迷或失禁	0
	偶尔失禁（每周＜1次）	5
	能控制	10
6. 控制小便	失禁、昏迷或需他人导尿	0
	偶尔失禁（＜1次/24小时；＞1次/周）	5
	能控制	10
7. 如厕	依赖	0
	需部分帮助	5
	自理	10
8. 床椅转移	完全依赖别人	0
	需大量帮助（2人），能坐	5
	需小量帮助（1人），或监护	10
	自理	15
9. 行走	不能走	0
	在轮椅上独立行动	5
	需1人帮助（体力或语言督导）	10
	独自步行（可用辅助器具）	15

续表

项目	评定标准		分值标准
10. 上下楼梯	不能		0
	需帮助		5
	自理		10
合计			100

注：1. 满分为 100 分
　　2. 得分 ≥ 60 分表示有轻度功能障碍，能独立完成部分日常活动，需要一定帮助
　　3. 得分 59 ～ 41 分表示有中度功能障碍，需要极大的帮助才能完成日常生活活动
　　4. ≤ 40 分表示有重度功能障碍，日常生活不能独立完成，需要全部照料

附录 7　智能精神状态健康量表（MMSE 量表）

项目	对	错 / 不做	项目	对	错 / 不做
1. 今年的年份 _____	1	0	13. 回忆刚才那三个词		
2. 现在是什么季节 _____	1	0	皮球 _____	1	0
3. 今天是几号 _____	1	0	国旗 _____	1	0
4. 今天是星期几 _____	1	0	树木 _____	1	0
5. 现在是几月份 _____	1	0	14. 说出下列物品的名称		
6. 现在您在哪个省（市）_____	1	0	手表 _____	1	0
			铅笔 _____	1	0
7. 现在您在哪个县（区）_____	1	0	15. 复述"四十四只石狮子"_____	1	0
8. 现在您在哪个乡 / 街道 _____	1	0	16. 按卡片写的做动作："请闭上您的眼睛"	1	0
9. 现在我们在几楼 _____	1	0	17. 按指令做"用右手拿纸、把纸对折、放在大腿上"		
10. 这里是什么地方 _____	1	0	用右手拿纸 _____	1	0
11. 复述，并记住这三个词			把纸对折 _____	1	0
皮球 _____	1	0	放在大腿上 _____	1	0
国旗 _____	1	0	18. 请您说一句完整的、有意义的句子	1	0
树木 _____	1	0	19. 按照下列图形画图	1	0
12. 用 100 连续减 7					
100 － 7_____	1	0			
_____ － 7_____	1	0			
_____ － 7_____	1	0			
_____ － 7_____	1	0			
_____ － 7_____	1	0			

总分 _____
结果判定：每个项目回答或操作正确记 1 分，回答错误或不回答记 0 分。总分为 0 ～ 30 分，得分越低，表示认知功能越差。分界标准要依据不同文化程度来判定。对于未受过教育的老年人来说，如果总分 < 17 分，判定为可疑痴呆；对于文化程度为小学的老年人（教育年限 < 6 年），如果总分 < 20 分，判定为可疑痴呆；对于文化程度为中学或以上的老年人（教育年限 ≥ 6 年），如果总分 < 24 分，判定为可疑痴呆。此时，需请专业医师对老年人做进一步的检查和诊断

附录8 青岛市长期照护需求等级评估表

A. 基本情况调查

A.1 基本信息

A.1.1 姓名			A.1.2 性别	1 男　2 女	☐
A.1.3 出生日期		年　月　日	A.1.4 民族	1 汉族　2 少数民族 _____	☐
A.1.5 身份证号			A.1.6 社保卡号		
A.1.7 户籍所在地			A.1.8 居住地		
A.1.9 文化程度		1 文盲　2 小学　3 初中　4 高中 / 技校 / 中专　5 大学专科及以上　6 不详			☐
A.1.10 婚姻状况		1 未婚　2 已婚　3 丧偶　4 离婚　5 未说明的婚姻状况			
A.1.11 经济状况	A.1.11.1 人员类别	1 离休　2 退休（含退职）　3 在职　4 低保户　5 低保边缘户 5 城乡特困人员　6 其他 _____			☐
	A.1.11.2 医疗费用支付方式	1 职工基本医疗保险　2 居民基本医疗保险　3 医疗救助 4 商业医疗保险　5 自费　6 其他			☐
A.1.12 生活环境	A.1.12.1 居住状况	1 与子女同住　2 与其他亲属同住　3 空巢（有或无子女，有配偶） 4 独居　5 已入住养老机构　6 其他			☐
	A.1.12.2 居住安全	1 居所安全设施完备，无须改进 2 可改进的不安全因素：_____ 3 不可改进的不安全因素：_____			☐
	A.1.12.3 居住楼层	1 一楼或二楼，较方便　2 三楼以上无电梯　3 楼房有电梯			☐
	A.1.12.4 洗浴设施	1 独用　2 合用　3 无			☐
A.1.13 家庭支持	A.1.13.1 家庭支持状况	1 提供足够的物质和情感支持　2 仅提供物质支持　3 仅提供情感支持 4 缺乏物质和情感支持			☐
	A.1.13.2 家庭经济状况	1 家庭年收入 2 万以下　2 家庭年收入 2 万～5 万 3 家庭年收入 5 万～10 万　4 家庭年收入 10 万～20 万 5 家庭年收入 20 万以上			☐
	A.1.13.3 照护者身份	1 配偶　2 子女　3 亲戚朋友　4 保姆　5 无照护者　6 其他			☐
	A.1.13.4 照护者或被评估者对照护方式的意见	1 居家照护　2 日间照护　3 入住机构			☐

A.2 健康状况

A.2.1 疾病 状况	A.2.1.1 就医方式	□居家医疗　　　　　　　　□外出就诊 习惯就医地点为 ＿＿＿＿＿＿＿	
	A.2.1.2 神经系统	疾病类别或名称	程度或主要合并症
		□脑血管疾病、中枢神经系统感染	1 左侧偏瘫　2 右侧偏瘫　3 左侧上肢偏瘫 4 左侧下肢偏瘫　5 右侧上肢偏瘫　6 右侧下肢偏瘫 7 全瘫　8 其他　　　　　　　　　□
			1 肌力 0 级　2 肌力Ⅰ级　3 肌力Ⅱ级 4 肌力Ⅲ级　5 肌力Ⅳ级　6 肌力Ⅴ级　　□
		□运动障碍与神经变性疾病（运动神经元疾病等）	1 运动障碍　2 感觉障碍　3 吞咽障碍 4 呼吸障碍　5 截瘫　6 其他　　　　　□
			1 肌力 0 级　2 肌力Ⅰ级　3 肌力Ⅱ级 4 肌力Ⅲ级　5 肌力Ⅳ级　6 肌力Ⅴ级　　□
		□癫痫	1 大发作　2 小发作　3 精神运动发作　4 其他　□
		□帕金森病	1 震颤　2 活动障碍　3 僵直　4 其他　□
		□认知功能障碍与痴呆	1 轻度　2 中度　3 重度　　　　　　□
		□其他	
	A.2.1.3 心血管系统	□高血压	1 高血压 1 级　2 高血压 2 级　3 高血压 3 级　□
		□冠心病	1 心功能Ⅰ级（正常）　2 心功能Ⅱ级（心力衰竭 1 度） 3 心功能Ⅲ级（心力衰竭 2 度） 4 心功能Ⅳ级（心力衰竭 3 度）　　　　□
		□其他	
	A.2.1.4 呼吸系统	□慢性阻塞性肺疾病	1 肺功能Ⅰ级（基本正常）　2 肺功能Ⅱ级（稍有减退） 3 肺功能Ⅲ级（显著减退）　4 肺功能Ⅳ级（严重损害） 5 肺功能Ⅴ级（呼吸衰竭）　　　　　□
		□肺源性心脏病	1 心功能Ⅰ级（正常）　2 心功能Ⅱ级（心力衰竭 1 度） 3 心功能Ⅲ级（心力衰竭 2 度） 4 心功能Ⅳ级（心力衰竭 3 度）　　　　□
		□肺纤维化	1 早期　2 中后期
		□其他 ＿＿＿＿＿	
	A.2.1.5 内分泌系统	□糖尿病	1 1 型糖尿病　2 2 型糖尿病　　　　□
			1 糖尿病眼病　2 糖尿病坏疽　3 糖尿病肾病 4 其他 ＿＿＿　　　　　　　　　　□
		□甲状腺疾病	1 甲状腺危象　2 其他 ＿＿＿　　　□
		□其他	

A.2.1 疾病 状况	A.2.1.6 消化系统	□消化性溃疡	1 出血　2 穿孔　3 幽门梗阻　4 恶变 5 其他 _____	□
		□消化道出血	1 呕血　2 黑粪　3 晕厥　4 休克　5 贫血 6 发热	□
		□肝胆疾病	1 肝硬化　2 胆石症　3 胆囊炎	□
		□其他		
	A.2.1.7 泌尿系统	□慢性肾功能不全	1 代偿期　2 功能不全期　3 衰竭期　4 尿毒症期	□
		□前列腺疾病	1 感染　2 肥大	□
		□其他		
	A.2.1.8 运动系统	□骨质疏松	1 轻度　2 重度	□
		□骨折	1 上肢　2 下肢　3 髋部　4 脊柱　5 其他	□
			1 坠积性肺炎　2 下肢深静脉血栓形成　3 压疮	□
		□骨关节病	1 活动障碍　2 关节轻度变形　3 多个关节严重变形 4 其他	□
		□其他		
	A.2.1.9 感觉系统	□白内障	1 失明　2 光感　3 其他	□
		□视网膜病变	1 失明　2 光感　3 其他	□
		□其他 _____		
	A.2.1.10 其他疾病	□恶性肿瘤	1 恶病质　2 其他	□
		□其他		
A.2.2 特殊 医疗 护理 需求	A.2.2.1 近两年医药 费使用情况	1 年均 5000 元以下　2 年均 5000 至 1 万　3 年均 1 万～2 万 4 年均 2 万元以上		□
	A.2.2.2 最后一次出 院护理级别	1 特级护理　2 一级护理　3 二级护理　4 三级护理		□
	A.2.2.3 意识状态	1 清醒　2 模糊　3 嗜睡　4 昏迷　5 其他 _____		□
	A.2.2.4 管道留置	1 鼻胃管　2 导尿管　3 气管套管　4 其他 _____		□
	A.2.2.5 呼吸机使用 情况(有创/无创)	1 持续使用　2 间断使用　3 其他 _____		□
	A.2.2.6 压疮	1 可疑的深部组织损伤　2 Ⅰ期　3 Ⅱ期　4 Ⅲ期　5 Ⅳ期　6 不明确分期		□
	A.2.2.7 近两年住院	1 无　2 1 次　3 2 次　4 3 次　5 4 次以上		□
A.2.3 近 30 日内 意外 事件	A.2.3.1 跌倒	1 无　2 发生过 1 次　3 发生过 2 次　4 发生过 3 次以上		□
	A.2.3.2 噎食	1 无　2 发生过 1 次　3 发生过 2 次　4 发生过 3 次以上		□
	A.2.3.3 自杀	1 无　2 发生过 1 次　3 发生过 2 次　4 发生过 3 次以上		□
	A.2.3.4 走失	1 无　2 发生过 1 次　3 发生过 2 次　4 发生过 3 次以上		□
	A.2.3.5 其他			

A.2.4 营养状况	A.2.4.1 过去 3 个月中，是否因食欲缺乏、咀嚼或吞咽困难、消化不良等问题导致进食量越来越少	1 厌食　2 食欲缺乏　3 食欲正常	☐
	A.2.4.2 近 3 个月体重变化	1 体重减轻 > 3kg　2 不知道　3 体重减轻 1 ～ 3kg　4 体重无改变	☐
	A.2.4.3 身体质量指数 (BMI) [体重 (kg) / 身高 (cm)^2]	1 BMI < 19　2 19 ≤ BMI < 21　3 21 ≤ BMI < 23　4 BMI ≥ 23　5 BMI > 32	☐
	A.2.4.4 小腿围 (CC) (cm) (若无 BMI)	1 CC < 31　2 CC ≥ 31	☐

A.3 信息提供者及联系人信息

A.3.1 信息提供者与被评估者的关系	1 配偶　2 子女　3 其他亲属　4 雇佣照顾者　5 其他	☐
A.3.2 联系人 (主要监护人)	姓名：　　　1 配偶　2 子女　3 其他	☐
A.3.3 联系人电话		
A.3.4 信息提供者签名		

注：此表选项可做多项选择

B. 能力评估

B.1 日常生活活动评估表

B.1.1 进食：指用餐具将食物由容器送到口中、咀嚼、吞咽等过程	☐分	10 分，可独立进食（在合理的时间内独立进食准备好的食物）
		5 分，需部分帮助（进食过程中需要一定帮助，如协助把持餐具）
		0 分，需极大帮助或完全依赖他人，或通过鼻饲管进食
B.1.2 洗澡	☐分	5 分，准备好洗澡水后，可自己独立完成洗澡过程
		0 分，在洗澡过程中需他人帮助
B.1.3 修饰：指洗脸、刷牙、梳头、刮脸等	☐分	5 分，可自己独立完成
		0 分，需他人帮助
B.1.4 穿衣：指穿脱衣服、拉拉链、穿脱鞋袜、系鞋带等	☐分	10 分，可独立完成
		5 分，需部分帮助（能自己穿脱，但需他人帮助整理衣物、系扣 / 鞋带、拉拉链）
		0 分，需极大帮助或完全依赖他人
B.1.5 大便控制	☐分	10 分，可控制大便
		5 分，偶尔失控（每周 < 1 次），或需要他人提示
		0 分，完全失控
B.1.6 小便控制	☐分	10 分，可控制小便
		5 分，偶尔失控（每日 < 1 次，但每周 > 1 次），或需要他人提示
		0 分，完全失控，或留置导尿管

B.1.7 如厕：包括去厕所、解开衣裤、擦净、整理衣裤、冲水	□分	10 分，可独立完成
		5 分，需部分帮助（需他人搀扶去厕所，需他人帮忙冲水或整理衣裤等）
		0 分，需极大帮助或完全依赖他人
B.1.8 床椅转移	□分	15 分，可独立完成
		10 分，需部分帮助（需他人搀扶或使用拐杖）
		5 分，需极大帮助（2 人，能坐）
		0 分，完全依赖他人
B.1.9 平地行走	□分	15 分，可独立在平地上行走（可用辅助器具）
		10 分，需部分帮助（因肢体残疾、平衡能力差、过度衰弱、视力等问题，在一定程度上需他人搀扶）
		5 分，需极大帮助（因肢体残疾、平衡能力差、过度衰弱、视力等问题，在较大程度上依赖他人搀扶，或坐在轮椅上自行移动）
		0 分，完全依赖他人
B.1.10 上下楼梯	□分	10 分，可独立上下楼梯
		5 分，需部分帮助（需他人搀扶，或扶着楼梯、使用拐杖等）
		0 分，完全依赖他人
B.1.11 日常生活活动总分	□分	上述 10 个项目得分之和
B.1.12 日常生活活动分级	□级	0 能力完好：总分 100 分 1 轻度受损：总分 65 ～ 95 分 2 中度受损：总分 45 ～ 60 分 3 重度受损：总分≤ 40 分

B.2 精神状态评估表

B.2.1 认知功能：此项绝大多数失能人员无法配合	测验	我说三样东西，请重复一遍，并记住，一会儿会问您：苹果、手表、国旗
		(1) 画钟测验："请在这儿画一个圆形时钟，在时钟上标出 10 点 45 分"
		(2) 回忆词语："现在请您告诉我，刚才我要您记住的三样东西是什么？" 答：_____、_____、_____（不必按顺序）
	评分 □分	0 分，画钟正确（画出一个闭锁圆，指针位置准确），且能回忆出 2 个或 3 个词
		1 分，画钟错误（画的圆不闭锁，或指针位置不准确），或只回忆出 0 个或 1 个词
		2 分，已确诊为认知障碍，如老年痴呆
B.2.2 攻击行为	□分	0 分，无身体攻击行为（如打、踢、推、咬、抓、摔东西）和语言攻击行为（如骂人、语言威胁、尖叫）
		1 分，每月有几次身体攻击行为，或每周有几次语言攻击行为
		2 分，每周有几次身体攻击行为，或每日有语言攻击行为

B.2.3 抑郁症状	□分	0分，无
		1分，情绪低落、不爱说话、不爱梳洗、不爱活动
		2分，有自杀念头或自杀行为
B.2.4 精神状态总分	□分	上述3个项目得分之和
B.2.5 精神状态分级	□级	0 能力完好：总分为0分 1 轻度受损：总分为1分 2 中度受损：总分2～3分 3 重度受损：总分4～6分

B.3 感知觉与沟通评估表

B.3.1 意识水平	□分	0分，神志清醒，对周围环境警觉
		1分，嗜睡，表现为睡眠状态过度延长。当呼唤或推动其肢体时可唤醒，并能进行正确的交谈或执行指令，停止刺激后又继续入睡
		2分，昏睡，一般的外界刺激不能使其觉醒，给予较强烈的刺激时可有短时的意识清醒，醒后可简短回答提问，当刺激减弱后又很快进入睡眠状态
		3分，昏迷，处于浅昏迷时对疼痛刺激有回避和痛苦表情；处于深昏迷时对刺激无反应（若评定为昏迷，直接评定为重度失能，可不进行以下项目的评估）
B.3.2 视力：若平日带老花镜或近视镜，应在佩戴眼镜的情况下评估	□分	0分，能看清书报上的标准字体
		1分，能看清楚大字体，但看不清书报上的标准字体
		2分，视力有限，看不清报纸大标题，但能辨认物体
		3分，辨认物体有困难，但眼睛能跟随物体移动，只能看到光、颜色和形状
		4分，没有视力，眼睛不能跟随物体移动
B.3.3 听力：若平时佩戴助听器，应在佩戴助听器的情况下评估	□分	0分，可正常交谈，能听到电视、电话、门铃的声音
		1分，在轻声说话或说话距离超过2m时听不清
		2分，正常交流有些困难，需在安静的环境或大声说话才能听到
		3分，讲话者大声说话或说话很慢，才能部分听见
		4分，完全听不见
B.3.4 沟通交流：包括非语言沟通	□分	0分，无困难，能与他人正常沟通和交流
		1分，能够表达自己的需要及理解别人的话，但需要增加时间或给予帮助
		2分，表达需要或理解有困难，需频繁重复或简化口头表达
		3分，不能表达需要或理解他人的话
B.3.5 感知觉与沟通分级	□级	0 能力完好：意识清醒，且视力和听力评为0级或1级，沟通为0级 1 轻度受损：意识清醒，但视力或听力中至少一项评为2级，或沟通评为1级 2 中度受损：意识清醒，但视力或听力中至少一项评为3级，或沟通评为2级；或嗜睡，视力或听力评定为3级及以下，沟通评定为2级及以下 3 重度受损：意识清醒或嗜睡，但视力或听力中至少一项评为4级，或沟通评为3级；或昏睡/昏迷

B.4 社会参与评估表

B.4.1 生活能力	□分	0分，除个人生活自理外（如饮食、洗漱、穿戴、二便），能料理家务（如做饭、洗衣、擦玻璃、铺床等）或当家管理事务（如钱财管理）
		1分，除个人生活自理外，能做家务（如洗碗、叠被、整理衣物等），但欠好，家庭事务安排欠条理
		2分，个人生活能自理；只有在他人帮助下才能做些家务，但质量不好
		3分，个人基本生活事务能自理（如饮食、二便），在督促下可洗漱
		4分，个人基本生活事务（如饮食、二便）需要部分帮助或完全依赖他人帮助
B.4.2 脑力或体力运作能力	□分	0分，原来熟练的脑力工作或体力技巧性工作可照常进行
		1分，原来熟练的脑力工作或体力技巧性工作能力有所下降
		2分，原来熟练的脑力工作或体力技巧性工作明显不如以往，部分遗忘
		3分，对熟练工作只有一些片段保留，技能全部遗忘
		4分，对以往的知识或技能全部磨灭
B.4.3 时间/空间定向	□分	0分，时间观念（年、月、日、时）清楚；可单独出远门，能很快掌握新环境的方位
		1分，时间观念有些下降，年、月、日清楚，但有时相差几日；可单独来往于近街，知道现住地的名称和方位，但不知回家路线
		2分，时间观念较差，年、月、日不清楚，可知上半年或下半年；只能单独在家附近行动，对现住地只知名称，不知道方位
		3分，时间观念很差，年、月、日不清楚，可知上午或下午；只能在左邻右舍间串门，对现住地不知名称和方位
		4分，无时间观念或不能单独外出
B.4.4 人物定向	□分	0分，知道周围人们的关系，知道祖孙、叔伯、姑姨、侄子侄女等称谓的意义，可分辨陌生人的大致年龄和身份，可用适当称呼
		1分，只知家中亲密近亲的关系（包括经常服务的医务人员、社工、护理员等），不会分辨陌生人的大致年龄，不能称呼陌生人
		2分，只能称呼家中人，或只能照样称呼，不知其关系，不辨辈分
		3分，只认识常同住的亲人，可称呼子女或孙子女，可辨熟人和陌生人
		4分，只认识保护人，不辨熟人和陌生人
B.4.5 社会交往能力	□分	0分，参与社会，在社会环境有一定的适应能力，待人接物恰当
		1分，能适应单纯环境（如社区日间照料中心、养老机构内环境等），主动接触人，初见面时难让人发现智力问题，不能理解隐喻语
		2分，脱离社会，可被动接触，不会主动待人，谈话中很多不适词句，容易上当受骗
		3分，勉强可与人交往，谈吐内容不清楚，表情不恰当
		4分，难以与人接触

B.4.6 社会参与总分	□分	上述 5 个项目得分之和
B.4.7 社会参与分级	□级	0 能力完好：总分 0 ～ 2 分 1 轻度受损：总分 3 ～ 7 分 2 中度受损：总分 8 ～ 13 分 3 重度受损：总分 14 ～ 20 分

C. 照护需求等级评估结果

C.1 现场评估

维度分级	C.1.1 日常生活活动：□级	C.1.2 精神状态：□级
	C.1.3 感知觉与沟通：□级	C.1.4 社会参与：□级

C.2 综合评估

C.2.1 综合评估标准	0 级（能力完好）：日常生活活动、精神状态、感知觉与沟通分级均为 0 级，社会参与分级为 0 级或 1 级 1 级（轻度失能）：日常生活活动分级为 0 级，但精神状态、感知觉与沟通中至少一项分级为 1 级及以上；或社会参与分级为 2 级及以上；或日常生活活动能力为 1 级，精神状态、感知觉与沟通、社会参与中至少有一项分级为 0 级或 1 级 2 级（中度失能 1）：日常生活活动能力为 1 级，但精神状态、感知觉与沟通、社会参与均为 2 级；或有一项为 3 级 3 级（中度失能 2）：日常生活活动能力为 2 级，且精神状态、感知觉与沟通、社会参与其中 1 项的分级为 2 级以下 4 级（重度失能 1）：日常生活活动能力和精神状态为 2 级，感知觉与沟通、社会参与均大于等于 2 级；或日常生活活动能力为 2 级，精神状态为 3 级 5 级（重度失能 2）：日常生活活动能力为 3 级，或处于昏迷状态的可直接确定为 5 级
C.2.2 综合评估结论	□ 0 级（能力完好）　□ 1 级（轻度失能）　□ 2 级（中度失能 1） □ 3 级（中度失能 2）□ 4 级（重度失能 1）□ 5 级（重度失能 2） 本次评估有效期　　　月

现场评估员签名 ＿＿＿＿＿＿、＿＿＿＿＿＿；　评估师签名 ＿＿＿＿＿＿、＿＿＿＿＿＿
　　　　　　　　　　　　　　　　　　　　　　　　　　年　　　月　　　日

附录9 部分国内试点城市 / 国家、地区长期照护服务项目重点 / 特点

序号	地区 / 国家	服务类别	服务项目的重点 / 特点	服务标准	法律依据
1	广州 (二类50项)	生活照料 (7大项31小项)	先分为大项，大项下面再细分小项 生活照料具体分，纳入了环境与安全维护（包括房内清洁、为防止意外增设扶手和床栏、室外活动） 生活护理项中包括了管饲，操作者要经过专业人员的培训考核合格 将口服给药（包括管饲服药）纳入生活照料 在卧位护理项中纳入压疮预防及护理和协助肢体功能活动 留置尿管护理、尿潴留护理、尿排泄障碍护理都纳入了生活照料 将造瘘口护理纳入生活照料而非医疗护理 纳入心理慰藉项（禁止虐待、重视自尊和情感需求、观察情绪、预防自杀自残）	有规定	《广州市长期护理保险试行办法（征求意见稿）》 《广州市长期护理保险基本生活照料服务项目》（附件1-2）。 《广州市长期护理保险医疗护理服务项目》（附件1-3）
		医疗护理 (19项)	纳入气管切开护理 吸痰（叩背和吸痰，不含雾化） 将给氧细分为高中低流量给氧 灌肠、导尿、膀胱冲洗、肛管排气 纳入换药，并细分到大中小换药 冰袋降温、酒精擦浴降温 糖尿病足护理；关节松动训练 纳入家庭巡诊（包括了解评估健康状况、指导治疗和康复和健康咨询）		
2	上海 (二类42项)	生活照料 (27项)	不设大项和小项，直接规定小项 纳入药物管理（保管和分发药品）；皮肤用药涂擦；协助移动；压疮预防 纳入生活自理训练（包括进食、卫生、穿衣、转移训练和关节的被动运动） 安全护理（包括意外事件防护和指导采用安全防护措施）	有规定	《关于印发长期护理保险服务项目清单和相关服务标准、规范（试行）的通知》（沪民福发〔2016〕46号） 附件1：《长期护理保险服务项目内容》
		基础护理 (15项)	基础护理包括开塞露 / 直肠给药 遵医嘱的药物喂服（口服）属于医疗护理 生命体征监测 血糖监测 区分压疮预防和压疮伤口换药，前者纳入生活照护 静脉血标本采集；肌内注射及皮下注射 静脉导管（PICC）置入（含一般耗材） 造口护理		

序号	地区/国家	服务类别	服务项目的重点/特点	服务标准	法律依据
3	北京市石景山区	生活照料（9项）	不设大项和小项，直接规定小项 纳入部分家务：更换清洁床上用品、尿布；室内卫生及整理 纳入营养指导、心理疏导和健康宣教	未设标准	《石景山区长期护理保险制度试点方案》（征求意见稿） 附件1：石景山区长期护理保险护理项目目录 《石景山区长期护理保险实施细则（试行）》（征求意见稿）
		功能维护（2项）	将康复训练称为"功能维护" 1. 陪同用助行器或轮椅活动 2. 指导并辅助进行功能康复训练		
		非治疗性护理（12项）	纳入定期巡诊、观察病情 纳入了陪同就医；建立健康档案 监测血压血糖 纳入代配药项目 纳入采集送检标本 压疮预防和护理都纳入医疗护理 将提醒服药列在非治疗性护理中 纳入帮助胰岛素注射及其他给药途径 在吸氧方面的表述是"指导吸氧、雾化吸入" 纳入临终关怀		
4	南通（9项）	无明确分类	1. 在"居家上门服务意见"中规定使用服务套餐方式，在意见的附件中列入两种套餐。没有明确区分生活照料和医疗护理，但有相关内容 2. 套餐一既包括生活照料也包括医疗护理，套餐二仅包括生活照料 3. 套餐一中的医疗护理仅包括压疮护理和测血压、脉搏、体温、呼吸 4. 套餐一和套餐二在生活照料方面的区别仅在于第10项内容：套餐一为"床上擦浴"，套餐二为"洗澡" 5. 提出逐步将照护辅具服务纳入居家照护	有服务规范	《关于医疗保险和照护保险照护服务标准化管理的通知》 《南通市基本照护保险居家上门照护服务意见（试行）》
5	台湾（17项）	医疗护理 复健（康复） 紧急送医（适用于机构照护）	台湾在十年计划1.0版中共有8项长期照护服务，2.0版中增加为17个服务项目，特点： 1. 医疗护理中纳入健康检查和健康管理 2. 将压疮预防与处理监测都列入医疗护理中 3. 医疗护理包括药事服务（执行处方并给药、用药记录、观察用药反应、必要时咨询药剂师） 4. 将吸痰、换药、换管路等合称为"侵入性照护" 5. 强调紧急送医服务（送医前需提供必要急救措施），在机构评鉴指标中单列一项	已有标准，对老人福利机构、护理之家、居家服务分别规定标准	1.《长期照护十年计划2.0》 2.《长期照顾服务法》 3. 内政部：《老人福利机构评鉴指标》 4. 行政院卫生署：《一般护理之家评鉴作业程序》

序号	地区/国家	服务类别	服务项目的重点/特点	服务标准	法律依据
		生活照料	1. 在如厕服务中，对可能控制如厕的服务对象，应训练其自行如厕 2. 整理仪容（清洁）、洗澡合称为清洁服务 3. 纳入帮助重度失能者日常活动项（提供被动式肢体活动、感官认知刺激活动） 4. 纳入协助、促进失能者自我能力提高（吃饭、翻身、如厕等）的服务		5.《居家护理作业规范、居家护理品质评鉴作业办法》《居家护理机构服务品质标准》
		其他	长期照护十年计划2.0版将传统服务项目扩充为17项，除医护、康复和生活照料外，包括餐饮、辅具购买、租借与无障碍改造、照顾者支持服务、喘息服务、交通接送、预防类服务、衔接出院准备服务、衔接在宅、临终安宁照护		
6	日本	概括为： 1. 生活照料 2. 康复理疗 3. 医疗护理 4. 器具租借与购置、住宅改修费 5. 照护预防 6. 居家照护管理	1. 除医护、生活照料、康复护理外，还有介护预防服务和辅具、住宅改修等；但是2015年后，介护保险法取消了要支援1级和2级的预防服务，转由地方政府的介护支援计划提供服务 2. 生活照料分为身体上照护和生活帮助（打扫房间、做饭等家务） 3. 洗澡从身体清洁中分离出来，单列为服务项目 4. 医疗管理指导从普通的医疗护理中分离出来，单列为服务项目 5. 日托（日间照护）照护项目包括了接送服务 6. 将评估费、主治医生诊断费、照护经理管理费列入服务项目支付	有规范	《介护保险法》
7	韩国	生活照料	包括身体照料、家事服务 到宅沐浴项目单列		《老人长期照护保险法》（2007）
		医疗护理	居家护理包括辅助诊疗、照护咨询及口腔卫生服务		
		其他	提供辅具或康复指导等		

序号	地区/国家	服务类别	服务项目的重点/特点	服务标准	法律依据
8	荷兰	生活照料	服务内容包括个人照顾、移动、运动功能等	有规范 1. 参见《照护机构品质法》 2. 照护监督局：照护品质指标	1.《特殊疾病成本法》（AWBZ）(1968)(2005年修改) 2.《社会支持法》(2007)，2007年，家事服务、交通由地方政府负担，2009年起，部分陪同协助改由《社会支持法》规范，属地方政府职责
		医疗护理	包括换药、注射、个案咨询说明指导等		
		治疗	需要多学科团队合作的特殊复杂治疗、如脑卒中后康复治疗等 精神病患者入住医院/机构365d以后的治疗费用由长照基金支付		
		其他	1. 陪同协助（存在中重度社交、行动及移位、心理功能或定向限制、问题行为），具体内容是训练社交，提供活动服务，包括支持性陪同协助（如协助生活管理、日托等）和积极性陪同协助（如协助行为改变或心理辅导），2009年以上两项合并 2. 日间团体活动 3. 提供紧急呼叫的夜间照顾服务 4. 问题行为规范		
9	德国	生活照料	建立居家照护给付复合系统，将所有居家服务先分为照护给付复合(服务包)，每个给付复合里面又有若干小的照护项目（各邦有差异），照护给付复合的项目： 1. 基础照护类：包括大（小）程度日间/夜间如厕（主要是身体照料）、协助卧床、协助移动、全身淋浴清洗、膳食进食协助、胃导管喂食、大程度/小程度排泄协助、协助住房离开及返回、活动陪同、陪同拜访机构及就医 2. 初次照护咨询（照护协谈） 3. 照护咨询访视，包括对照顾津贴领取者的咨询 4. 家事服务：主要/非主要、膳食准备、住房清洁/周、被套/单更换、衣服清洁及处理/周、家事照管（理财等）、住房供暖/日、购物/周		《照护需求性风险之社会保障法——照护保险法》(1994年通过)
		医疗护理	基本医疗护理、医疗照护咨询指导		
		其他	辅具提供；住宅改造		

附录 10　长期护理保险服务项目内容

序号	服务分类	服务项目	频次	工时	服务内容
1		头面部清洁、梳理	3次/日	10～20min	让护理对象选择舒适体位，帮助其清洁面部和梳头，为男性护理对象剃须
2		洗发	1～2次/周	20～30min	让护理对象选择舒适体位，帮助护理对象清洗头发
3		指（趾）甲护理	必要时	10～30min	根据护理对象的病情、意识、生活自理能力及个人卫生习惯，选择合适的工具对指（趾）甲适时进行护理。专业处理灰指甲
4		手部、足部清洁	1～2次/日	15～30min	根据护理对象的病情，手部、足部皮肤情况，选择适宜的方法给予清洗手部和足部
5		温水擦浴	1次/日	30～60min	根据护理对象病情、生活自理能力及皮肤完整性等，选择适当时间进行温水擦浴
6		沐浴	必要时	30～60min	根据护理对象病情和自理能力选择适宜的沐浴方式，沐浴方式有淋浴、盆浴、坐浴等
7	基本生活照料	协助进食/水	3～5次/日	15～30min	根据护理对象的病情、饮食种类、液体出入量、自行进食能力，选择恰当的餐具、进餐体位、食品种类让对象摄入充足的水分和食物
8		口腔清洁	2次/日	10～30min	根据护理对象的生活自理能力，鼓励并协助有自理能力或上肢功能良好的半自理护理对象采用漱口、自行刷牙的方法清洁口腔；对不能自理护理对象采用棉棒擦拭、棉球擦拭清洁口腔
9		协助更衣	3～5次/日	15～30min	根据护理对象的病情、意识、肌力、活动和合作能力、有无肢体偏瘫，手术，引流管，选择适合的更衣方法为护理对象穿脱或更换衣物
10		整理床单位	2次/日	15～20min	为不能自理服务对象采用适宜的方法整理床单位
11		排泄护理	5～7次/日	15～30min	根根据护理对象病情和自理能力，选择轮椅、助行器、拐杖等不同的移动工具，协助老年人如厕
12		失禁护理	必要时	20～30min	为大小便失禁的护理对象进行护理，保持局部皮肤的清洁，增加护理对象舒适
13		床上使用便器	必要时	15～30min	根据护理对象生活自理能力及活动情况，帮助其在床上使用便器，满足其需求
14		人工取便术	必要时	20～30min	用手取出护理对象嵌顿在直肠内的粪便

续表

序号	服务分类	服务项目	频次	工时	服务内容
15		晨间护理	1 次 / 日	30～60min	根据护理对象病情、生活自理能力选择适当的护理项目，护理项目可包括口腔清洁、洗脸、洗手、梳理头发、穿衣、更衣、整理床单位等
16		晚间护理	1 次 / 日	30～60min	根据护理对象病情、生活自理能力选择适当的护理项目，护理项目可包括口腔清洁、洗脸、洗手、足部清洁、会阴护理、脱衣等
17		会阴护理	2 次 / 日	10～20min	根据会阴部有无伤口、有无大小便失禁和留置尿管等，鼓励并协助护理对象完成会阴部的擦洗或冲洗
18		药物管理	必要时	10～20min	根据护理对象的自理能力代为保管药品、分发药品
19		协助翻身、叩背、排痰	必要时	20～30min	根据护理对象的病情、有无手术、引流管、骨折和牵引等，选择合适的翻身频次、体位、方式帮助护理对象翻身拍背，促进排痰
20		协助床上移动	必要时	15～30min	根据护理对象的病情、肢体活动能力、年龄、体重，有无约束、伤口、引流管、骨折和牵引等，协助适度移动
21		借助器具移动	必要时	20～30min	根据护理对象病情和需求，选择适宜的移动工具（轮椅、平车等），帮助护理对象在室内或住宅附近进行移动
22		皮肤外用药涂擦	必要时	10～20min	遵医嘱用棉签等蘸取药液直接涂抹护理对象在皮肤上进行治疗
23		安全护理	1 次 / 日	30～60min	根据护理对象的病情、意识、活动能力、生理功能、家庭环境等，做好坠床、跌倒、烫伤、误吸、误食、错服药物等意外的防护。同时对护理对象或其家属进行安全方面的指导。必要时指导护理对象或其家属选择合适的安全保护用具，安全保护用具包括保护手套、保护带（腕带、腰带）、保护床栏、护理垫、保护座椅、保护衣等
24		生活自理能力训练	必要时	30～60min	训练护理对象进食方法、个人卫生、穿脱衣裤鞋袜、床椅转移等日常生活自理能力，提高生活质量。为关节活动障碍的护理对象进行被动运动，促进肢体功能的恢复
25		压疮预防护理	必要时	15～30min	对易发生压疮的护理对象采取定时翻身、气垫减压等方法预防压疮的发生。为护理对象提供心理支持及压疮护理的健康指导

序号	服务分类	服务项目	频次	工时	服务内容
26	基本生活照料	留置尿管的护理	必要时	15～20min	遵医嘱对留置尿管的对象做好会阴护理，保持尿道口清洁，保持尿管通畅。定期更换尿管及尿袋。留置尿管期间，妥善固定尿管及尿袋，拔管后根据病情，鼓励护理对象多饮水，观察护理对象自主排尿及尿液情况，有排尿困难及时处理
27		人工肛门便袋护理	必要时	20～30min	为直肠、结肠或回肠肛门改道造瘘术后患者提供人工肛门便袋护理，包括肛门便袋的使用、局部皮肤的护理等内容
28	常用临床护理	开塞露/直肠栓剂给药	必要时	10～20min	遵医嘱为护理对象经肛门使用开塞露、直肠栓剂。观察护理对象用药反应
29		鼻饲	必要时	20～30min	遵医嘱从胃管内灌注适宜的流质食物、水分和药物
30		药物喂服	1～4次/日	10～15min	遵医嘱协助护理对象口服药物
31		物理降温	必要时	20～30min	遵医嘱为高热护理对象使用25%～50%乙醇进行擦浴降低体温
32		生命体征监测	必要时	15～20min	为护理对象进行体温、脉搏、呼吸、血压四个方面的监测
33		吸氧	必要时	10～15min	遵医嘱给予护理对象吸入氧气
34		灌肠	必要时	15～30min	遵医嘱将灌肠液经肛门灌入肠道，软化粪块、刺激肠蠕动、促进排便、解除便秘、清洁肠道
35		导尿（女性）	必要时	20～30min	遵医嘱将导尿管经由尿道插入到膀胱，引流出尿液。导尿分为导管留置性导尿及间歇性导尿两种
36		血糖监测	必要时	5～10分钟	遵医嘱对护理对象手指实施采血，用血糖仪测得数值。将结果口头告知护理对象/家属，做好记录
37		压疮伤口换药	必要时	15～30分钟	遵医嘱，按护理对象压疮疮面大小，选择适宜的药物和合适的敷料，进行压疮伤口换药
38		静脉血标本采集	必要时	10～15分钟	遵医嘱为护理对象经静脉抽取血液标本
39		肌内注射	必要时	5～10分钟	遵医嘱将药液通过注射器注入护理对象的肌肉组织内
40		皮下注射	必要时	5～10分钟	遵医嘱将药液注入护理对象的皮下组织。常用注射部位为上臂、腹部及股外侧

序号	服务分类	服务项目	频次	工时	服务内容
41	常用临床护理	造口护理	必要时	20 ～ 40 分钟	遵医嘱执行,造口护理(含一般消耗材料)
42		经外周静脉置入中心静脉导管(PICC)维护	必要时	20 ～ 40 分钟	遵医嘱执行,经外周静脉置入中心静脉导管(PICC)维护(含一般消耗性材料)

附录 11　青岛市长期护理保险家护、巡护支付范围

一、第一部分统筹使用包项目

服务类别	序号	服务项目
医疗服务	1	医师服务(巡诊、查体、制订或调整医疗计划、实施治疗等)
	2	药品
	3	检验检查
	4	耗材
	5	吸氧
	6	防压疮气垫使用费
	7	其他(符合基本医疗三个目录的项目)

二、第二部分 个人使用包项目(长期护理、生活照料、功能维护及其他照护服务)

服务类别	序号	服务项目
医疗护理	1	护士巡诊
	2	生命体征监测
	3	各种注射(输液)
	4	静脉血标本采集
	5	二便标本采集
	6	换药
	7	叩背排痰
	8	雾化吸入
	9	吸痰护理
	10	鼻饲管置管
	11	鼻饲管护理
	12	口腔护理

服务类别	序号	服务项目
医疗护理	13	导尿
	14	膀胱冲洗
	15	留置导尿护理
	16	尿潴留护理
	17	灌肠
	18	物理降温
	19	口服给药
	20	眼、耳、鼻给药
	21	阴道给药
	22	直肠给药、腹膜透析照护
	23	皮肤外涂药
	24	造瘘口护理
	25	其他护理服务
生活照料	1	饮食照料
	2	排泄照料
	3	清洁照料
	4	口腔清洁
	5	会阴照料
	6	擦浴
	7	洗澡照料
	8	更换一次性尿袋、肛袋
	9	人工取便
	10	肠胀气、便秘护理
	11	失禁护理
	12	协助更衣及指导
	13	协助更换体位
	14	协助肢体被动活动及指导
	15	居室消毒
	16	安全保护或安全转移
	17	其他基本生活照料项目

服务类别	序号	服务项目
功能维护	1	语言训练
	2	吞咽训练
	3	床上移动训练
	4	站立训练
	5	轮椅转移训练
	6	行走训练
	7	认知能力训练
	8	日常生活能力训练
	9	肢体摆放与指导
	10	翻身训练与指导
	11	叩背排痰指导
	12	预防压疮指导
	13	预防噎食吞咽障碍指导
	14	预防跌倒、坠床、烫伤指导
	15	其他康复训练项目
其他服务	1	药物管理和服用督导
	2	陪同就医
	3	健康生活指导和心理疏导

参 考 文 献

阴志华，2010. 浅谈护士礼仪在护理工作中的应用 [J]. 中国实用医药 ,(34):241-242.

张晓磊，2011. 浅谈护士礼仪在护理工作中的运用 [J]. 吉林医学 ,(26):5600-5601.

淦家辉，2003. 中国尊老文化与农村养老问题研究 [D]. 南昌：江西师范大学 .

赖开兰，姚蓝，黄桑 ,2017. 心肺复苏术专项培训管理效果研究 [J]. 中国急救复苏与灾害医学杂志，12(10):997-998.

李小勤，童本沁，杨惠花 ,2015. 医护合作模式在急诊团队高级生命支持培训中的应用 [J]. 中国实用护理杂志 ,31(11):852-855.

崔玲，王琪娜，王静，等 ,2015. 急诊科新入职护士心肺复苏术培训中应用个性化指导的效果评价 [J]. 河北医药 ,37(21): 3354-3356.

郭美霞 ,2015. 急诊心肺复苏患者的抢救与护理 [J]. 医学信息 ,28(34):189.

董士民 ,2017. 心跳呼吸骤停与心肺复苏术 [J]. 临床荟萃 ,32(3):261-263.

李玉 ,2010. 康复指南在老年卒中偏瘫患者中的应用 [J]. 实用临床医药杂志 ,14(16):35-36.

皮邵文，尹萍 ,2004. 偏瘫患者上下楼梯训练方法比较 [J]. 中国康复理论与实践 ,10(4):231-232.

钟陶，张紫龙，李豪，等 ,2015. 磁振热结合医疗体操治疗肩周炎的疗效观察 [J]. 中国伤残医学 ,23(15):131-132.

董艳红，彭薇薇，闫芳 ,2016. 慢性肝病患者睡眠状况调查及不同护理方法改善睡眠障碍的比较研究 [J]. 中国现代医生 ,54(16):160-162.

康佳讯，王平，孙景贤，等 ,2015. 自我放松训练对社区老年人睡眠质量和认知功能的效果 [J]. 中国老年学杂志 ,35(2):454-456.

江幕钗，张丽丽，江幕娟 ,2015. 行为干预对腰椎间盘突出症患者的影响 [J]. 按摩与康复医学 ,6(18): 100-101.

宫艺，马玉祺 ,2010. 医疗体操联合低周波和超短波治疗颈椎病 37 例疗效观察 [J]. 山东医药 ,50(30):5.

顾红，曹新妹，俞蓓红 ,2011. 护理干预对老年期痴呆患者吞咽障碍的影响 [J]. 中华护理杂志 ,46(9):873-874.

麦志明 ,2015. 脑卒中后早期良肢位摆放 52 例效果观察 [J]. 深圳中西医结合杂志 ,25(9): 122-123.

唐菁倩 ,2018. 良肢位摆放对偏瘫患者肢体功能恢复的研究 [J]. 世界最新医学信息文摘 ,18(18): 213-214.

王秀娟 ,2015. 早期康复护理中的良肢摆放对脑卒中患者康复效果的影响 [J]. 现代中西医结合杂志 ,24(15): 1688-1690.

黄日玲 ,2016. 良肢位摆放对脑卒中偏瘫患者肢体并发症的影响 [J]. 当代护士 (中旬刊),9(9): 26-27.

吴桂萍 ,2015. 良肢位摆放在 48 例脑卒中偏瘫病人早期康复中的应用效果观察 [J]. 大家健康 (下旬版),9(18): 223.

韦淑萍 ,2013. 脑卒中偏瘫患者早期康复护理中的良肢位摆放作用 [J]. 吉林医学 ,34(27): 5759.

孟庆莲，赫军 ,2015. 良肢位摆放在早期脑卒中偏瘫患者中的应用 [J]. 解放军护理杂志 ,32(3): 36-38.

巨文慧 ,2016. 良肢位在 35 例脑卒中偏瘫患者康复护理中的效果观察 [J]. 当代医学 ,22(26): 117-118.

陶媛媛，孙蓉，宋鲁平 ,2017. 认知功能障碍评价及康复治疗进展 [J]. 中国现代神经疾病杂志 ,17(5): 320-327.

王慧慧 ,2016. 认知功能训练对脑梗死后认知障碍患者康复效果评价 [J]. 淮海医药 ,34(4):488-489.

祁冬晴，江钟立 ,2014. 老年人轻度认知功能障碍的康复干预策略 [J]. 中华老年医学杂志 ,33(7): 714-717.

翟超娣，安丙辰，郑洁皎 ,2017. 轻度认知障碍增加老年人跌倒风险机制及认知康复干预措施的研究进展 [J]. 神经疾病与精神卫生 ,17(9):665-668.

李静，刘阳，李晓芳，等 ,2017. 愉快家庭康复对血管性认知障碍患者的效果 [J]. 中国康复理论与实

践 ,23(3):263-265.

何成奇 , 黄礼群 ,2007. 认知障碍的康复治疗 [J]. 实用医院临床杂志 ,4(4):21-24.

苗凤茹 ,2017. 探讨运动康复护理对脑梗死患者认知障碍干预性研究 [J]. 山西医药杂志 ,46(1):107-108.

贾红玲 ,2014. 脑梗塞恢复期病人的康复护理效果分析 [J]. 大家健康 （中旬版）,8(21):255-256.

廉善子 ,2017. 脑卒中语言障碍患者的康复护理 [J]. 中国保健营养 ,11(33):161.

邢志丽 ,2016. 护理干预对脑梗死运动性失语患者语言康复的影响 [J]. 中国实用神经疾病杂志 ,19,(4):141-142.

方纳 , 周玮 , 胡正刚 ,2012. 早期康复训练对脑梗死伴发运动性失语患者语言功能恢复的影响 [J]. 中国现代
    医生 ,50(33):58-59.

马延爱 , 薛云娜 , 朱春燕 , 等 ,2011. 康复护理程序在脑梗死运动性失语患者的应用 [J]. 中华老年多器官疾
    病杂志 ,10(6):512-514.

黄圣雁 ,2015. 脑梗死运动性失语患者语言康复护理干预的应用研究 [J]. 当代护士（中旬刊）,12(12):14-16.

罗慧杰 , 张国中 ,2007. 脑卒中失语症的早期个体化语言康复训练 [J]. 中国实用神经疾病杂志 ,10(2):97-98.

辛志芳 , 刘琳 ,2011. 护理程序在运动性失语患者语言康复中的应用 [J]. 中国实用神经疾病杂志 ,14(2):19-21.

张晓莉 ,2017. 语言训练对脑卒中运动性失语患者的疗效观察 [J]. 当代护士（中旬刊）,6(6):21-22.

余艳 , 韩金辉 , 蒋春燕 , 等 ,2015. 改良呼吸操训练对慢性阻塞性肺疾病稳定期病人肺康复及生活质量的影
    响 [J]. 护理研究 ,10(29):3508-3511.

吴洪敏 , 段慧霞 ,2009. 慢性阻塞性肺气肿患者缩唇式呼吸的训练及护理 [J]. 中国社区医师（医学专业半月
    刊）,11(11):214.

刘桂新 ,2008. 膀胱功能训练治疗神经源性膀胱排尿功能障碍的效果观察 [J]. 现代医药卫生 ,24(6):853-854.

李金梅 ,2017. 盆底肌肉训练联合电刺激对产妇产后盆底力及压力性尿失禁的影响 [J], 双足与疾病 ,
    8(15):94-96.

付桂玲 ,2016. 睡眠健康教育中的改善睡眠环境教育 [J]. 世界睡眠医学杂志 ,3(3):148-151.

冯红娜 , 沈宁江 , 龙彩雪 ,2012. 随访指导脊髓损伤出院患者尿管的护理 [J]. 海南医学 ,23(20):150-151.

张迪君 , 徐凤琴 ,2000. 一次性引流管更换时间的临床观察 [J]. 苏州医学院学报 ,20(8):778-779.

李亚洁 , 蔡文智 ,2004. 湿热环境下密闭性功能敷料对伤口细菌学定量的影响 [J]. 解放军护理杂志 ,21(4):7-9.

张莲 ,2012. 胃管插入长度对胃肠减压效果的观察 [J]. 中国医药指南 ,10(7):172-173.

廖娟 ,2011. 外科胃肠减压患者胃管插入长度的探讨 [J]. 中国医药指南 ,9(33):220-221.

韩红 ,2017. 伤口护理门诊中标准化换药流程的建立及应用效果评价 [J]. 实用临床护理学电子杂志 ,2(19):19-25.

李瑛 , 秦小燕 , 林丽青 , 等 ,2016. 换药流程改造减少血透临时导管相关性感染 [J]. 沈阳医学院学报 ,
    18(3):181-182.

许琪海 ,2006. 环境卫生在医院文化体系中的重要作用 [J]. 江苏卫生事业管理 ,6(17):8-11.

王书会 ,2006. 医院感染的管理与监控 [J]. 国际护理学杂志 ,25(10):859-863.

左泽锦 , 文强 , 陈川 ,2011. 2006 ～ 2009 年华西医院环境卫生监测效果评价 [J]. 现代预防医学 ,38(07):
    1227-1236.

王临冬 , 刘翠芹 ,2005. 加强清洁卫生工作监管预防医院感染 [J]. 护理管理杂志 ,5(05):42-43.

伍林飞 , 廖燕 , 虞献敏 ,2011. 个性化约束在危重患者护理中的应用 [J]. 护理学杂志 ,11(09):36-37.

曾湘宜 ,2011. 护理流程管理在危重患者护理中的应用 [J]. 齐鲁护理杂志 ,17(12):84-85.

梁冬梅 , 罗进玲 , 李志标 ,2010. 个性化约束在清醒危重患者中的应用及护理 [J]. 现代医院 ,32(03):96-97.

潘仙红 , 冯志仙 ,2014. 护理细节管理在危重患者护理中的应用 [J]. 中国现代医生 ,12(07):124-126.

汤秋萍 , 程芳 ,2012. 人性化约束在结脑患者护理中的应用 [J]. 中外医疗 ,26(8):151-153.

张晋川 , 王晓波 , 杨巧 ,2010. 大型医院人力资源管理问题分析与对策 [J]. 重庆医学 ,39(6):748-749.

吉建伟 , 朱华淳 ,2010. 以技术创新提升医院核心竞争力实现医院跨越式发展 [J]. 中华医学科研管理杂
    志 ,23(3):157-158.

张国荣 , 阎晓勤 , 钟初雷 ,2009. 医技检查危急结果短信预警机制的建立和应用 [J]. 中华医院管理杂

志 ,19(7):673-674.

李敬伟 ,2010. 临床主诊医师绩效考核体系构建设计 [J]. 中华医院管理杂志 ,26(6):413-416.

顾艳荏 , 张涛 ,2009. 对医院服务流程中的人文管理的探讨 [J]. 中华医院管理杂志 ,12(8):545-546.

中国康复医学会心血管病专业委员会 ,《心血管康复医学杂志》编委会 ,2006. 中国经皮冠状动脉介入治疗
　　后康复程序（试用稿）[J]. 心血管康复医学杂志 ,15(21):125-130.

中国医师协会心血管内科医师分会预防与康复专业委员会 ,2016. 经皮冠状动脉介入治疗术后运动康复专
　　家共识 . 中国介入心脏病学杂志 ,24(7):361-369.

中华医学会糖尿病学分会 ,2018. 中国 2 型糖尿病防治指南 (2017 年版)[J]. 中华糖尿病杂志 ,10(1):4-67.

杨辉 ,2004. 当代护士的语言与技巧 [M]. 太原 : 山西科学技术出版社 .

焦卫红 , 王丽芹 , 于梅 ,2010. 优质护理服务规范操作与考评指导 [M]. 北京 : 人民军医出版社 .

孙秋华 , 李建美 ,2007. 中医护理学 [M]. 北京 : 中国中医药出版社 .

皮红英 , 张立力 ,2017. 中国老年医疗照护技能篇（日常生活和活动）[M]. 北京 : 人民卫生出版社 .

中华医学会 ,2005. 临床技术操作规范护理分册 [M]. 北京 : 人民军医出版社 .

王建荣 , 张稚君 ,2004. 基本护理技术操作规程与图解 [M]. 北京 : 人民军医出版社 .

李小寒 , 尚少梅 ,2006. 基础护理学　[M]. 北京 : 人民卫生出版社 .

刘晓丹 ,2011. 儿科护理规范化操作 [M]. 北京 : 人民军医出版社 .

尚少梅 , 李小寒 ,2012. 基础护理学 .5 版 [M]. 北京 : 人民卫生出版社 .

李淑迦 , 巩玉秀 ,2009. 国家执业医师、护士"三基"训练丛书·护理学分册 [M]. 北京 : 人民军医出版社 .

杨慧花 , 眭文洁 , 单耀娟 ,2016. 临床护理技术操作流程与规范 [M]. 北京 : 清华大学出版社 .

王建荣 ,2009. 输液治疗护理实践指南与实施细则 [M]. 北京 : 人民军医出版社 .

尤黎明 , 吴瑛 ,2017. 内科护理学 .6 版 [M]. 北京 : 人民卫生出版社 .

丁淑珍 ,2009. 临床护理工作规范管理流程手册 [M]. 北京 : 人民卫生出版社 .

马素慧 . 陈长香 2013. 康复护理学 [M]. 北京 : 清华大学出版社 .

宁宁 , 侯晓玲 ,2018. 实用骨科康复护理手册 [M]. 北京 : 科学出版社 .

陈佩仪 ,2012. 中医护理学基础 [M]. 北京 : 人民卫生出版社 .

张雅丽 ,2015. 实用中医护理 [M]. 上海 : 上海科学技术出版社 .

张素秋 ,2017. 中医科护士规范操作指南 [M]. 北京 : 中国医药科技出版社 .

李玲 , 蒙雅萍 ,2015. 护理学基础 .3 版 [M]. 北京 : 人民卫生出版社 .

张少羽 ,2010. 基础护理技术 [M]. 北京 : 人民卫生出版社 .

王维治 ,2006. 神经病学 .5 版 [M]. 北京 : 人民卫生出版社 .

周春美 , 张连辉 ,2014. 基础护理学 [M]. 北京 : 人民卫生出版社 .

马小琴 ,2012. 护理学基础 [M]. 北京 : 人民卫生出版社 .

陆以佳 ,1987. 外科护理学 .2 版 [M]. 北京 : 人民卫生出版社 .

刘颖 , 周芳慧 ,2015. 全国卫生专业技术资格考试指导 [M]. 北京 : 人民卫生出版社 .

蒋红 , 高秋韵 , 顾妙娟 ,2013. 临床护理技术操作规范 .2 版 [M]. 上海 : 复旦大学出版社 .

蒋祥虎 ,2005. 公立医院运行机制改革创新研究 [M]. 北京 : 中国经济出版社 .

宁宁 , 朱红 ,2010. 骨科护理手册 [M]. 北京 : 科学出版社 .

高小雁 , 秦柳花 , 高远 ,2018. 骨科护士应知应会　[M]. 北京 : 北京大学医学出版社 .